总主编简介
ZONGZHUBIAN JIANJIE

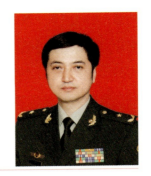

　　郑静晨，中国工程院院士、国务院应急管理专家组专家、中国国际救援队副总队长兼首席医疗官、中国武警总部后勤部副部长兼武警总医院院长，中国武警总医院现代化医院管理研究所所长。现兼任中国医学救援协会常务副会长、中国医院协会副会长、中国灾害防御协会救援医学会副会长、中华医学会科学普及分会主任委员、中国医院协会医院医疗保险专业委员会主任委员、中国急救复苏与灾害医学杂志常务副主编等，先后被授予"中国优秀医院院长"、"中国最具领导力院长"和"杰出救援医学专家"荣誉称号，2006年被国务院、中央军委授予一等功。

　　"谦谦为人，温润如玉；激情似火，和善如风"和敬业攀登、意志如钢是郑静晨院士的一贯品格。在他带领的团队中，秉承了"特别能吃苦、特别能学习、特别能合作、特别能战斗、特别能攻关、特别能奉献"的六种精神，瞄准新问题、开展新思维、形成新思路、实现新突破、攻克前进道路上的一个又一个堡垒，先后在现代化医院管理、灾害救援医学、军队卫勤保障、医学科学普及、社会公益救助等领域做出了可喜成就。

　　在现代化医院管理方面，凭借创新思维实施了"做大做强、以优带强"与"整体推进、重点突破"的学科发展战略，秉承"不图顶尖人才归己有，但揽一流专家为我用"的广义人才观，造就了武警总医院在较短时间内形成肝移植外科、眼眶肿瘤、神经外科、骨科等一批知名学科，推动医疗技术发展的局面。凭借更新理念，实施"感动服务"、"极致化服务"和"快捷服务补救"的新举措，通过开展"说好接诊一句话，温暖病人一颗心"和"学习白求恩，争当合格医务人员"等培训，让职业化、标准化、礼仪化走进医院、走进病区，深化了卫生部提出的开展"三好一满意"活动的实践。凭借"他山之石可以攻玉"的思路，在全军医院较先推行了"标杆管理"、"精细化管理"、"落地绩效管理"、"质量内涵式管理"、"临床路径管理"和"研究型医院管理"等，有力地促进了医院的可持续发展。

在灾害救援医学领域，以重大灾害医学救援需求为牵引，主持建立了灾害救援医学这门新的学科，并引入系统优化理论，提出了"三位一体"救治体系及制定预案、人员配备、随行装备、技能培训等标准化方案，成为组建国家和省（市）救援体系的指导性文件。2001年参与组建了第一支中国国际救援队，并带领团队先后十余次参加国内外重大灾害医疗救援，圆满完成了任务，为祖国争得了荣誉，先后多次受到党和国家领导人的接见。

在推广医学科普上，着眼于让医学走进公众，提高公众的科学素养，帮助公众用科学的态度看待医学、理解医学、支持医学，有效贯通医患之间的隔阂。提出了作为一名专家、医生和医务工作者，要承担医学知识传播链中"第一发球员"的神圣职责，促使医、患"握手"，让医患关系走向和谐的明天。科普是一项重要的社会公益事业，受益者是全体公民和整个国家。面对科普队伍严重老龄化，科普创作观念陈旧，运行机制急功近利等现象，身为中华医学会科学普及分会主任委员，他首次提出了"公众健康学"、"公众疾病学"和"公众急救学"等概念，并吸纳新鲜血液，培养年轻科普专家，广泛开展学术活动，利用电视和报纸两大载体，加强对灾害救援、现场急救、科技推广、营养指导、健康咨询等进行科普宣传，极大地提高了我国公众的医学科学素养。

在社会公益救助方面，积极响应党中央、国务院、中央军委的号召，发扬人民军队的优良传统，为解决群众"看病难、看病贵"及构建和谐社会，自2005年武警总医院与中国红十字会在国内率先开展了"扶贫救心"活动，先后救助贫困家庭心脏病患儿两千余人。武警总医院由此获得了"中国十大公益之星"殊荣，郑静晨院士获得全国医学人文管理奖。2001年，武警总医院与中华慈善总会联手启动了"为了我们的孩子——救治千名少数民族贫困家庭先心病患儿"行动，先后赴新疆、西藏少数民族地区开展先心病儿童筛查，将有手术适应证的患儿转运北京治疗，以实际行动践行了党的惠民政策，密切了民族感情，受到中央多家主流媒体的跟踪报道。

"书山有路勤为径，学海无涯苦作舟。"郑静晨院士勤奋好学、刻苦钻研，不仅在事业上取得了辉煌成就，在理论研究、学术科研领域也成绩斐然。先后主编《灾害救援医学》《现代化医院管理》《内科循证诊治学》等大型专著5部，发表学术论文近百篇，先后以第一完成人获得国家和省部级科研成果二等奖以上奖7项，其中《重大自然灾害医疗救援体系的创建及关键技术、装备研发与应用》获得国家科技进步二等奖，《国际灾害医学救援系列研究》获得华夏高科技产业创新一等奖，《国内国外重大灾害事件中的卫勤保障研究》获得武警部队科技进步一等奖等。目前，还承担着多项国家、全军和武警科研课题，其中"各种自然灾害条件下医疗救援队的人员、装备标准化研究"为国务院指令性课题。

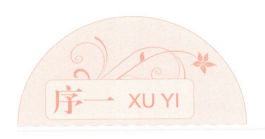

序一 XU YI

健康是人类的基本需要，人人都希望身心健康。世界卫生组织公布的数据表明，人的健康和寿命状况40%取决于客观环境因素，60%取决于人体自身因素。长期以来，人们把有无疾病作为健康的标准。这个单一的健康观念仅关注疾病的治疗，而忽视了疾病的预防，是一种片面的健康观。

在我国，人口老龄化及较低的健康素养教育水平，构成了居民疾病转型的内在因素，慢性非传染性疾病已经成为危害人民健康的主要公共卫生问题，其发病率一直呈现明显上升趋势。据统计，在我国每年约1000万例各种因素导致的死亡中，以心血管疾病、糖尿病、慢性阻塞性肺病和癌症为主的慢性病所占比例已超过80%，已成为中国民众健康的"头号杀手"。慢性病不仅严重影响社会劳动力的发展，而且已经成为导致"看病贵"、"看病难"的主要原因，由慢性病引起的经济负担对我国社会经济的和谐发展形成越来越沉重的压力，考验着我国的医疗卫生体制改革。

从某种层面理解，作为一门生命科学，医学是一门让人遗憾的学科，大多数疾病按现有的医学水平是无法治愈的。作为医生该如何减少这样的困境和尴尬？怎样才能让广大普通老百姓摆脱疾病、阻断或延缓亚健康而真正享受健康的生活？众所周知，国家的繁荣昌盛，离不开高素质的国民，离不开科学精神的浸染；同样，医学科学的进步和疾病预防意识的提升，需要从提高民众的医学科普素质入手。当前，我国民众疾病预防意识平均高度在世界同等国家范围内处于一个较低水平，据卫生部2010年调查结果显示，我国居民健康素养水平仅为6.48%，其中居民慢性病预防素养最低，在20个集团国中排名居后。因此，我们作为卫生管理者、医务工作者，应该努力提高广大民众的医学科学素养，让老百姓懂得疾病的规律，熟悉自我管理疾病的知识，掌握改变生活方式的技巧，促进和提高自我管理疾病的能力，逐步增强疾病预防的意识，这或许是解决我国医疗卫生体系现在所面临困境的一种很好的方式。中华医学会科学普及分会主任委员郑静晨院士领衔主编的《人生必须知道的健康知识科普系列丛书》，正是本着这样的原则，集诸多临床专家之经验，耗时数载，几易其稿，最终编写而成的。

这套医学科普图书具有可读性、趣味性和实用性，有其鲜明的特点：一是文字通俗易懂、言简意赅，采取图文并茂、有问有答的形式，避免了生涩的专业术语和难解的"医言医语"；二是科学分类、脉络清晰，归纳了专家经验集锦、锦囊妙计和肺腑之言，回答了医学"是什么？""为什么？""干什么？"等问题；三是采取便于读者查阅的方式，使其能够及时学习和了解有关医学基本知识，做到开卷有益。

我相信，在不远的将来，随着社会经济的进步，全国人民将逐步达到一个"人人掌握医学科普知识，人人享受健康生活"的幸福的新阶段！

中国医院协会会长　　曹吉夫

二〇一二年七月十六日

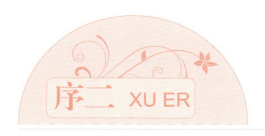

科普——点燃社会文明的火种

科学，是人类文明的助推器；科学家，是科学传播链中的"第一发球员"。在当今社会的各个领域内，有无数位卓越科学家和科普工作者，以他们的辛勤劳动和聪明智慧，点燃了社会文明的火种，有力地促进了社会的发展。在这里，就有一位奉献于医学科普事业的"第一发球员"——中华医学会科学普及分会主任委员郑静晨院士。

2002年6月29日，《中华人民共和国科学技术普及法》正式颁布，明确了科普立法的宗旨、内容、方针、原则和性质，这是我国科普工作的一个重要里程碑，标志着科普工作进入了一个新阶段。2006年2月6日，国务院印发了《全民科学素质行动计划纲要（2006—2010—2020年）》（以下简称《科学素质纲要》）。6年来，《科学素质纲要》领导小组各成员单位、各级政府始终坚持以科学发展观为统领，主动把科普工作纳入全民科学素质工作框架之内，大联合、大协作，认真谋划、积极推进，全民科学素质建设取得了扎扎实实的成效。尽管如此，我国公民科学素质总体水平仍然较低。2011年，中国科协公布的第八次中国公民科学素养调查结果显示，我国具备基本科学素养的公民比例为3.27%，相当于日本、加拿大和欧盟等主要发达国家和地区在20世纪80年代末、90年代初的水平。国家的繁荣昌盛，离不开高素质的国民，离不开科学精神的浸染。所以，科普从来不是纯粹的科学问题，而是事关社会发展的全局性问题。

英国一项研究称，世界都在进入"快生活"，全球城市人走路速度比10年前平均加快了10%，而其中位居前列的几个国家都是发展迅速的亚洲国家。半个多世纪以前，世界对中国人的定义还是"漠视时间的民族"。而如今，在外国媒体眼中，"中国人现在成了世界上最急躁、最没有耐性的地球人"。

人的生命只有一次，健康的生命离不开科学健康意识的支撑。在西方发达国家，每年做一次体检的人达到了80%，而在我国，即使是在大城市，这一比例也只有30%～50%。我国著名的心血管专家洪昭光教授曾指出：目前的医生可分为三种。一种是就病论病，见病开药，头痛医头，脚痛医脚，只治病，不治人。第二种医生不但治病，而且治人，在诊病时，能关注患者心理问题，分析病因，解释病情，同时控制有关危险因素，使病情全面好转，减少复发。第三种医生不但治病和治人，而且能通过健康教育使人群健康水平提高，使健康人不变成亚健康人，亚健康人不变成患者，早期患者不变成晚期患者，使整个人群发病率、死亡率下降。

由郑静晨院士担任总主编的《人生必须知道的健康知识科普系列丛书》的正式出版，必将为医学科普园里增添一朵灿然盛开的夏荷，用芬芳的笑靥化解人间的疾苦折磨，用亭亭的气质点缀人们美好生活。但愿你、我、他一道了解医学科普现状，走近科普人群，展望科普未来，共同锻造我们的医药卫生科技"软实力"。

是为序。

中国科协书记处书记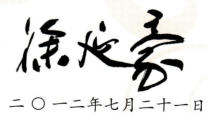

二○一二年七月二十一日

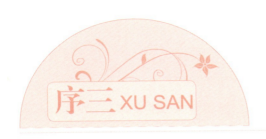

序三 XU SAN

　　"普及健康教育，实施国民健康行动计划"。这是国家《"十二五"规划纲要》中对加强公共卫生服务体系建设提出的具体要求，深刻揭示了开展健康教育，普及健康知识，提高全民健康水平的极端重要性，是建设有中国特色社会主义伟大事业的目标之一，是改善民生、全面构建和谐社会的重要条件和保障，也是广大医务工作者的职责所系、使命所在。

　　人生历程，生死轮回，在飞逝而过的时光岁月里，在玄妙繁杂的尘世中，面对七情六欲、功名利禄、得失祸福以及贫富贵贱，如何安度人生，怎样滋养健康并获得长寿？是人类一直都在苦苦追问和探寻的命题。为了解开这一旷世命题，千百年来，无数名医大师乃至奇人异士都对健康作了仁者见仁、智者见智的注解。

　　为此，我们有必要先弄明白什么是健康？其实，在《辞海》《简明大不列颠百科全书》以及《世界卫生组织宪章》等词典文献中，对"健康"一词都作过明确的解释和定义，在这里没有必要再赘述。而就中文语义而言，"健康"原本是一个合成的双音节词，这两个字有不同的起源，含义也有较大的差别。具体地讲，"健"主要指形体健硕、强壮，因此，有健身强体的日常用语。《易经》中"天行健，君子以自强不息"说的就是这个意思；而"康"主要指心态坦荡、宁静，像大地一样宽厚、安稳，因此，有康宁、康泰、安康的惯常说法。孔圣人所讲的"仁者寿、寿者康"阐述的就是这个道理。据此，我的理解是"健"与"康"体现了中国文化的二元共契与两极互动，活脱就像一幅阴阳互补、和谐自洽的太极图：健是张扬，是亢奋，是阳刚威猛，强调有为进取；康是温宁，是收敛，是从容绵柔，强调无为而治。正如《黄帝内经》的《灵枢·本神》篇里所讲的"智者之养生也，必顺四时而适寒暑，和喜怒而安居处，节阴阳而调刚柔，如是，则避邪不至，长生久视"那样，才能使自己始终处于一个刚柔相济、阴阳互补的平衡状态，从而达到养生、健康、长寿的目的。而至于那种认为"不得病就意味着健康"的认识，是很不全面的。因为事实上，人生在世，吃五谷杂粮，没有不得病的。即使没有明显的疾病，每个人对健康与否的感觉也具有很大的主观性和差异性。换句话说，觉得身体健康，不等于身体没病。《健康手册》的作者约翰·特拉维斯就曾经说过："健康的人并不必须是强壮的、勇敢的、成功的、年轻的，甚至也不是不得病的。"所以，我认为，健康是相对的、动态的，是身体、心灵与精神健全的完美结合和综合体现，是生命存在的最佳状态。

　　如果说长寿是人们对于明天的希冀，那么健康就是人们今天需要把握的精彩。从古到今，人们打破了时间和疆界的藩篱，前赴后继，孜孜以求，在奔向健康的路上，王侯将相与布衣白丁，医生、护士与患者无不如此。从"万寿无疆"到"永远健康"，这里除了承载着一般人最原始最质朴的祈求和祝愿外，也包含了广大民众对养生长寿之道的渴求。特别是随着社会的进步、经济的发展、人们生活水平和文明程度的提高，健康已成为当下大家最为关注的热点、难点和焦点问题，一场全民健康热、养生热迅速掀起。许多人想方设法寻访和学习养生之道，有的甚至道听途说，误入歧途。对此，我认为当务之急就是要帮助大家确立科学全面的养生观。其实，古代学者早就提出了"养生贵在养性，而养性贵在养德"的理论。孔子在《中庸》中提出"修生以道，修道以仁"，"大德必得其寿"，讲的就是有高尚道德修养的人，才能获得高寿。而唐代著名禅师石头希迁（又被称为"石头和尚"）无际大师，91岁时无疾而终。他曾为世人开列的"十味养生奇方"中的精要就在于养德。他称养德"不劳主顾，不费药金，不劳煎煮"，却可祛病健身，延年益寿。德高者对人、对事胸襟开阔，无私坦荡，光明磊落，故而无忧无愁，无患无求。身心处于淡泊宁静的良好状态之中，必然有利于健康长寿。而现代医学也认为，积德行善，乐于助人的人，有益于提高自身免疫力和心理调节力，有利于祛病健身。由此，一个人要想达到健康长寿的目的，必须进行科学全面的养生保健，并且要清醒地认识到：道德和涵养是养生保健的根本，良好的精神状态是养生保健的关键，思想观念对养生保健起主导作用，科学的饮食及节欲是养生保健的保证，正确的运动锻炼是养生保健的源泉。

　　"上工不治已病治未病"，意思是说最好的医生应该预防疾病的发生，做到防患于未然。这是《黄帝内经》中最先提出来的防病养生之说，是迄今为止我国医疗卫生界所遵守的"预防为主"战略的最早雏形。其中也包含了宣传推广医学科普知识，倡导科学养生这一中国传统健康文化的核心理念。然而，实事求是地讲，近些年来，在"全民养生"的大潮中，相对滞后的医学科普宣传，却没能很好地满足这一需求。以至于出现了一个世人见怪不怪的现象：内行不说，外行乱说；不学医的人写医，不懂医的人论医。一方面，老百姓十分渴望了解医学防病、养生保健知识；另一方面，擅长讲医学常识、愿意写科普文章的专家又太少。加之，中国传统医学又一直信奉"大医隐于民，良药藏于乡"的陈规，坚守"好酒不怕巷子深"的陋识，由此，就为那些所谓的"神医大师"们粉墨登场提供了舞台和机会。可以这么说，凡是"神医大师"蜂拥而起、兴风作浪的时候，一定是医疗资源分配不均、医学知识普及不够、医疗专家作为不多的时候。从2000年到2010年，尽管"邪门歪道"层出不穷，但他们骗人的手法却如出一辙：出书立传、上节目开讲坛，乃至卖假药卖伪劣保健品，并冠以"国家领导人保健医生"、"中医世家"、"中医教授"等虚构的身份、虚构的学历掩人耳目，自欺欺人。这些乱象的出现，我认为，既有医疗体制上的多种原因，也有传统文化上的深刻根源，既是国人健康素养缺失的表现，更是广大医务工作者没有主动作为的失职。因此，我愿与同行们在痛定思痛之后，勇敢地站出来，承担起维护医学健康的社会责任。

无论是治病还是养生，最怕的是走弯路、走错路，要知道，无知比疾病本身更可怕。世界卫生组织前总干事中岛宏博士就曾指出："许多人不是死于疾病，而是死于无知。"综观当今医学健康的图书市场，养生保健类书籍持续热销，甚至脱销。据统计，在2009年畅销书的排行榜上，前20名中一半以上与养生保健有关。到目前为止，全国已有400多家出版社出版了健康类图书达数千种之多。而这其中，良莠不齐，鱼目混珠。鉴于此，出于医务工作者的良知和责任，我们以寝食难安的心情、扬清激浊的勇气和正本清源的担当，审慎地邀请了既有丰富临床经验又热衷于科普写作的医疗专家和学者，共同编写了这套实用科普书籍，跳出许多同类书籍中重知识宣导、轻智慧启迪，重学术堆砌、轻常识普及，重谈医论病、轻思想烛照的束缚，从有助于人们建立健康、疾病、医学、生命认识的大视野、大关怀、大彻悟的目的出发，以常见病、多发病、意外伤害、诊疗手段、医学趣谈等角度入手，系统地介绍了一系列丰富而权威的知病治病、自救互救、保健养生、康复理疗的知识和方法，力求使广大读者一看就懂、一学就会，从而相信医学，共享健康。

最后，我想坦诚地说，单有健康的知识，并不能确保你一生的健康。你的健康说到底，还是应该由自己负责，没有任何人能替代。你获得的知识、学到的技巧、养成的习惯、作出的选择以及日复一日习以为常的生活方式，都会影响并塑造你的健康和未来。因此，我们必须从现在开始，并持之以恒地付诸实践、付诸行动。

以上就是我们编写此书的初衷和目的。但愿能帮助大家过上一种健康、幸福、和谐、美满的生活，使我们的生命更长久！

武警总医院院长　郑静晨

二〇一二年七月于北京

前言 QIANYAN

　　内分泌是什么？内分泌指全身的内分泌腺体，这些内分泌腺体的任务是生产高效的化学物质，这些高效的化学物质就是我们平常所说的激素。所谓高效，是指这些物质虽然在体内的浓度很低，但是发挥的作用却很强大。激素就像信使，通过血液被送到相应的器官，传递信息，调控这些器官的生命活动。在我们身体里有很多种激素，有的激素调控生长发育，如果有异常，会出现身材矮小（侏儒症）、身材高大（巨人症）或者智力发育异常（呆小症）；有的激素控制水盐平衡，如果出现异常，人体会发生一系列的不适，例如血压升高、手脚发麻等。有些激素负责骨内钙的浓度，如果出现异常，骨内钙的水平降低，会发生骨质疏松症；有些激素支配性腺功能，如果合成不足，会导致不孕、不育；有的激素负责营养物质的代谢，如果发生功能缺陷会导致一系列疾病，如糖尿病。有些激素负责产热，如果分泌过多，会出现多汗、消瘦，产生过少则会出现怕冷……可见内分泌疾病有很多，其中最常见的是糖尿病、甲状腺疾病、痛风、骨质疏松症等。

　　近年来，人们生活水平逐年提高，大家吃得好了，活动少了，肥胖、三高（高血脂、高血压、高血糖）的人随处可见，糖尿病、痛风这样的富贵病越来越常见，这些吃出来或喝出来的病，是完全可以预防的。本书选择了几种常见的内分泌疾病，共分为四篇：甲状腺功能亢进，骨质疏松症，痛风和糖尿病。以问答和图片结合的形式，采用通俗的语言，力求使读者了解内分泌常见病的有关知识。如果您已经患了这些病，本书会帮助您更好地配合治疗，如果你没有得这些病，本书会教您在日常工作生活中更有效地预防，目的是希望大家都有高质量的生活。

徐　春

二〇一四年十月

C 目录
ONTENTS

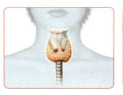 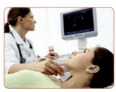

甲状腺功能亢进症

骨质疏松症

痛风

糖尿病

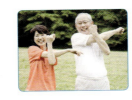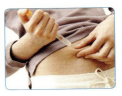

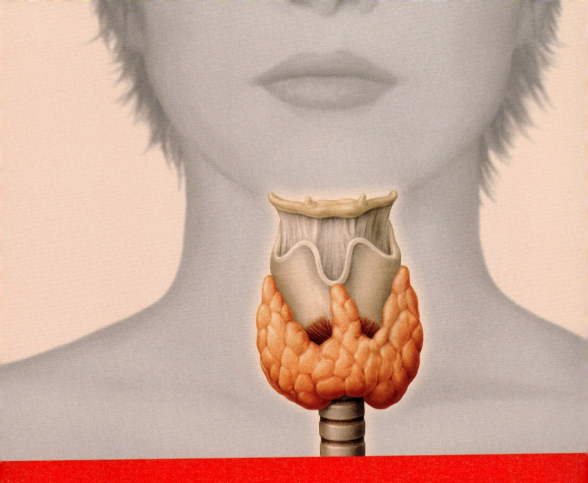

JIAZHUANGXIAN GONGNENG KANGJINZHENG

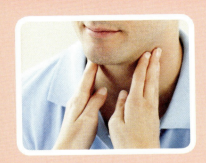
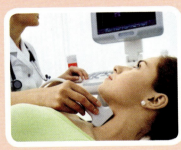
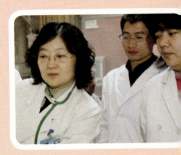

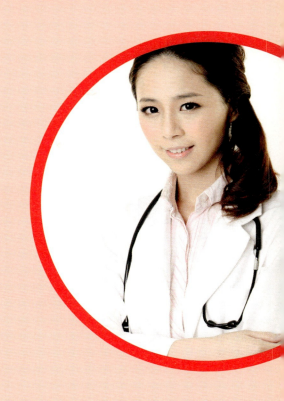

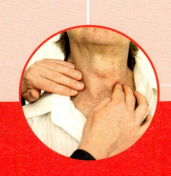

甲状腺功能亢进症

甲状腺的基础知识

什么是甲状腺

什么是内分泌系统

与心血管、消化和呼吸系统一样，内分泌系统是人体的一个重要组成部分。内分泌系统包括许多内分泌腺体，如垂体、甲状腺、肾上腺、性腺等，这些腺体收到指令后，就会释放出高效的化学物质，这种高效的化学物质就是我们平常所说的激素，激素通过血液循环被送到相应的器官，并发挥作用。

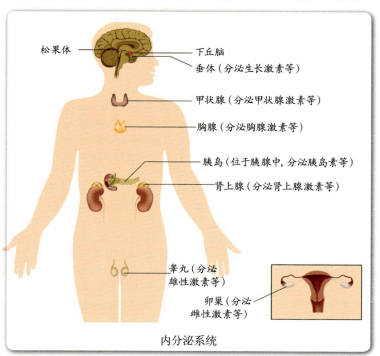

松果体

下丘脑

垂体（分泌生长激素等）

甲状腺（分泌甲状腺激素等）

胸腺（分泌胸腺激素等）

胰岛（位于胰腺中，分泌胰岛素等）

肾上腺（分泌肾上腺激素等）

睾丸（分泌雄性激素等）

卵巢（分泌雌性激素等）

内分泌系统

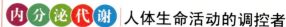

甲状腺的构成

　　甲状腺是内分泌系统中最大的腺体，甲状腺形如"H"形，由左右两叶和中间的峡部组成。甲状腺产生甲状腺激素，释放入血，通过血液被输送到全身各处，发挥作用。

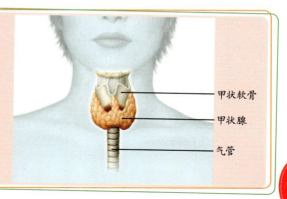

甲状软骨
甲状腺
气管

甲状腺功能亢进症

甲状腺隐居何处

　　大多数人可能不知道甲状腺位于何处，但"大脖子病"对大多数人来说并不陌生。其实"大脖子病"就是甲状腺肿大了，也就是说甲状腺位于颈前部。再具体些讲，以男性为例：我们平常所说的"喉结"，自己都能对着镜子看到，用手也能触到。甲状腺就位于"喉结"下方2~3厘米处。甲状腺有一个特点是随着吞咽而上下活动，这可以使我们区分甲状腺和颈部其他组织。

甲状腺有多大

　　正常情况下，甲状腺很小很薄，在颈部既看不到，也摸不到。换句话说，如果能看到或触摸到甲状腺了，甲状腺的体积就超过正常了。

腺体虽小，门路不少——甲状腺血供丰富

　　甲状腺是人体血液供应最丰富的器官，每克组织每分钟血流量达4~6毫升，比脑、肾供血量还要多，甲亢时通过甲状腺的血流量可增加100倍。甲状腺由左右成对的甲状腺上动脉和甲状腺下动脉供应血，甲状腺各动脉间在甲状腺内相互吻合，而且还和食管、喉、气管的血管相吻合，以保证甲状腺有足够的血液供应。

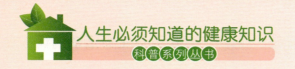

甲状旁腺——一字之差，却是天壤之别

甲状腺的背面有一个内分泌腺体，叫甲状旁腺。甲状旁腺的作用是生产甲状旁腺激素，它的作用是保持钙、磷水平的正常。如果甲状旁腺激素缺乏，会出现手脚抽筋（低钙性抽搐）。所以甲状腺切除手术时应特别注意千万不能误切甲状旁腺，以免引起低钙性抽搐。

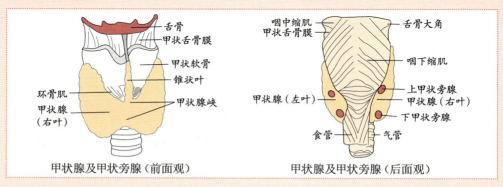

甲状腺及甲状旁腺（前面观）　　　　甲状腺及甲状旁腺（后面观）

甲状腺的功能

甲状腺是干什么的

甲状腺就像一个工厂，它的任务是生产甲状腺激素。在显微镜下，这个工厂有许多车间（甲状腺滤泡），在每个车间里都有很多车床（甲状腺滤泡上皮细胞），甲状腺激素就是在这些车床里生产的。

甲状腺激素是如何产生的

甲状腺激素是以酪氨酸和碘为原料，在甲状腺内合成的。合成的过程就是在一些酶的作用下，首先使酪氨酸和碘结合，然后将结合了碘的酪氨酸（称四碘甲状腺原氨酸T_4和三碘甲状腺原氨酸T_3）释放到血液中，通过血液循环进入身体的各个部位。

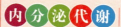

碘与甲状腺有何关系

碘是甲状腺激素生产不可或缺的原料。

碘是人体的微量元素，是制造甲状腺激素的原料，与甲状腺的关系极为密切。人体主要通过饮食摄取碘，正常情况下，平均每日摄碘150~300微克，摄碘在100~900微克为安全范围。

如果饮食中缺乏碘，会出现甲状腺激素合成不足，引起甲状腺功能低下，我们常说的"大脖子病"就属于这种情况。食盐中添加碘就是为了防治碘缺乏，预防"大脖子病"和提高儿童智商。

但是，切忌：好东西不可多用，如果碘的摄入过多，同样也会影响甲状腺功能，导致甲状腺功能亢进或甲状腺功能低下。

甲状腺功能亢进症

什么情况下碘的供应会多？

大量食用含碘量高的食物会导致碘过多：海产食物中的碘含量明显高于其他食物。如海产食盐的碘含量可达200微克/千克，海带的碘含量可达2毫克/千克，海鱼和贝类的碘含量为（80~500）微克/千克，而一般食物，如谷物、麦类、蔬菜、水果、牛奶等的碘含量均在50微克/千克以下。

服用含碘的药物也会引起碘过多。胺碘酮是常见的抗心律失常药物，长期服用易引起碘甲亢。故在服用前和服用后每1~2个月需查甲状腺功能，发现甲状腺功能异常应该立即停用胺碘酮。

其他常用的含碘药物还有：饱和碘化钾液、复方碘溶液、造影剂、碘化油等。

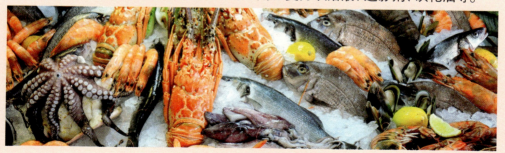

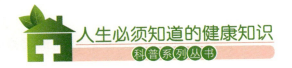
人体的甲状腺激素你知道多少

T_3、T_4是什么?

T_3学名叫三碘甲状腺原氨酸,T_4学名叫四碘甲状腺原氨酸,它们都是甲状腺激素。T_3和T_4的差别是碘原子的数目不同,T_3有3个碘原子,T_4有4个碘原子。T_3和T_4作用强度也不同,T_3比T_4高3~5倍。甲状腺激素的作用是调节人体的新陈代谢、促进智力发育和骨骼的成熟。当甲状腺激素的水平异常时,会导致人体生理功能的紊乱,引起严重的疾患甚至危及生命。

甲状腺激素的先锋军和后备军

T_3与T_4进入血液后,大部分与血液中的蛋白质结合,这样可以保证它们在血液中不被破坏,还有一些甲状腺激素没有与蛋白结合,呈游离状态,我们称游离T_3(FT_3)和游离T_4(FT_4)。血清FT_3和FT_4是甲状腺激素的活性部分,是真正发挥人体生理作用的部分,当机体需要时它们首当其冲,堪称甲状腺激素中的先锋军;与蛋白结合的T_3、T_4不具备生物活性,它们是后备军,当机体需要时,它们就与蛋白分离,变成游离T_3、T_4,继而迅速发挥作用。

人体每天能产生多少甲状腺激素?

人体每时每刻都在进行着新陈代谢,因此,时时刻刻都需要甲状腺激素。甲状腺每日生产的T_3约为5微克,T_4为90~110微克。

如何做到甲状腺激素的水平不高也不低?

甲状腺产生甲状腺激素受到中央(大脑)的调节和控制,这样才能保证甲状腺根据机体的需要合成和分泌甲状腺激素。调控甲状腺的中央是下丘脑和垂体(位于大脑的中部)。垂体生产一种激素叫促甲状腺激素

$$HO \overset{I}{\underset{I}{\underset{5'}{\overset{3'}{\bigcirc}}}} O \overset{I}{\underset{I}{\overset{3}{\underset{5}{\bigcirc}}}} CH_2CH\underset{NH_2}{\overset{}{|}}COOH\,(T_3)$$

$$HO \overset{I}{\underset{I}{\underset{5'}{\overset{3'}{\bigcirc}}}} O \overset{I}{\underset{I}{\overset{3}{\underset{5}{\bigcirc}}}} CH_2CH\underset{NH_2}{\overset{}{|}}COOH\,(T_4)$$

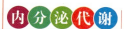

（TSH），垂体通过TSH来行使调控甲状腺的作用。TSH通过血液循环到达甲状腺，它的作用是促进T_3、T_4的合成与分泌。

当血液中甲状腺激素的水平过高时，FT_3、FT_4就将这个信息传递给垂体，垂体就会减少TSH的分泌，TSH促进甲状腺的作用就会减弱，甲状腺就会少合成甲状腺素。反之亦然，当血液中甲状腺激素水平降低时，FT_3、FT_4也会将这个信息传递到垂体，垂体就会合成更多的TSH，使TSH促进甲状腺分泌的作用增强，进而使甲状腺分泌更多的甲状腺激素。

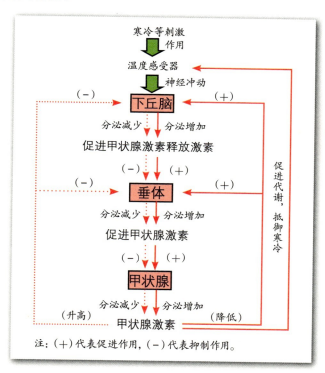

注：（＋）代表促进作用，（－）代表抑制作用。

甲状腺激素的生理作用

人体体温能够恒定
——甲状腺激素的作用功不可没

甲状腺激素能提高细胞内的氧化速度，使耗氧量增加，产热增多，这种作用称为甲状腺激素的产热效应。其生理意义在于使人体的能量代谢维持在一定水平，保持体温恒定。

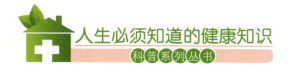
人体的生长发育
同样也离不开甲状腺激素

　　甲状腺激素对人体的生长发育非常重要，对骨骼和神经系统尤为重要。胎儿在母体内如果缺乏甲状腺激素，出生后会出现智力迟钝、生长停滞，即所谓的"呆小病"。

甲状腺激素帮你维持大脑的正常功能

　　甲状腺激素可提高中枢神经的兴奋性，当甲状腺激素水平过高（甲状腺功能亢进）时，会出现神经过敏、多言多虑、思想不集中、性情急躁、失眠、双手平伸时出现细微震颤等。当甲状腺激素水平过低（甲状腺功能减退）时，可出现记忆力低下、表情淡漠、感觉迟钝、行动迟缓、嗜睡等。

甲状腺常见的疾患有哪些

　　根据疾患引起甲状腺的功能是"高"还是"低"，分为甲状腺功能亢进症和甲状腺功能减退症两大类。根据病变的原因分为遗传性、炎症性、肿瘤性等。具体疾患的名称有：弥漫性甲状腺肿伴甲亢（简称Graves病）、慢性淋巴细胞性甲状腺炎、亚急性甲状腺炎、急性化脓性甲状腺炎、地方性甲状腺肿、甲状腺腺瘤、甲状腺癌等。

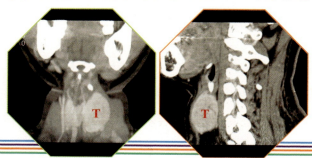

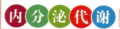
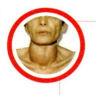

甲状腺功能亢进症（甲亢）

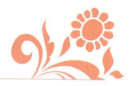

什么是甲亢

　　当血液中的甲状腺激素过多，它们作用于全身的各个器官，导致这些器官的兴奋性增高和代谢亢进，就是甲状腺功能亢进症（甲亢），所以甲亢是一种临床综合征，而不是某一具体的疾患。

　　大家都知道，临床上经常有发热、腹泻的患者求诊，对此，医生不仅要对症退热、止泻，还要找出引起发热、腹泻的病因，然后针对疾患用药，才能使疾患从根本上得到治疗。同样，对于甲亢的患者，医生首先也要找出甲亢的病因，才能对症下药。

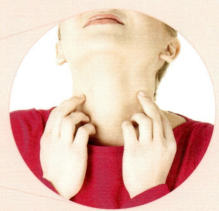

甲亢

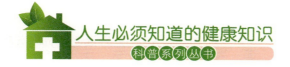
甲亢的病因

哪些疾患可以引起甲亢呢

甲亢是由多种病因引起甲状腺激素过多所致的临床综合征，其病因尚未完全明确，目前认为其发生主要与自身免疫、遗传和环境等因素有密切关系，其中自身免疫是最重要的因素。

很多疾患可以表现为甲亢，常见的有：Graves病、多结节性甲状腺肿伴甲亢（也称Plummer病）、自主性高功能性甲状腺腺瘤、新生儿甲亢、碘甲亢、亚急性甲状腺炎、产后甲状腺炎、慢性淋巴细胞性甲状腺炎等。我们平常所说的甲亢一般指Graves病。

引起甲亢的罪魁祸首——Graves病

什么是Graves病？

Graves病即弥漫性毒性甲状腺肿，是引起甲亢最常见的原因，大约90%的甲亢是Graves病，我们平时所说的甲亢一般也是指Graves病。随着人们生活和工作节奏的加快，Graves病的发病率也在增加（可达1%甚至更高），城市居民中的甲亢比农村人常见。Graves病可发生于任何年龄，从新生儿到老年人均可患病，最多见于中青年。

Graves病是如何发生的？

近年来研究认为Graves病是遗传、免疫、环境因素共同作用的结果。Graves病不是遗传性疾患，但是它有遗传倾向，后天环境因素是促进其发生的诱发因素，其中精神因素最重要，此外感染、过多的摄入碘也可诱发甲亢。

Graves

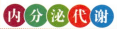

什么是Plummer病

Plummer病又称多结节性甲状腺肿伴甲亢，是一种较少见的甲亢，常见于多年患甲状腺结节的患者，中老年多见，症状轻微，一般没有突眼。甲状腺核素显像可以明确本病，核素显像可见甲状腺吸收[131]碘呈轻度弥漫性增高，有散在的结节性浓聚。

什么是自主性高功能性甲状腺腺瘤

这是一种甲状腺的良性肿瘤，表现为甲状腺功能亢进症，一般多见于中年女性，甲亢的症状轻微，无突眼。甲状腺核素显像可以确诊，核素显像示甲状腺单个"热结节"，其余甲状腺组织吸碘功能降低或消失。

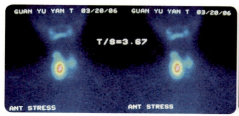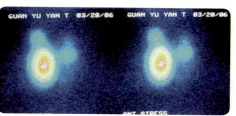

自主高功能性甲状腺腺瘤的核素显像

什么是桥本甲亢

桥本病又名慢性淋巴细胞性甲状腺炎，是一种自身免疫性甲状腺疾患，当桥本病患者同时表现有甲亢时，称为"桥本甲亢"。

何为垂体性甲亢

垂体分泌的促甲状腺激素（TSH）过多也可以引起甲亢，称垂体性甲亢，常见于垂体的肿瘤。实验室检查：TT_3、TT_4、FT_3、FT_4均高于正常，TSH也升高，X线及CT检查可以发现垂体瘤。

甲状腺功能亢进症

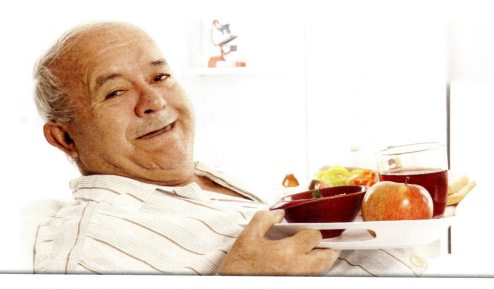

碘可以引起甲亢，你知道吗

　　王大爷在心内科住院，检查甲状腺功能提示有甲亢。究其原因竟是长期服用胺碘酮(抗心律失常药)所致。医生给他停用了胺碘酮，2周后复查甲状腺功能就正常了。这是一个长时间摄入大量碘导致甲亢的例子，此种甲亢称碘甲亢。

　　碘甲亢症状轻微，一般没有突眼。治疗碘甲亢首先要停用一切含碘的药物和含碘丰富的食物，然后进行观察，有些患者甲亢会自然缓解。如症状不缓解者可服用抗甲状腺药物，剂量同一般甲亢，用药时间较一般甲亢短。

原来甲亢也可以"造假"

　　以上提到的各种甲亢都有一个共同的特点，那就是甲状腺自身的功能是亢进的。大家会问，还有甲状腺功能低下的甲亢吗？确实有，在有甲亢表现时，甲状腺自身的功能并不亢进甚至是低下，那怎么还会发生甲亢呢？

　　这种情况一般见于亚急性甲状腺炎，在亚急性甲状腺炎的初期，甲状腺滤泡细胞被炎症破坏，细胞内的甲状腺激素溢出，进入血液循环，产生甲亢的表现。由于

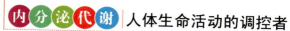

甲状腺的功能已经受到很大的损伤，所以随着血液中的甲状腺激素逐渐排出体外，亢进会逐渐恢复正常，甚至转向低下。我们形象地称为"假"甲亢，或暂时性甲亢。对于这种甲亢，不要急于用抗甲亢的药物。

孕妇会把甲亢传给孩子吗

甲亢孕妇分娩的婴儿可能会患甲亢，叫新生儿甲亢。这是由于导致母亲发生甲亢的致病因子可以通过胎盘进入胎儿体内，使婴儿出现甲亢。这种甲亢在出生后1~3个月常可自行缓解。

什么是亚临床甲亢

亚临床甲亢指甲状腺激素水平在正常范围，血TSH降低（一般定在<0.3mU／L）的甲亢。

甲亢的临床表现

"心慌、突眼、脖子大"是Graves病的主要表现

通俗地将甲亢临床表现概括为：突眼、颈粗、兴奋貌；怕热、多汗、手震颤；腹泻、易饿、肌无力；心悸、消瘦、月经乱；良性突眼无感觉，恶性突眼症状多。

甲状腺功能亢进症

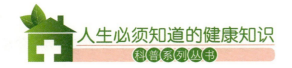
Graves病突出的三个体征是什么

　　体征是医学术语，指医生在检查患者时通过"视、触、叩、听"发现疾患的特殊表现。症状是指患者自己的感觉，所以症状是主观的感觉，体征是客观的表现。Graves病的三个体征是甲状腺肿大、突眼和胫前黏液性水肿。

甲状腺肿大
——大多数甲状腺疾患的共同特征

甲状腺的肿大如何界定？

　　正常人的甲状腺不可扪及，如能在体检时摸到甲状腺，就认为有甲状腺肿大。为了便于判断肿大的程度，将肿大的甲状腺分为三度。Ⅰ度肿大：凭肉眼不能确定有甲状腺肿大，吞咽时可见或可以摸到。Ⅱ度肿大：能摸到也能看见肿大的甲状腺，但肿大的甲状腺局限于胸锁乳突肌以内。Ⅲ度肿大：肿大的甲状腺超出胸锁乳突肌外侧缘。

甲状腺肿大一定是甲亢吗？

　　引起甲状腺肿大常见的疾患有甲亢、地方性甲状腺肿（大脖子病）、甲状腺腺瘤、甲状腺癌、急性甲状腺炎、亚急性甲状腺炎、慢性淋巴性甲状腺炎。

　　青春期甲状腺肿大、妊娠期甲状腺肿大也可以引起甲状腺生理性增大。

　　长期吃某些食物也可引起甲状腺肿大。

　　所以，如果发现甲状腺肿大，要具体分析，最好到医院作相关检查以明确诊断。

甲状腺竟然也可以吃大——几种可以引起甲状腺肿大的食物。

　　卷心菜　长期大量吃卷心菜可以引起甲状腺肿大。有研究发现卷心菜中的有机氰化物，可以影响碘化物的氧化，使甲状腺激素合成受到影响，继而引起甲状腺代偿性增大。

马铃薯 马铃薯可引起甲状腺肿大，也是因为马铃薯中含有氰化物，食后产生硫氰酸盐，阻止甲状腺摄取碘。

萝卜 萝卜含有硫脲类的致甲状腺肿的物质，有引起甲状腺肿的作用，尤其是樱桃萝卜与水果同食时易致甲状腺肿大。

大豆 久食大豆可妨碍肠道内甲状腺激素的重吸收，使甲状腺激素在粪便中丢失增多，继而引起甲状腺激素的相对不足。

豌豆和花生 长期食用豌豆、花生等也有可能引起甲状腺肿大，它们可能产生一种5–乙烯–2–硫氧氮五环的物质，这种物质有致甲状腺肿大的作用。

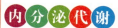

甲状腺功能亢进症

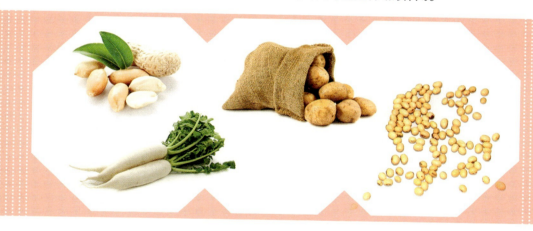

Graves病特有的皮肤表现——胫前黏液性水肿

胫前黏液性水肿是Graves病特有的皮肤症状，因为发生在胫骨下段前部，故又称为"胫前黏液性水肿"。是一种自身免疫性疾患，也可以没有甲亢而单独存在。多发生在小腿下段前部，也可扩大到踝部及足部，偶见于头面部、手背及腹部。皮肤损害大都为对称性，早期病变为大小不等的棕红色或红褐色或暗红色斑块状结节，也可形成自膝部以下肿胀而粗大的外形，有如象皮腿，后期皮肤毛囊孔明显增大，酷似橘皮或树皮样，皮损如抓破后可发生感染。

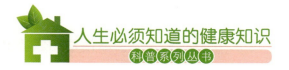
甲亢特殊面容——突眼

甲亢突眼的恶作剧——睁眼睡觉!

甲亢患者中有67.6%的人都会有突眼表现,常表现为双眼炯炯有神,部分人上眼睑过度收缩使眼裂增大。因上眼睑退缩,部分人睡觉时出现睁眼现象,所以甲亢引起睁眼睡的很常见。

甲亢突眼有轻有重。

甲亢突眼根据严重程度分为非浸润性突眼和浸润性突眼。非浸润性突眼又称良性突眼,浸润性突眼又称恶性突眼。

什么是良性突眼?

良性突眼是程度较轻的突眼,它是由于交感神经亢奋,由它所支配的眼部肌肉过分紧张和运动不协调所致。主要表现为:双眼睁得大,炯炯有神;眨眼少;眼向下看时,露出白眼珠;眼向上看时,前额皮肤不起皱纹。看由远及近的物体时,双眼球不能内聚。

甲亢患者中大部分患有良性突眼,一般没有眼部不适的感觉,在甲亢控制后眼征逐渐消失,无须特殊治疗。

什么是恶性突眼?

恶性突眼是较重的突眼,由于自身免疫反应导致,但恶性突眼的严重程度与甲亢的病情没有明显的关系。患者多为逐渐加重的双侧或单侧突眼,伴眼球胀痛、流

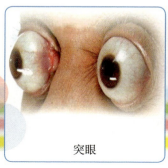

突眼

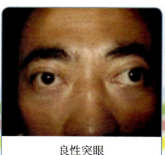

良性突眼

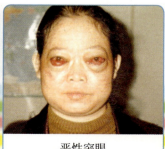

恶性突眼

泪、视力减退，严重者可有复视，甚至失明。

随甲亢症状的好转，有的患者眼球突出可见好转，但是有的患者眼球突出反而加重。一般情况下，突眼从起病到病情稳定、缓解的自然病程一般为半年至3年，眼球突出在起病后4~12个月内最严重，其发展常有自行停止的倾向，半数患者可在1~3年后消退3~7毫米，但突眼很少能恢复正常。

突眼与甲亢一定同时出现吗?

答案是否定的，有以下三种情况：

同步型突眼：突眼与甲亢同时出现；

超前型突眼：先出现突眼（多见一侧眼球突出）半年至4年不等的时间，才发现甲亢；

滞后型突眼：患者突眼滞后于甲亢。

眼球突出就一定是甲亢吗?

一般来说，当人们看到人眼球突出时，首先想到的是此人患有甲亢。其实，临床上，引起眼球突出的原因除了甲亢外，还有以下多种原因：

眼眶肿瘤：由于肿瘤在眼眶内逐渐长大，占据眼眶的位置而将眼球推挤向前。

炎症：眼球筋膜炎、眼眶蜂窝组织炎、海绵窦血栓静脉炎等。

间歇性眼球突出：这种眼球突出在低头并用力屏气时，或压迫眼球颈静脉时出现，当抬头或松气时，眼球又复位。多见于眼眶静脉曲张。

因此，若发现眼球突出，要及时到医院去检查治疗，不能想当然地当作甲亢来治。

甲状腺功能亢进症

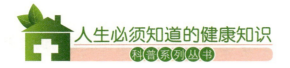

甲亢的鉴别——各种各样的甲亢

举例谈甲亢

甲亢的表现复杂多样，有的病例以一种症状为主要表现，常常造成误诊。为了说明本病临床表现的多样性，列举几个临床工作中见到的病例。

病例1　杨某，女性，48岁，近半年出现睡眠差、烦躁、出汗、坐立不安、月经紊乱、紧张易激动。曾诊断为更年期综合征，对症治疗不见好转，并且出现多疑、神经过敏等，被认为患了精神病。最终被一位有经验的大夫提议查甲状腺功能，确诊为甲状腺功能亢进。

这是典型的以精神症状为主要表现的病例。这种情况多见于女性，往往表现为神经过敏、急躁易怒、坐立不安、注意力不集中、失眠多梦等，易被误诊为神经官能症或更年期综合征等。

病例2　李某，女性，35岁，半年前离异。近4个月反复出现腹泻。每日排便3～4次，显微肠镜检查未见异常。间断服止泻药物，腹泻时好时坏。体重下降，到内分泌科检查甲状腺功能发现有甲状腺功能亢进。

这是以腹泻为主要表现的甲亢。这种情况常见于中、青年患者，表现为腹泻、大便次数增多，往往被误诊为慢性结肠炎，服用消炎药没有效。也有的表现为食欲减退、恶心、呕吐，易被误诊为消化道肿瘤。因此，对于大便镜检正常的腹泻，或原因不明的食欲下降、恶心呕吐，特别是中、青年患者，应检查是否有甲亢。

病例3　范某，40岁男性，某公司经理，平时工作繁忙，精神压力大，时常感到没有力气，体重也有所减轻，以为是工作太累，没有引起注意。最近出现心慌、憋气，才到医院就诊。心电图检查示：房颤，检查甲状腺功能：诊断为甲亢，此时已发生甲亢性心脏病。

这是一个比较典型的甲亢，工作压力大，精神紧张，在这样的诱因下发生甲亢。甲亢的表现，例如乏力、心慌、大便多、体重下降等，常常容易被人们忽视，有些皮实的人就扛过去了，往往到很严重时才不得不就诊，延误了治疗的最佳时机。

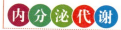

另类的甲亢——淡漠型甲亢

甲亢一定是"亢奋"的吗?

不是,有些甲亢患者,并没有甲亢的兴奋症状,相反,感觉衰弱、乏力、倦怠,表现为精神淡漠、萎靡不振,我们称其为"淡漠型甲亢"。淡漠型甲亢容易被误诊、漏诊。

哪些情况要想到淡漠型甲亢?

老年患者,近期内出现:①明显消瘦;②心律失常、心力衰竭;③精神淡漠、萎靡不振;④厌食、腹泻。需要及时到医院就诊,做相关检查,同时检查甲状腺功能。

出现精神异常时也要想到甲亢

精神症状有时是甲亢的最早表现,表现为注意力不集中、出现幻觉、妄想、抑郁、痴呆、偏执狂躁症,甚至有自杀念头,暴怒发作等。这种类型以女性多见,少数患者可能多年被误诊为精神病,应用多种抗精神病药物仍不能治愈。所以凡出现明显精神分裂症时,也应考虑到甲亢的可能。

甲亢也可以使人瘫痪

有些年轻人睡醒后发现走不了路了,到医院检查示血钾低,经过补钾,可以逐渐恢复正常,我们称为周期性麻痹。此时需要检查甲状腺功能,因为甲亢常常伴发周期性麻痹。

特殊人群的甲亢

老年人的甲亢表现各异,要警惕

老年人患甲亢时,常常不会有"亢奋"的表现,往往容易被忽视。所以,当出

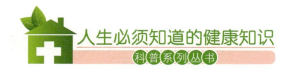
现以下情况时,要想到甲亢的可能,尽快到医院做相关检查,以免发生更严重的情况。

原来的心脏病加重或出现心慌、房颤。

老年人常有不同程度的心血管疾患,在大量甲状腺激素作用下,心脏负担加重,导致病情恶化,可出现心动过速、房颤、心绞痛、心肌缺血加重或出现心力衰竭。如果只注意治疗心脏病,忽视了甲亢的存在,会耽误治疗。

食欲减退、腹泻、便秘、体重下降。

这种表现常常以为是胃炎,当有明显体重减轻时,常被怀疑患了恶性肿瘤。

神志淡漠、反应迟钝、精神抑郁寡欢、冷漠少语。

这些表现与甲亢的典型表现相反,称淡漠型甲亢,几乎仅见于高龄的老年甲亢患者,此类患者容易出现甲亢危象,应特别警惕。

儿童甲亢有什么特点

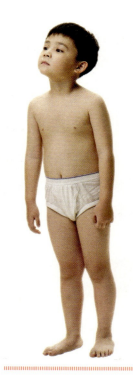

儿童甲亢比较少见,大多数是Graves病,任何年龄均可发病,高峰为7~14岁,3岁以前很少发病。儿童甲亢有家族倾向,北京儿童医院66例患儿统计,家族史阳性率为16.7%。儿童甲亢除了典型的甲亢表现以外,往往还伴有发育障碍、记忆力差、学习成绩下降,情绪异常、兴奋多语、脾气急躁症状也比较突出。

新生儿甲亢有什么特点

新生儿甲亢极少见,患儿出生时就有甲亢的表现,如肤色潮红、烦躁、多汗、食量大但体重不增加、心率快、甲状腺肿大等。由于致新生儿甲亢的促甲状腺素受体抗体来源于

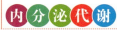

母体，非自身产生，随着时间的延续，促甲状腺素受体抗体也自行降解，其甲亢症状也将逐渐缓解。所以不经治疗，大多在出生后1~3个月自行缓解，无复发，也不留后遗症。偶有不能自行缓解者，可采取相应的方法及时治疗。

如何判断孕妇是否发生甲亢

妊娠时出现甲亢称妊娠伴甲亢。孕妇容易出现心悸、多汗、怕热等表现，这些与甲亢的表现都甚为相似，因此容易被忽视。但是当孕妇出现：体重不随妊娠时的月数而增加，休息时脉率在100次/分钟以上，四肢肌肉消瘦时，应该提高警惕，到医院检查甲状腺功能。

甲状腺功能亢进症

患甲亢能怀孕吗

甲亢患者怀孕可加重病情，甚至引起更为严重的并发症。同时甲亢患者早产、流产和死胎的概率也较多。因此，患有甲亢的已婚妇女，应积极治疗甲亢，待甲亢治愈后再妊娠是比较合适的。

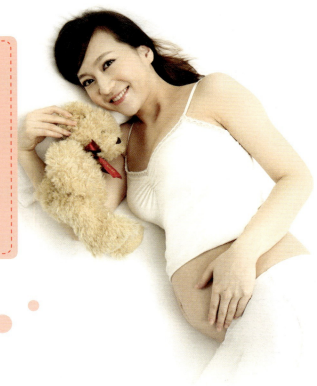

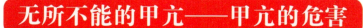

无所不能的甲亢——甲亢的危害

患了甲亢如果不治会有什么后果

如果甲亢没有治疗，会影响身体的重要器官，导致这些器官功能的衰竭，危及生命。所以和任何疾患一样，甲亢要早发现、早治疗。

甲亢会引起哪些疾患

甲状腺毒症危象（简称甲亢危象）；

内分泌突眼（即浸润性突眼）；

甲亢性心脏病；

甲亢合并周期性麻痹。

甲亢对血液系统有什么影响

甲亢可以引起白细胞减少

甲亢时白细胞减少的程度比较轻，大多在 $(3\sim4)\times10^9$/升之间，随着甲亢病情的控制，基本上都可以恢复正常，因此不必服用升白细胞的药物。

甲亢可以引起血小板减少

临床上血小板减少性紫癜可单独发病，亦可与甲亢同时发生在一个患者身上。当血小板减少性紫癜患者患甲亢后，血小板减少会进一步加重，且对皮质激素治疗反应差。所以，当血小板减少症给皮质激素治疗无反应时，应做甲状腺机能检测，以免延误诊断与治疗。

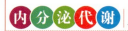

何为甲亢性肌病

甲亢时出现了肌肉的病变称为甲亢性肌病。1835年Graves首次描述甲亢肌病，发病率颇高。本病有急性发病和慢性发病，分为急性甲亢性肌病、慢性甲亢性肌病、甲亢性周期麻痹、甲亢性眼肌麻痹和甲亢伴重症性肌无力5种。

急性甲亢性肌病有哪些表现？

急性甲亢性肌病发病迅速，表现为逐渐加重的肌肉无力。患者在数周内可有说话困难、吞咽困难、视物双影、表情淡漠、抑郁，当引起呼吸肌麻痹时可见呼吸困难，甚至呼吸衰竭，病势凶险。

慢性甲亢性肌病有哪些表现？

本病多数为中年男性，起病缓慢，主要表现为进行性肌无力和肌萎缩。病变涉及的部位以手部大小鱼际肌、肩胛肌、骨盆肌、臀肌，严重者可影响到全身各处的肌肉，以致出现站立、起立、走路、登楼、提物等均感到困难，肌电图显示非特异性肌病改变，血、尿肌酸增高。肌病的严重程度大多数与甲亢的严重程度有关，甲亢控制后，肌病即好转。

甲亢性周期性麻痹有哪些特点？

甲亢性周期性麻痹临床上较为常见，发病率为3.8%~6%，年轻男性发病率较高。发作前多无明显前驱症状，常常有一些诱发因素，如饱餐、疲劳、精神紧张、高糖饮食、寒冷、注射葡萄糖及胰岛素等，发作持续的时间长短不一，短者数十分钟，长者可数天，发作频率可一天数次，也可数年一次。

发作的严重程度也因人而异，轻者肢体只能移动，但是不能坐起或站立，重者则肢体完全不能活动。化验血钾多降低，补钾后症状亦可迅速缓解。甲亢治愈后，病情不再发作，少数仍有发作者，可能是同时存在着甲亢和周期性麻痹两种病变。

甲亢伴重症肌无力主要有什么表现？

甲亢和重症肌无力均为自身免疫性疾患，两者可同时发病，也可先后发病。甲

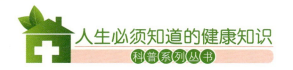

亢伴重症肌无力和通常所说的重症肌无力的临床表现相同, 容易发病的肌肉有: 眼肌、面部肌肉及吞咽肌肉, 其次为颈、躯干和四肢肌肉。

主要表现为: 单个眼睑下垂, 偶见双眼睑下垂, 视物双影、言语不清、咀嚼无力、饮水咳呛、吞咽困难、头部沉重、颈项疲软、两臂上举无力、上楼困难、下楼易跌、起立困难、严重者出现呼吸困难、嘴唇发紫, 甚至呼吸停止。其特点是做肌肉运动时, 肌肉很快出现无力。

甲亢竟然也与糖尿病扯上关系

甲状腺激素能够使血糖水平升高, 所以甲亢时可以出现轻度血糖升高。原来有糖尿病的患者如果发生甲亢, 血糖会明显升高, 并且不易控制。

有这样一位男性糖尿病患者, 平时血糖控制得比较好, 但近期的血糖不易控制。就诊时得知他最近工作繁忙, 常常加班, 精神紧张, 易怒脾气大, 其实该患者得了甲亢。这是典型的精神因素引发甲亢的例子。当糖尿病患者发生甲亢时, 给予的降糖药物需要适当调整。

甲亢可以损伤肝脏吗

是的, 甲亢可以引起肝脏的损伤, 表现为肝脏肿大、转氨酶升高、黄疸等。这种情况称为甲亢性肝损伤。随着甲亢的好转, 肝脏的损伤可以恢复。

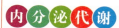
何谓甲亢性心脏病

甲亢性心脏病是指在甲亢的基础上出现心脏病的表现, 甲亢患者中有5%~10%的会出现心脏病的表现。

甲亢为什么能引起心脏病?

甲亢时, 血液中甲状腺激素明显高于正常水平, 过高的甲状腺激素作用于心脏, 使心肌代谢加速, 心肌缺氧和营养物质缺乏, 造成心肌的损伤。

甲亢性心脏病有哪些表现?

甲亢性心脏病常常表现为房颤, 其次为房性早搏、房扑、阵发性室上性心动过速及房室传导阻滞。

甲亢性心脏病随着甲亢的治愈或控制, 心脏功能可完全恢复正常。

诊断甲亢性心脏病的标准是什么?

甲亢诊断明确以后, 具有下述心脏异常至少一项, 即可诊断为甲亢性心脏病。

- 心脏增大;

- 心律失常, 如阵发性或持续性的心房纤颤、阵发阻滞或频发的室性早搏;

- 充血性心力衰竭;

- 心绞痛或心肌梗死。

诊断过程中还要注意除外同时存在的其他原因引起的心脏改变。

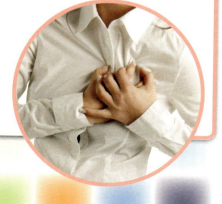

甲状腺功能亢进症

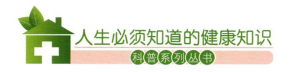

甲亢危象——最严重的甲亢并发症

什么是甲亢危象?

甲亢危象是由于多种因素导致甲亢症状急性加重,达到威胁生命的严重程度,是甲亢最严重的并发症。如果诊断和抢救不及时,死亡率很高,即使诊断、治疗及时,仍有5%~15%的患者难以幸免。随着人们对甲亢认识的加深及治疗的规范化,甲亢危象的发生率明显下降。

什么情况下容易发生甲亢危象?

在甲亢没有控制住的情况下,进行手术容易发生甲亢危象。如甲状腺肿切除术,剖宫产、人工流产、阑尾切除术等手术。

在患甲亢的同时,身体又出现了其他严重情况。如各种创伤(烧伤、车祸等)、急性感染(肺炎、胃肠炎、泌尿系感染等)、重要器官的损伤(心肌梗死、急性肝炎、肾功能衰竭等)。

自行停用抗甲状腺药物。

过度按压甲状腺等。

甲亢危象有哪些临床表现?

体温升高,常在39℃以上;

精神异常、焦虑、烦躁不安、谵妄、嗜睡,最后陷入昏迷;

心率快,常在160次/分以上;

食欲极差、恶心、呕吐频繁、腹痛、腹泻。

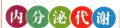

甲亢的实验室检查

针对甲亢患者的检查项目很多，每项检查都有一定的临床意义。但是并不一定每项检查都要做，具体应做些什么项目，应在医生指导下根据不同的临床症状进行选择。

甲亢的检查项目包括以下几个方面：①甲状腺功能的检查；②甲状腺自身抗体的测定；③甲状腺核素显像；④甲状腺B超；⑤甲状腺CT或MRI；⑥甲状腺细针穿刺做病理检查。

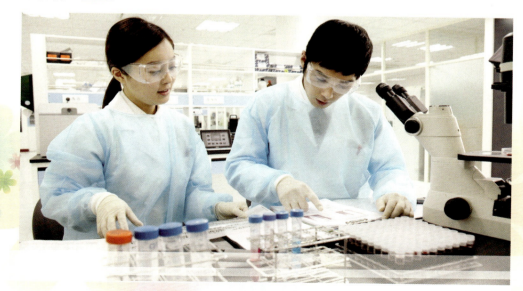

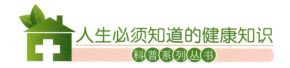
诊断甲亢最原始的方法——基础代谢率

什么是基础代谢率（BMR）？

基础代谢率是人体不受精神紧张、饮食、肌肉活动、外界温度，以及生理和病理等因素的影响，在安静状态下，维持人体基本生命活动所消耗的能量，即每小时每平方米体表面积所产生的热量。因BMR受很多因素影响，往往造成错误诊断，目前已能直接测定血清中甲状腺激素的水平，BMR也就基本被淘汰，因此已经不用BMR来了解甲状腺功能了。

甲状腺功能的检查

什么是甲状腺功能

甲状腺功能包括：血清TT_3、TT_4、FT_3、FT_4、TSH，其中TT_3、TT_4、FT_3、FT_4都是指甲状腺激素；TSH是由垂体分泌的，叫促甲状腺激素。

血清FT_3、FT_4比TT_3、TT_4更敏感

因为FT_3、FT_4不受血浆蛋白等因素的影响，其高低能较准确地反映甲状腺功能的状态，所以比TT_3和TT_4敏感。

为什么甲亢时FT_3、FT_4高，TSH反而低

甲状腺分泌甲状腺激素受到TSH的调控，当血液中甲状腺激素的水平过高时，垂体就会减少TSH的分泌，所以，甲状腺激素的变化与TSH的变化是相反的。也就是当甲状腺激素水平高时，TSH低；反之亦然，当甲状腺激素水平低时，TSH升高，这是身体的正常调节。所以，甲亢时甲状腺激素水平升高，TSH水平低。

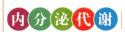

甲亢时TSH一定下降吗

当血清TSH水平明显降低，同时血清T_3、T_4水平增高，可以确定为甲亢。但是有一种很少见的甲亢，其血清TSH水平升高，这种甲亢是垂体促甲状腺激素腺瘤所致。这是因为垂体促甲状腺激素腺瘤分泌过多的TSH，继而兴奋甲状腺，引起甲状腺激素合成分泌增多。

TT_3、TT_4升高一定是甲亢吗

TT_3、TT_4的水平受到血清蛋白的影响，当血清蛋白升高时，T_3、T_4也会升高，这时不是甲亢。如果此时同时检查FT_3、FT_4，会发现FT_3、FT_4并没有升高，TSH也没有降低。

什么情况下血清蛋白会升高呢？

以下情况出现血清蛋白升高：妊娠、口服避孕药或雌激素、新生儿（头半年）、急性间歇性卟啉症、病毒性肝炎、口服奋乃静等。此时如果检查甲状腺功能，会出现TT_3、TT_4升高，所以为了避免这些因素的干扰，客观的评价甲状腺功能，在上述情况下，最好检查FT_3、FT_4和TSH。

TT_3、TT_4降低就一定是甲状腺功能低下吗

不是。当血清蛋白降低时，会出现TT_3、TT_4降低，但此时FT_3、FT_4并不低，同时TSH不升高，这种情况就不是甲状腺功能低下。

什么情况血清蛋白会降低呢？

服用雄激素、强的松、苯妥英钠；皮质醇增多症、肾病综合征、家族性TBG减少症、严重低蛋白血症及外科手术时，可使TT_3、TT_4值下降。所以，为了排除以上因素，在上述情况下检查甲状腺功能应该测定FT_3、FT_4和TSH。

甲状腺功能甲亢进症

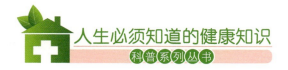
什么是T₃型甲亢

T₃型甲亢是指具有甲亢的临床表现，实验室检查仅血清T_3增高，血清T_4正常。T_3型甲亢并非是一个独立的疾患，而只是甲亢病程中的一个阶段。

什么是T₄型甲亢

T_4型甲亢亦称为甲状腺素型甲亢，是指血清TT_4、FT_4增高，而TT_3、FT_3正常的一类甲亢。其临床表现与典型的甲亢相同，多见于严重感染、手术、营养不良的患者。

什么是甲状腺自身抗体

为了探求甲状腺疾患的病因和发病机理，甲状腺疾患的免疫学检查已列为甲状腺疾患的检查项目之一，甲状腺自身抗体就属于这类检查。如果血循环中有甲状腺自身抗体存在，提示存在甲状腺自身免疫性疾患。目前能测定的自身抗体有：抗甲状腺球蛋白抗体（TGA）；抗甲状腺微粒体抗体（也称抗甲状腺过氧化物酶抗体TMA）、促甲状腺素受体抗体（TRAb）。

抗甲状腺球蛋白抗体（TGA）和抗甲状腺微粒体抗体（TMA）测定有什么意义？

TGA、TMA升高是桥本病（慢性淋巴性甲状腺炎）的诊断标准之一，这两个抗体滴度升高亦见于其他甲状腺疾患。如果甲亢（Graves病）患者血液中测到高滴度的TGA和TMA，就不能简单地看作是甲亢，可能是桥本甲亢。对于桥本甲亢的患者一般不用甲状腺手术或放射性碘治疗，以免引起甲状腺功能减退症（简称甲减）。

促甲状腺素受体抗体（TRAb）测定有什么意义？

TRAb是一种甲状腺的自身抗体，是Graves病的致病因子，它刺激甲状腺产生甲状腺激素，可作为甲亢患者能否停药的指标之一。

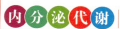

什么是甲状腺摄¹³¹碘率检查

甲状腺有吸收和浓集碘的能力。放射性核素¹³¹碘具有与普通无机碘相同的生化作用。口服¹³¹碘后大部分被甲状腺摄取而蓄积于甲状腺中。如果甲状腺功能高，¹³¹碘吸收的就多。利用这个原理，给受检查者一定量的放射性¹³¹碘，然后测定甲状腺部位的放射性计数，就可以计算出其甲状腺摄¹³¹碘速率和强度，从而来判断甲状腺功能。

如何判断甲状腺摄¹³¹碘率？

甲状腺摄¹³¹碘率正常值：3小时及24小时值分别为5%~25%和20%~45%，高峰在24小时时出现。

甲亢表现：

3小时值和24小时值均高于正常值；

3小时值与24小时值之比≥0.85；

最高摄¹³¹碘率在24小时之前出现。

符合以上3项中的两项即可确诊为甲亢。

测定摄碘率时有哪些注意事项？

在检查摄¹³¹碘率之前，避免服用含碘食物或药物。

禁食海带、紫菜、发菜、干贝、苔菜、海虾、海鱼等海产品2~4周。

如果吃含碘药物，应停药2~3个月或2~3周才能做。其中复方碘液需停用2个月以上。

一般含碘中药（如香附、夏枯草、丹参、浙贝、玄参、连翘、川贝等）则需停药1个月以上；而海藻、昆布、鳖甲等需停用2个月以上。

服用甲状腺制剂药、抗甲状腺药物、强的松、含溴药物，则需停药2个月以上方可做摄¹³¹碘率检查。

如果需同时做甲状腺核素显像，需先做甲状腺摄¹³¹碘率检查，然后再做显像。如果先做了核素显像，需间隔3个月以后才能做摄¹³¹碘率检查。

孕妇及哺乳期禁用。

甲状腺功能亢进症

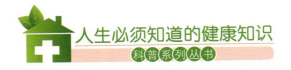

我们怎样看到甲状腺呢？
——甲状腺的影像学检查

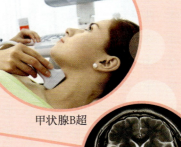

甲状腺的影像学检查有甲状腺B超、甲状腺核素显像、CT、MRI。

甲状腺B超

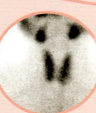

正常甲状腺与唾液腺核素显像：甲状腺、腮腺、颌下腺显示清晰，放射性分布均匀

核素显像

T2WI

甲状腺B超检查——最常用的影像学检查

甲状腺超声波检查是用专用超声仪，采用高频探头直接在皮肤上探测或在甲状腺区安放一水囊，间接探测甲状腺。此项检查具有无创伤、无辐射、操作时间短等特点，对甲状腺大小、形态和体积测定以及对结节性质的判断都有很大的帮助。

正常甲状腺在B超下是什么样？

正常甲状腺呈H形，边界清楚，包膜完整，左右各一叶，中央由峡部相连。甲状腺叶内部回声呈细弱密集光点，分布均匀，气管位于峡部后方中央，甲状腺两叶后外方可见颈总动脉和颈内静脉。

甲状腺超声检查有什么临床意义？

测定甲状腺大小和体积，并观察甲状腺内的血流情况。

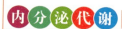

观察甲状腺结节的部位及大小，结节是实质性的还是囊性的，可在B超引导下穿刺抽吸囊液。

协助鉴别甲状腺的良、恶性肿瘤，对甲状腺癌的复发和转移也有一定的诊断价值。

甲状腺腺瘤：女性较多见，腺瘤均有一个边界清楚的完整的纤维包膜，包膜较甲状腺组织致密，生长缓慢，可因出血突然增大。

甲状腺癌：好发于40~50岁，女性多见。对于任何新发现的或体积迅速增大的甲状腺结节，坚硬、固定于周围组织粘连或可触到颈部淋巴结者，均应怀疑甲状腺癌。在B超的图像上可表现为肿块的边界不清，肿块内部呈实质性衰减暗区。

协助甲状腺炎的诊断：亚急性甲状腺炎可表现为甲状腺弥漫性对称性肿大伴有普遍的低回声。慢性淋巴细胞性甲状腺炎表现为内部实质回声结构紊乱，为不规则、不均匀的低回声。

甲亢的超声检查有什么特点？

Graves病的甲状腺超声为弥漫性、对称性、均匀性增大，内部呈密集、增强的光点，甲状腺内血流量明显增加，甚至出现湍流。

给甲状腺照相——甲状腺放射性核素显像

将^{131}碘、^{125}碘或^{99m}锝等显像剂注入体内，它们会均匀地分布在甲状腺组织内，借助这些放射性核素在体内发出的γ射线，通过γ照相机就可以得到甲状腺图像，这就是甲状腺放射性核素显像。该图像可以显示甲状腺的大小、形态、位置、甲状腺结节的功能。

如何给甲状腺"照相"？

扫描（照相）前先做甲状腺摄^{131}碘功能试验。根据患者的摄^{131}碘率，甲状腺大小及所用扫描器的灵敏度计算所需的剂量，静脉注射显像剂，半小时后即可照相。

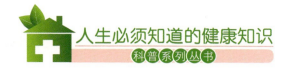

教你看懂甲状腺的"照片"

正常甲状腺的照片：甲状腺位于颈前正中，呈蝴蝶状，右叶略高，略大于左叶，两叶联结部位为峡部，位于胸骨切迹上1~2厘米处，放射性分布均匀，边缘整齐。

甲状腺放射性核素显像在临床上有什么意义？

确定甲状腺的大小、形态、位置（如异位甲状腺、胸骨后甲状腺等）；

判断甲状腺结节的类型；

鉴别颈部肿块的性质（甲状腺内或甲状腺外肿物）；

寻找甲状腺癌的转移灶（有摄[131]碘功能的癌）。

还可以根据患者甲状腺的面积、质量，决定手术切除的多少和估算放射性[131]碘的治疗剂量；

用于[131]碘治疗甲亢前甲状腺的估重；

观察术后残留甲状腺组织的形态等；

通过甲状腺"照片"辨别"好"的甲状腺和"坏"的甲状腺；

根据结节对[131]碘浓集程度可将甲状腺结节分为"热结节"、"温结节"、"凉结节"和"冷结节"。

热结节：结节部位显影剂高度浓集，明显高于正常甲状腺组织。

温结节：结节部位显影浓度与正常相应部位一致，表示结节有正常摄碘功能。

凉结节：结节部位显影剂分布稀少，多见于功能较低的甲状腺瘤。

冷结节：结节部位无显影剂分布，多见于甲状腺囊肿和无功能的甲状腺腺瘤或腺癌。

甲状腺核素扫描所用的核素对人体有害吗？

甲状腺核素常用的核素是[131]碘和[99m]锝，这些物质虽然都有放射性，但因其半衰期短，在人体内停留的时间短，而且放出的射线能量低，所以基本上对人体没有危害。

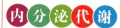

显微镜下看甲状腺——甲状腺的组织学检查

甲状腺细针穿刺细胞学检查(FNAC)是用细针穿刺病变的部位,吸取少量的甲状腺组织做细胞学涂片检查,对甲状腺病变作出细胞学的诊断,是一种简便、易行、准确性高的甲状腺形态学检查。

哪些情况需要做甲状腺细针穿刺细胞学(FNAC)检查?

FNAC是目前鉴别良恶性甲状腺结节的一种可靠方法,是核素扫描和超声检查所不能代替的。

FNAC对诊断桥本甲状腺炎和亚急性甲状腺炎也有很高的特异性。

对甲状腺囊肿和甲状旁腺囊肿穿刺抽吸进行治疗。

甲状腺细针穿刺细胞学(FNAC)检查时应注意哪些事项?

FNAC前需停用阿司匹林和其他影响凝血的药物数天。

FNAC关键在于穿刺取材和阅片,在结节的不同部位进针以减少取样误差。需要有经验的细胞学专家阅片,同时也必须紧密结合临床,这样才能得到满意结果。

甲状腺细针穿刺细胞学(FNAC)检查有什么优缺点?

FNAC适应证很广。

FNAC不需麻醉,并发症也很少,可反复穿刺。

FNAC也有一定局限性,只能观察细胞形态和结构的变化,缺乏对整体结构的了解,所以不能完全取代组织学切片。

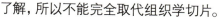

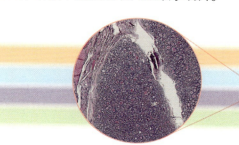

甲状腺滤泡性癌术后一年,肌肉内转移。

甲状腺功能亢进症

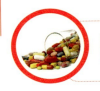

甲亢的治疗

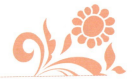

甲亢治疗须知

选择治疗甲亢的方法时需要考虑哪些因素

具体选择何种治疗方法要根据患者的情况，如年龄、病程长短、病情轻重及甲状腺肿大的程度等。

甲状腺巨大和结节性甲状腺肿伴甲亢应首先考虑手术治疗。

妊娠和哺乳期妇女绝对不能用放射性碘治疗。

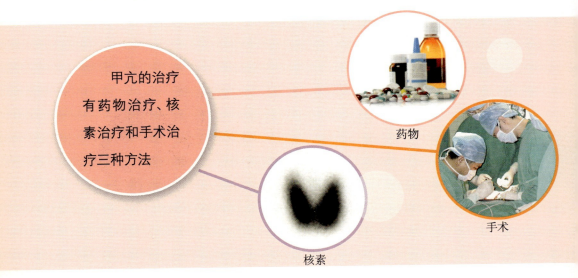

甲亢的治疗有药物治疗、核素治疗和手术治疗三种方法

药物

核素

手术

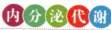

甲亢患者在治疗时的注意事项

保证充足的休息时间

补充足够的热量和营养，包括糖、蛋白质、蔬菜、水果等

低碘饮食

甲状腺功能亢进症

为什么甲亢患者忌食含碘食物

　　正常情况下，人体可以将过多摄入的碘排出体外，以免产生过量的甲状腺激素。但是甲亢时，这种自身保护机制失调，亢进的甲状腺会利用这些碘，合成大量甲状腺激素，使病情恶化。所以，甲亢患者应该尽可能忌用任何含碘食物和药物，如碘酒、含碘喉片、含碘造影剂等药物。

甲亢患者可以锻炼吗

　　甲亢患者在疾患的不同阶段，运动量应该是不同的。

　　在病情还没有得到控制时，应限制活动，保证足够的休息；待病情完全控制后，可以从事一般的体育锻炼，如骑车、慢跑、游泳、爬山等，以提高身体素质。

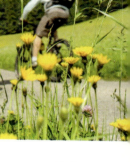

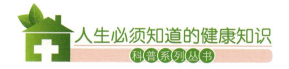

口服抗甲状腺药物治疗

抗甲状腺药物的作用机理是什么

　　口服抗甲状腺药物可抑制甲状腺激素的合成，同时抑制免疫球蛋白的生成，使甲状腺中淋巴细胞减少，使促甲状腺激素受体抗体（TRAb）下降，所以这类药物能够针对Graves病的病因。

口服抗甲状腺药物有几类

　　口服抗甲状腺药物分为硫脲类和咪唑类。硫脲类有甲基硫氧嘧啶（MTU）及丙基硫氧嘧啶（PTU）；咪唑类有他巴唑（MM）和卡比马唑（CMZ）。

哪些情况适宜选择
抗甲状腺药物治疗

　　病情较轻，甲状腺轻度肿大的患者；

　　青少年及儿童患者；

　　手术后复发的甲亢患者；

　　甲亢伴有严重突眼者；

　　甲亢孕妇。

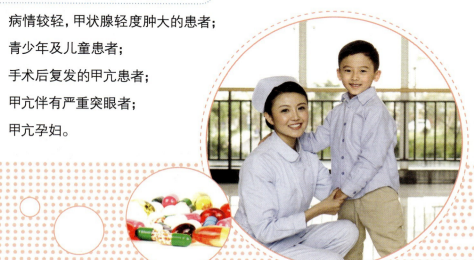

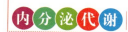

哪些患者不宜采用抗甲状腺药物治疗

甲状腺肿大程度较重，压迫附近器官和胸骨后甲状腺；

多结节性甲状腺肿伴甲亢；

自主性高功能性甲状腺腺瘤；

外周血白细胞持续低于3.0×10^9/升，中性粒细胞小于50%；

对抗甲状腺药物有严重过敏反应；

不能定期复诊者。

甲状腺功能亢进症

抗甲状腺药物治疗的
剂量和疗程是如何规定的

甲亢的药物治疗通常所需时间为1年半到2年，据病情不同可长可短。

甲亢的治疗分为初治期、减量期和维持期，按病情轻重决定剂量。

根据药物的半衰期确定服用次数。他巴唑半衰期为6~12小时，24小时后浓度较低，故可每日2~3次给药。但近年来有人发现他巴唑在甲状腺内的作用时间可持续24小时。因此，主张他巴唑可每日一次服入全天的量（即顿服法）。该方法简便，不易漏服。甲基硫氧嘧啶和丙基硫氧嘧啶的血浆半衰期为2~3小时，每8小时服1次。

抗甲状腺药物有哪些优缺点

优点：①治疗方法简单，价格便宜；②药物作用有可逆性，一般不会引起永久性甲减；③安全，不良反应较少。

缺点：①疗程长，一般需1~2年，有时长达数年；②停药后复发率较高；③可伴发肝损害或粒细胞减少症等。

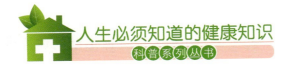
抗甲状腺药物的不良反应有哪些

常见不良反应：药物性皮疹；白细胞减少和粒细胞缺乏症；肝功能异常；头晕；药物热。

服用抗甲状腺药物时出现皮疹怎么办?

皮疹是抗甲状腺药物不良反应中最常见的，发生率2%~5%，大多数为轻型，少数患者可出现严重的皮疹，极个别患者可能出现剥脱性皮炎。

轻型皮疹：服用抗过敏药物，如扑尔敏、赛庚啶等，多数患者皮疹可能完全消退，患者可以继续用药物进一步治疗。

较重的皮疹，应换用另一种抗甲状腺药物，并加用抗过敏药物，如效果不理想，可以加用糖皮质激素，皮疹消退后逐渐减少激素的用量，直到最后停药。如停用激素后皮疹复现或在糖皮质激素治疗过程中皮疹不消退，可以使用脱敏疗法，如仍无效，则需要改用其他疗法。

剥脱性皮炎：应立即停用抗甲状腺药物，全身应用抗生素预防感染，并加强皮

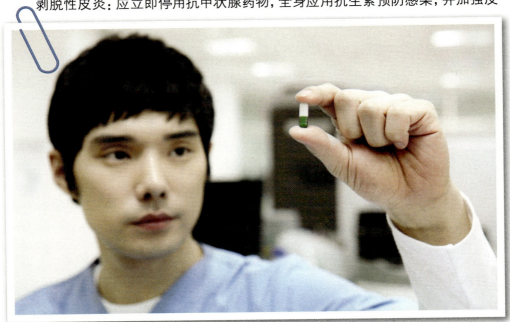

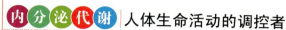

肤护理, 如处理及时得当, 皮炎可获得治愈, 但必须改用其他方案治疗甲亢。

什么是脱敏疗法?

定期注射过敏物质 (过敏原), 注射浓度不断增加, 使身体中产生抗过敏原抗体, 以至于不会对过敏原有反应。

抗甲状腺药物治疗期间如何预防白细胞减少?

外周血白细胞总数低于4.0×10^9/升, 称为白细胞减少。抗甲状腺药物可引起白细胞减少, 特别是起始剂量较大时, 一般在用药后2~4周出现。因此, 开始治疗时每1~2周查一次白细胞, 减量和维持阶段1~2个月查一次白细胞。

甲亢药物治疗发生粒细胞缺乏症怎么办?

中性粒细胞$<0.5 \times 10^9$/升, 称粒细胞缺乏症。

药物治疗有极少数患者可发生粒细胞缺乏症, 其发生率为0.1%~0.5%。多在用药后1~3个月期间发生, 也可见于整个治疗过程中的任何时间。

发病多很突然, 表现为发热、咽痛、极度乏力, 严重时口腔、咽峡、直肠等黏膜发生坏死性溃疡。

一旦出现粒细胞缺乏, 应立即停用所有的抗甲状腺药物, 置患者于无菌消毒隔离的病房进行抢救。具体的抢救措施包括: 严密监护、给予足量的抗生素预防感染、应用粒细胞集落刺激因子, 也可直接输白细胞或少量多次输鲜血、使用糖皮质激素等, 若能及时发现, 抢救得当, 完全治愈可能性很大。患者脱险后, 应改用其他方案治疗。

服用抗甲亢药物出现肝功能异常如何处理?

甲亢本身可能造成肝功能异常, 所以治疗前一定要检查肝功能。若确实为抗甲状腺药物造成的肝功能异常, 给予保肝治疗, 同时密切观察肝功能, 必要时停抗甲亢药物。

甲亢治疗期间出现甲减怎么办?

在抗甲状腺药物治疗过程中, 由于减量不及时, 一些患者会出现一过性的药物

甲状腺功能亢进症

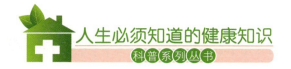
性甲减，表现为甲状腺肿大更加明显、手足浮肿、怕冷等症状，有些患者突眼加重。如果明确存在甲减，应该将抗甲状腺药物减少剂量或同时加服甲状腺片，不需停抗甲亢药。

药物性甲减一般都是一过性的，减药后甲减可以缓解，但也有极少数患者出现永久性甲减，这种情况一般出现于桥本甲亢。

服用抗甲状腺药物时要定期检测哪些指标

监测肝功能和血常规　因为抗甲状腺药物的副作用主要是引起皮疹、肝功能损害和粒细胞缺乏，特别是在用药最初3个月内。主要表现为肝酶及胆红素升高，中性粒细胞减少或粒细胞缺乏，因此需要定期检测肝功能和血常规，以便及时发现药物副作用，及早予以相应处理。

注意：因为甲亢本身会引起肝功能异常和白细胞减少，所以在用药前应先检查肝功能和血常规，这样才能正确判断服药后血液指标的变化是否为药物所致；甲亢复发的患者，即使原先服用的药物没有副作用，但重新服药后也可能发生白细胞减少和肝功能异常，同样需要监测肝功能和血常规。

经常检测甲状腺功能：若在治疗初期，则至少每月应做一次检查，以后病情平稳时，可每2~3个月做一次检查。

抗甲状腺药物可以引起血管炎，但比较罕见，多数无血管炎的临床表现，故有条件者在使用抗甲状腺药物之前应先检查抗中性粒细胞胞浆抗体（ANCA），对长期使用PTU者定期监测尿常规和ANCA。

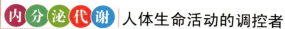

什么时候可以停用抗甲状腺药物治疗

抗甲状腺药物治疗甲亢，总疗程是1.5～2年或更长。停药后，人们最关心的问题是能否达到长期缓解？国内资料表明，停药后的复发率达50%以上，复发后再服药治疗仍有效，但复发率亦较高，能否判定长期缓解，目前尚无确切的方法。

口服抗甲状腺药物治疗的停药指征：

（1）规律服用抗甲状腺药物治疗满1～2年后；

（2）患者的症状和体征恢复正常；

（3）实验室检查T_3、T_4和TSH正常；

（4）血液中促甲状腺激素受体抗体（TRAb）转阴是弥漫性毒性甲状腺肿（GD）最重要的停药指标。

甲状腺功能亢进症

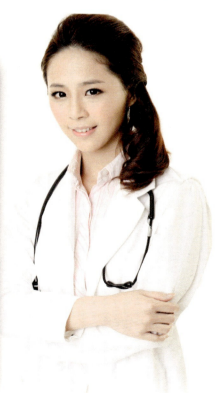

在抗甲状腺药物治疗中需要注意哪些问题

坚持按规定服药，不能无故中途停药或过早减量；疗程为一年半至两年；

尽可能避免妊娠和精神创伤等应激；

当有感染、精神诱因或其他原因时，应酌情短期内增加药物剂量；

避免高碘饮食和服用含碘药物；

定期复诊，检查甲状腺功能、血常规和肝功能。

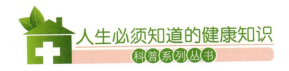
抗甲状腺药物治疗的时间是不是越长越不容易复发

甲亢的药物治疗通常所需时间约为2年，据病情不同可长可短。据以往观察发现，用抗甲状腺药不足1年的，停药后复发的机会比用药在1年以上者明显增高，而用药时间超过2年的，其复发率并不比用药2年者少多少。所以，为期1.5~2年的用药时间，对多数甲亢患者是较为合适的。

在服用抗甲状腺药物的同时还可以和哪些药物合用

β受体阻滞剂：抗甲状腺药物只能抑制体内甲状腺激素的合成，但是对于甲状腺内已经合成的甲状腺激素起不了作用。所以，在抗甲状腺药物起效之前，这些残存的甲状腺激素仍可引起心慌、手抖、出汗等症状。此时，可联合应用β受体阻滞剂如普萘洛尔（心得安）等药物来阻断甲状腺激素对心脏的兴奋作用，并阻断外周组织T_4向T_3转化，以利于缓解以上症状。

对症支持治疗：为了应对甲亢的高代谢症状，患者应适当补充维生素，尤其是B族维生素；精神紧张或失眠者可给予镇静剂。

当患者有突眼、脖子较粗时，可以适当地给予糖皮质激素、左甲状腺素、生长抑素等治疗。

糖皮质激素在甲亢的治疗中起到什么作用

抑制外周T_4转为T_3，使血清中T_3水平下降；

在一定程度上减少甲状腺对碘的摄取，从而减少体内甲状腺激素的合成；

直接作用于甲状腺，减少已合成的甲状腺激素释放到血液，降低血液中甲状腺

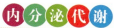
激素的水平；

糖皮质激素有非特异性抗炎作用，对于突眼患者，用药后可以使眼部的炎症减轻；

糖皮质激素具有免疫抑制作用，甲亢为自身免疫性疾患，故有病因治疗作用。

但是，因为长期使用糖皮质激素可有很多不良反应，而甲亢的治疗又是一个漫长过程，所以糖皮质激素治疗甲亢不能作为常规方法，通常只有在甲亢伴有严重突眼、发生了甲亢危象时，才考虑加用糖皮质激素。

甲状腺功能亢进症

一种特殊的抗甲亢药物——碘剂

碘剂治疗甲亢的机理是什么？

常用的碘剂为复方碘溶液（卢戈液）、碘化钠、碘化钾、二碘酪氨酸等，其作用机理基本相同。

大剂量碘可减少甲状腺激素释放入血；

碘剂使功能亢进的腺体血供减少，甲状腺变小变硬，有利于手术治疗。

碘剂治疗甲亢有哪些特点？

甲亢患者对碘剂特别敏感，一般服药10天后甲亢症状即有明显改善，但不能完全控制甲亢，一旦突然停药或减量时，甲亢就会复发或加剧。

碘剂不作为单独治疗甲亢的药物，只是用来暂时控制甲亢，作术前准备的辅助用药。

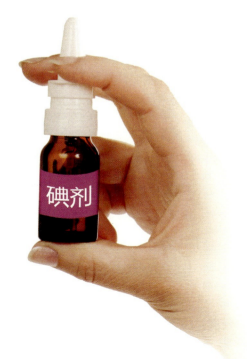

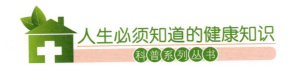
什么是甲亢复发

甲亢复发是指按正规抗甲状腺药物治疗2年以上，达到治愈标准，停药后病情再现。主要发生于停药的第1年，3年后则明显减少。有些患者病情时好时坏，是病情反复，不是复发。

导致甲亢复发的原因有哪些？

最常见的原因是药量不足，疗程不够；服药断断续续，没有坚持连续服药，未经医生同意自行停药。

甲状腺功能在正规治疗两个月以上，仍达不到正常水平。

减量期药量较大，稍微减量甲状腺功能就上升；

工作紧张得不到休息或经常值夜班；

服药期间，加服大量含碘中药，或进食大量含碘食物。

诱发因素：a.感染：感冒、扁桃体炎、腹泻等；b.不幸遭遇：外伤、车祸、亲人亡故等；c.精神生理因素：如高考、转学、月经期、怀孕等；d.饮食不节：过度饮酒、吸烟等。

抗甲状腺受体抗体（TRAb）阳性者，即使疗程很长，停药后往往要复发。

如何治疗甲亢复发？

对轻型复发患者可以继续服用抗甲状腺药物治疗。

对于甲状腺肿大在3度以上的复发患者，可选择手术或放射性碘治疗，治愈率可达90%以上。

若手术后再复发的患者，轻者仍可用抗甲状腺药物治疗。但需长期服用，直到TSAb阴性再停药。

若经放射性碘治疗后再次复发的患者，因甲状腺受到放射线损坏，组织结构发生变化，不宜再行手术治疗，可用抗甲状腺药物继续治疗，直到TRAb阴性再停药。

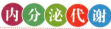
手术治疗

什么情况下可采取甲状腺次全切除手术治疗

甲状腺腺体较大，压迫邻近器官；胸骨后甲状腺肿合并甲亢者；结节性甲状腺肿伴甲亢、甲状腺高功能腺瘤、甲状腺癌或可疑甲状腺癌等；抗甲状腺药物治疗后复发者；抗甲亢药物过敏；在药物治疗期间，甲状腺突然增大，怀疑有恶变可能；合并周期性麻痹；妊娠中期有以上指征者，也应考虑手术治疗；难以经常随诊和进行甲状腺功能检查。

什么情况下不能采取甲状腺次全切除手术治疗

合并较重的心、肝、肾、肺疾患，全身状况差不能耐受手术者；妊娠早期（第3个月前）及晚期（第6个月后）；手术治疗后甲亢复发；甲亢症状尚未控制者。

甲状腺次全切除手术治疗有哪些优缺点

优点：①能使90%~95%的患者获得痊愈；②复发率低，只有2%~8%。

缺点：①约有50%以上的患者最终出现甲状腺功能低下；②可能出现以下手术并发症：颈部出血、喉返神经损伤和甲状旁腺功能减低等，有时发生甲状腺危象。

甲状腺手术前需要做什么准备

如果确定行甲状腺手术治疗，在手术前需做一些准备，以防止术中或术后病情加重，减少术中出血等并发症，术前准备主要有抗甲状腺药物治疗和服用碘剂。

甲状腺功能亢进症

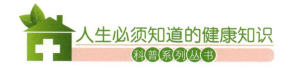
术前用抗甲状腺药物的目的是什么?

术前用抗甲状腺药物治疗是为了将甲状腺功能控制到正常或接近正常的水平,以防止甲亢危象的发生。

经抗甲状腺药物治疗1~2个月,甲亢症状已经改善,血清中T_3、T_4水平恢复正常或接近正常,这时即可给患者服用碘剂。常用的碘剂是复方碘溶液,也称"卢戈尔氏液"。碘剂用量是从小到大逐步加量,约服用2周即可行手术。

甲状腺手术前为何要服用碘剂?

碘可以使肿大的甲状腺变小变硬,并使甲状腺的血流量减少,从而使手术操作变得容易一些,而且术中出血机会明显减少。服用碘剂时间不宜过长,超过4周可能诱发甲亢症状再现。这是因为,短期服用碘剂可以抑制甲状腺激素的合成,时间过长,碘的抑制作用会消失。碘本身是甲状腺激素合成的原料,会使甲状腺激素合成增加,从而导致甲亢症状再次出现。

甲状腺次全切除术后需要注意什么

注意颈部不能过伸,氧气吸入每分钟4~5升,直至患者清醒。

保持环境安静,若患者烦躁不安,可给以镇静剂,如肌肉注射杜冷丁50毫克等。

最初24小时内,严密观察患者呼吸、脉搏及血压,如有呼吸困难,应立即检查切口有无内出血、喉头水肿或声带麻痹。较大的结节性甲状腺肿的老年患者,其气管环可能软化,甲状腺切除后,气管壁塌陷可引起呼吸困难,必要时拆除缝线,敞开切口,清除血块,止血或行气管切开术。

给患者以蒸汽吸入,有助于咳出气管内分泌物。

术后24~48小时取出橡皮引流条。

术后1~2天内给以流质饮食,并根据需要酌情静脉补液,对甲状腺机能亢进患者应特别注意防止输液反应,以免诱发甲亢危象。

甲亢手术治疗效果如何

甲状腺高功能腺瘤患者经手术切除甲状腺腺瘤后，一般不出现病情复发。

结节性甲状腺肿伴甲亢患者一般采用甲状腺大部切除术的治疗方法，预后较好，复发的病例较为少见。

毒性弥漫性甲状腺肿患者经甲状腺大部分切除后，治愈率均达90%，复发率仅为2%~8%，复发的病例在术后1~5年内出现，但也有少数病例在10年以后出现。

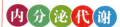

甲状腺功能亢进症

手术治疗也难以避免甲亢复发的可能

甲亢手术后复发的原因有哪些？

甲亢经甲状腺手术治疗后，90%的患者可获得长期缓解，很少出现病情复发，出现甲亢复发的原因可能与下列因素有关：甲状腺组织切除较少；甲亢病情顽固；有感染、精神创伤等诱发甲亢的因素。

如何治疗甲亢术后复发？

甲亢术后复发要针对原因，结合患者的具体情况选择治疗方法。常用的治疗方法有：放射性碘治疗、抗甲状腺药物治疗、再次手术治疗。如果术后甲状腺较大，可以考虑再次手术治疗，但是术后甲状腺很小者一般不宜再次手术；再次手术的难度比初次手术的难度要大一些。

内科甲状腺手术——放射性核素治疗

放射性碘如何对甲状腺进行内科手术

甲状腺细胞对碘化物具有特殊的亲和力，口服一定量的^{131}碘后，能被甲状腺大量吸收，具有损害作用的放射性^{131}碘能种入甲状腺组织中，^{131}碘在衰变为^{131}氙时，能

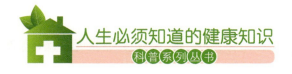
放射出β射线（占99%）和γ射线（占1%）。前者的有效射程仅有0.5~2毫米，能选择性地破坏甲状腺腺滤泡上皮细胞而不影响邻近组织，甲状腺组织能受到长时间的集中照射，其腺体被破坏后逐渐坏死，代之以无功能的结缔组织，从而减少甲状腺激素的分泌，使甲亢得以治愈，达到类似甲状腺次全切除的目的。所以有人称[131]碘治疗甲亢为"内科甲状腺手术"。

什么情况下适合采用放射性碘治疗

抗甲状腺药物治疗效果差、对抗甲状腺药物过敏者或治疗后复发者；甲亢手术后复发或存在心、肝、肾疾患等不宜手术以及不愿手术者；甲状腺高功能腺瘤，结节性甲状腺肿伴甲亢。

哪些情况不能采用放射性碘治疗

妊娠或哺乳期甲亢患者；少年儿童期的甲亢患者；甲状腺极度肿大伴明显压迫症状者；甲亢伴近期心肌梗死、肝、肾功能衰竭或活动性肺结核者；重症浸润性突眼症；甲状腺不能摄碘者。

放射性碘治疗甲亢前应作哪些准备

服[131]碘前2~4周宜避免用碘剂及其他含碘食物或药物。

[131]碘治疗前甲亢病情严重，心率超过120次/分钟，血清T_3、T_4明显升高者，宜先用抗甲状腺药物或心得安等治疗，待症状有所减轻，方可用[131]碘治疗。

治疗前需要做甲状腺摄[131]碘率和甲状腺扫描，以便计算药物剂量。

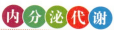

口服¹³¹碘后应注意什么

口服¹³¹碘治疗甲亢，为了获得最佳的疗效，必须注意以下几方面的问题：

空腹服¹³¹碘，2小时以后方可进食，以免影响碘的吸收。

服¹³¹碘后，一般在3周以后才开始出现疗效，在服¹³¹碘后2~4周内应低碘饮食，不吃海带、紫菜等海生植物。

服¹³¹碘后的几天内患者应注意休息，避免剧烈活动和精神刺激，预防感染。

在¹³¹碘治疗早期可出现颈部发痒、疼痛等放射性甲状腺炎的症状，所以在治疗后的第1周，应避免扪诊或挤压甲状腺。

甲状腺功能亢进症

放射性碘治好甲亢却又致出甲减，值得吗

关于甲减的问题，有学者认为甲减可能是甲亢自然病史的一部分，甚至不管何种治疗方法，最终甲减仍将以每年3%的比例发生。放射性碘治疗甲亢发生甲减比率的确很高，但是放射性碘治疗能迅速治愈甲亢，有利于青少年的正常生长发育，提高生活质量。即便发生甲减，用目前的检测手段也可以早发现，及时用甲状腺激素替代治疗，不会引起严重的后果。

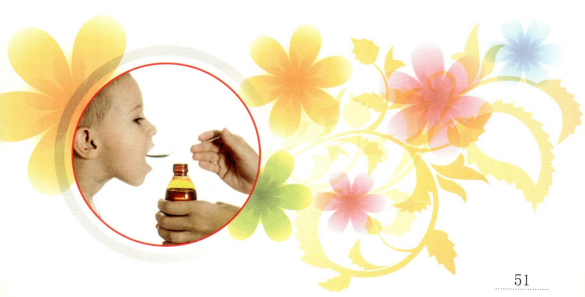

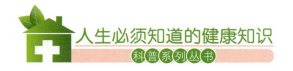

放射性碘治疗有年龄的限制吗

对于放射性碘治疗的年龄到底能放宽到何种程度较合适，尚无定论。有人认为除妊娠和哺乳期是绝对禁忌证，10岁以下儿童慎用外，其余年龄都可应用。

放射性碘治疗可以引起哪些并发症

甲状腺功能减低：第一年发生率4.6%~5.4%，以后每年递增1%~2%，分暂时性和永久性甲减两种。一旦发生均须甲状腺素替代治疗。

放射性甲状腺炎：见于治疗后7~10天，个别可诱发甲亢危象。

可能导致突眼恶化。

放射性碘对生育和后代有影响吗

治疗量的^{131}碘对男女生殖器官影响很小，所以治疗后其生育力不受影响，生育的后代先天畸形、死胎及早产儿的发生率未见增加，不育症的发生率与正常人群无显著差别。尽管一次治疗量的放射损伤不及一次胃肠透视放射损伤大，许多学者还是进行了较为深入的研究。有人观察^{131}碘治疗后的患者，其染色体有变异，但可以逐渐恢复正常。因此，^{131}碘治疗后增加基因突变和染色体畸形的危险性很低。但是，考虑到电离辐射的远期效应、遗传效应，也需要长期随访观察才能得出正确结论。为了保障下一代和隔代子女的健康，将妊娠期列为^{131}碘治疗的禁忌很有必要。

放射性碘治疗甲亢的效果怎样

用^{131}碘治疗甲亢，如果适应证选择恰当，用药剂量和给药方法正确，患者和医生相互配合，有效率在90%左右。服药后，其效果在3~4周时出现，随后症状逐月减轻，甲状腺缩小，体重增加，而于3~4个月后绝大多数患者甲状腺功能恢复正常，少数患者^{131}碘的作用比较缓慢，甚至在服药6个月后症状才见逐渐改善。

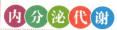
甲亢并发症的处理

浸润性突眼如何治疗

对于浸润性突眼，目前临床上还没有十分满意的治疗方法，只能起到减轻症状、缓解病情、改善功能的作用，采用局部和全身结合的综合疗法。

局部治疗

保护性措施：睡眠时头部抬高，可减轻眼部肿胀、多泪和复视现象。外出时戴茶色眼镜，避免强光、风尘的刺激。可用润滑剂以防眼球干燥，如眼睑不能闭合，夜间睡眠时涂眼膏保护角膜，亦可戴眼罩。

减轻眼球后组织水肿：球后或结膜下注射甲基强的松龙或透明质酸酶等药物，部分患者症状可减轻。

全身性治疗

调节甲状腺功能：首选控制甲亢，抗甲状腺药物为首选。

应用甲状腺激素：甲亢治疗过程中，为预防甲状腺功能减低通常加用甲状腺素。甲状腺素对于突眼可能有一定的治疗作用，但疗效如何尚无定论。

应用肾上腺皮质激素：由于浸润性突眼表现为球后组织及眼外肌的炎症反应，应用肾上腺皮质激素以达抗炎、免疫抑制的作用。

应用利尿剂：对于严重浸润性突眼，利尿剂可与糖皮质激素联合使用，以加强疗效。

放射治疗：大剂量糖皮质激素治疗无效或有禁忌证者，可考虑眶后外照射治疗，可获良好效果。

手术治疗：对于糖皮质激素治疗无效的病例，可考虑眶内减压术。

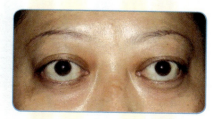

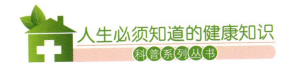
怎样治疗胫前黏液性水肿

本病一般无需特殊治疗,当病情发展较快和病变较广泛者应积极治疗。可在病变部位涂以肾上腺糖皮质激素类霜,口服环磷酰胺或糖皮质激素等。

怎样治疗甲亢性心脏病

控制甲亢——当务之急

心脏病变——对症施治,静观其变

甲亢性心脏病的心肌病变是可逆的,在甲亢控制后,心脏病变一般可自行消失,以下情况需特殊注意:

对于心房纤颤的甲亢患者,如甲状腺功能控制在正常水平后,房颤持续存在半年以上,其自然恢复的可能性不大,此时可酌情用抗心律失常药物控制房颤。

心率过慢者,可加用阿托品、异丙肾上腺素等;有房室传导阻滞者,忌用β受体阻滞剂和洋地黄类药物。

心力衰竭者,在控制甲亢的同时,可按心力衰竭的一般处理原则进行治疗,视病情使用利尿剂和强心剂。在用药期间,一定要密切观察病情变化,以防出现洋地黄中毒现象。心衰患者禁用心得安。

甲亢性肌病——讲求辨证施治

甲亢性肌病的治疗应分轻重缓急

急性甲亢性肌病病势急剧,需抢救,必要时行气管切开术,多数患者在1~2周内死亡。

慢性甲亢性肌病因病情轻重大多与甲亢的严重程度有关,所以只要甲亢得以控制,肌病即好转,一般不需特殊处理。

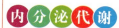

甲亢性周期性麻痹的治疗——无需急躁，按部就班

补钾：抗甲亢治疗，病情控制后周期性麻痹的发作可消失。

重症肌无力的治疗——轻重不一！

轻症者选用新斯的明、吡啶斯的明、酶抑宁。严重者，抗胆碱酯酶药物治疗效果不佳或无效者，可使用糖皮质激素类药物，症状好转后逐渐减量至停药。用糖皮质激素可使重症肌无力症状一过性加重，严重者诱发肌无力危象，因此应在作好气管切开和人工呼吸的准备下给予治疗。

对病程较长，肌无力严重，药物疗效不佳者，可考虑胸腺放射治疗或胸腺切除，但疗效不一，各家报道差异较大。

甲状腺功能亢进症

提醒：甲亢患者要注意保肝

有一临床观察：111例甲亢患者在未用抗甲状腺药物之前，其中15例已经存在肝功能损害，约占甲亢患者的14%。这些患者均有不同程度的乏力、上腹不适、恶心、呕吐等症状，均有血清转氨酶轻中度上升。其中7例有肝肿大。这些患者在治疗甲亢的同时，每天加用保肝药物治疗，后复查肝功能全部恢复正常，临床症状也得到缓解。

上述情况属于甲亢性肝病，指甲亢引起的肝功能损害和肝脏肿大，而不是抗甲状腺药物导致的。在治疗方面应首先控制甲亢，可采用抗甲状腺药物治疗，辅以护肝药物，同时给予高热量、高蛋白、高维生素饮食，随着甲亢的控制，肝脏病变可得到治愈。

特殊人群甲亢的治疗

甲亢合并妊娠

甲亢患者合并妊娠主要采用抗甲状腺药物治疗，禁用放射性同位素、碘剂治疗，慎用心得安。

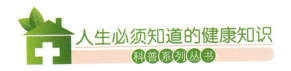

老年性甲亢

抗甲状腺药物治疗老年性甲亢是目前国内最常用的疗法，用药与成人甲亢基本相同。

放射性碘治疗也是老年性甲亢常用的方法，为了防止不良反应，对老年性甲亢最好先用抗甲状腺药物控制甲亢，再进行放射治疗。

甲状腺肿大明显，且有压迫症状或伴有结节疑癌变时，可采用手术治疗。

新生儿甲亢

新生儿甲亢临床不多见。母亲有甲亢、以往有甲亢病史或有桥本病的容易发病。轻症无需治疗，可自行缓解；病情较重者，可影响新生儿的发育，应及时进行治疗。

儿童期甲亢

儿童期甲亢主要由弥漫性毒性甲状腺肿（Graves病）引起，发病率约占全部甲亢患儿的1%~5%，女童多于男童。患儿多有家族史，起病前以精神刺激为主要病因。由于儿童的生理特点是发病迅速，影响生长发育，所以应采取积极的措施进行治疗。

主要用抗甲状腺药物治疗。用他巴唑或丙基硫氧嘧啶，分3次口服。用药2~3周，症状得以改善，要持续1~3个月，以后用维持量。药物治疗持续6年或更长时间。

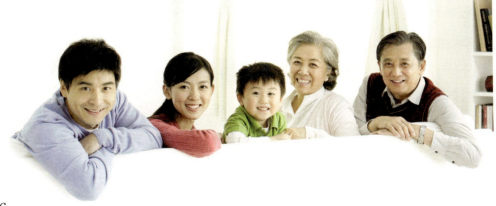

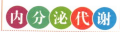

 生活小贴吧

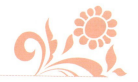

甲亢会遗传吗

甲亢并不是遗传病，但与遗传有密切关系。在各种类型的甲亢中，以Graves病的遗传倾向最明显，其他类型的甲亢一般认为与遗传无明显关系。Graves病有明显的家族集中性，患者子女的发病率明显高于普通人群，但并非父母患甲亢，子女就一定会患甲亢。

老来瘦与甲亢有关吗

俗话说"有钱难买老来瘦"，"老来瘦"虽可避免因肥胖而引起的高血压、高血脂、胆石症、糖尿病、冠心病和脑出血等多种慢性病，但并非越瘦越好，老年人体重不应低于标准体重的20%。倘若饮食及生活环境没有特殊变化，在短时间内身体日渐消瘦，切不可掉以轻心，应及时到医院检查。

引起老年人消瘦的常见原因有：恶性肿瘤、结核病、糖尿病、甲亢等。其中，甲亢更值得注意，老年人患甲亢并不罕见，但易误诊。原因主要是大约有1/3的老年患者无甲状腺肿大，半数以上无突眼等甲亢的特征性表现。甲亢在老年人身上主要表现为身体逐渐消瘦，常常缺乏食欲亢进、发热多汗、烦躁不安等典型表现，往往因此延误诊断。所以，一旦老年人出现不明原因的消瘦，一定要想到甲亢。

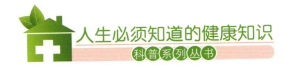
是不是所有的"大脖子"都要补碘

"大脖子病"给大家留下了深刻的印象，以至于凡是出现"大脖子"都会想到缺碘。其实这是几十年以前的观念了。由于缺碘引起的甲状腺激素合成不足，导致甲状腺肿大，我们称"大脖子病"，但是并不是所有的甲状腺肿大都是由于缺碘。自从国家施行食盐加碘以来，缺碘导致的甲状腺肿大已经很少见了，现在的甲状腺肿大都是由其他原因造成的。所以，不要轻易补碘，应该到医院做相关检查，以免因为碘过多造成甲状腺的病变。

甲亢患者生活中应注意什么

由于甲亢会引起患者生理及心理的变化，因此生活中应注意劳逸结合，起居有规律，不宜经常熬夜。

甲亢患者多汗，易受凉感冒，应及时擦洗身体或温水洗澡，经常更换内衣及床单、被罩，保持衣服、床铺清洁、干燥。注意饮食卫生，不宜暴饮暴食。

保持情绪稳定，避免大喜大悲。不要因为一点小事和同事、家人争吵，学会自己控制情绪，家人和同事也要理解患者。

甲亢患者在饮食上要注意哪些

每日进食的热量，男性至少2400千卡，女性至少2000千卡。多吃高蛋白食物，年轻患者还需多吃脂肪类食物、含维生素丰富的水果、蔬菜，适当控制纤维素多的食物（因为甲亢患者常有腹泻现象，如过多供给富含纤维素的食品会加重腹泻）。

少吃含碘多的食品，如海带、海虾、海鱼等。

少吃辛辣食物：如辣椒、葱、姜、蒜等。

尽量不吸烟，不饮酒，少喝浓茶、咖啡。

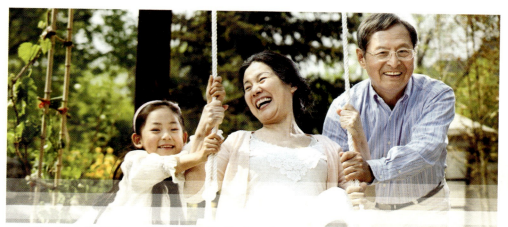

学会减压，避免甲亢入侵

保持平常心态对预防甲亢很重要。虽然甲亢有一定的遗传倾向，但这仅仅是易发因素，关键还在于个人的心理素质和处世态度，因为不良的情绪轻则影响食欲、睡眠，重则影响免疫功能和身体健康。良好的人生观对预防甲亢是一剂良药，要保持乐观、豁达的态度对待周围的事物，不要在挫折、失败面前钻牛角尖，以"处变不惊"的平常心面对生活。此外，忙碌的年轻人应尽量保持工作环境的宽松，维持家庭生活的和睦，注意生活起居规律，不要熬夜。尽量给自己减压，多做户外运动，游山玩水，放松身心。

预防甲亢1，2，3

保持精神愉快，心情舒畅

合理饮食，避免刺激性食物

避免常见的诱发因素：大量吃海带等海产品；感冒、扁桃体炎；过度疲劳、剧烈活动；某些药物：乙胺碘呋酮等

（本章编者：徐春　王宏宇　程海梅　杨雪梅）

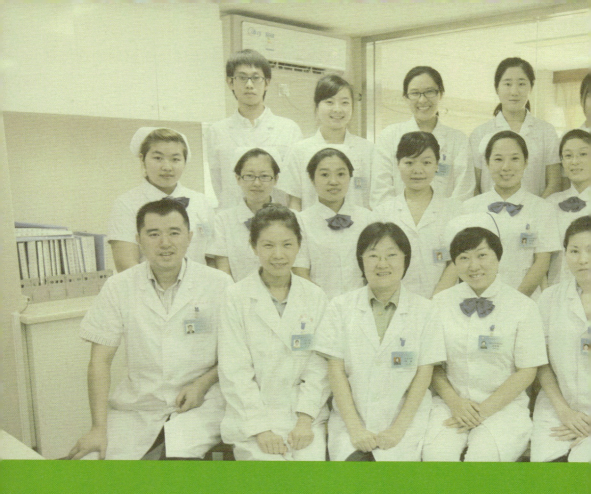

GUZHI SHUSONGZHENG

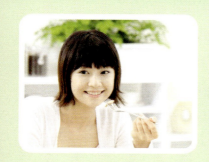
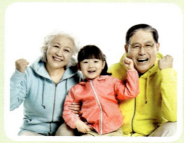
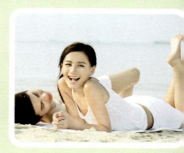

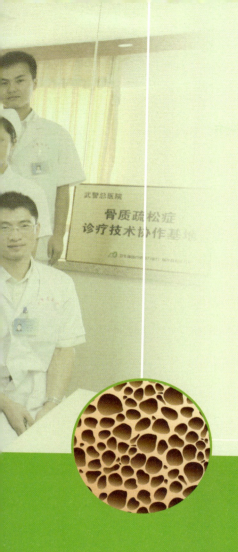

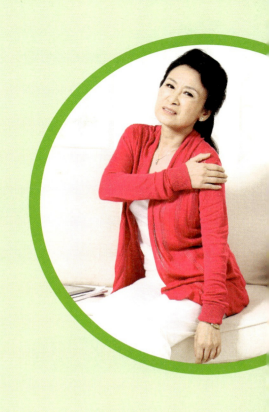

骨质疏松症

骨质疏松症
是怎么回事

骨的基本结构

你知道
人体有多少
块骨头吗

人体内大大小小的骨头加起来共有206块，根据位置不同可分为颅骨、躯干骨（颈、胸、腰椎和骨盆）、上肢骨和下肢骨，它们构成了人体的基本支架，保护着内部的重要器官，并且在运动中起到杠杆的作用。

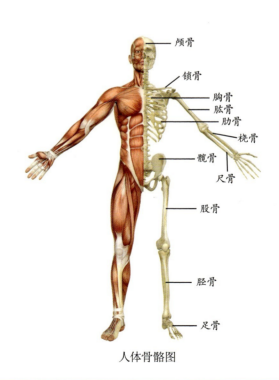

颅骨
锁骨
胸骨
肱骨
肋骨
桡骨
髋骨
尺骨
股骨
胫骨
足骨

人体骨骼图

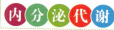
骨头是由什么组成的呢

骨由骨基质和骨矿质两部分组成。骨基质主要由胶原纤维和蛋白组成，它们赋予骨骼韧性和弹性；骨矿质主要由钙、磷等无机盐组成，它们可使骨骼坚硬。如果把人的骨骼比作钢筋和水泥浇筑的柱子，有机质好比其中的钢筋，矿物质中的钙、磷就好比是水泥。

骨的代谢

什么是骨的代谢

我们身体里的骨头并不是一成不变的，它不断在进行着自我更新——"啃去"旧骨头、"填补"新骨头，这就是骨的代谢。负责这项工作的是破骨细胞和成骨细胞，破骨细胞从骨头上"啃"下一小块旧骨头，成骨细胞随即在破坏的表面"填补"新的骨组织，这一过程需要3~4个月的时间。

人体骨头上有大量的破骨细胞和成骨细胞，所以每天都有一定量的骨被破坏，又有相当数量的骨合成，两者保持着动态平衡。当骨破坏大于骨形成时，就会出现骨的流失，长期骨质流失最终导致骨质疏松。

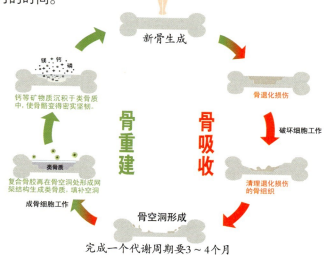

骨新陈代谢循环示意

完成一个代谢周期要3～4个月

骨质疏松症

哪些因素影响骨的代谢

钙、磷是骨代谢中最重要的矿物质；甲状旁腺激素、降钙素、性激素等是骨代谢重要的调节物质，此外，维生素也在骨代谢中起着不可缺少的作用。

为什么说钙、磷是骨代谢中最重要的矿物质？

钙是人体内含量最多的阳离子，大部分存在于骨骼和牙齿中，仅有1%存在于血液和细胞中。骨破坏时，一部分钙可由骨组织流向细胞外液，骨形成时钙则由细胞外液流向骨。当血钙降低时，为补充血液中的钙，骨破坏会增加。

磷在体内的含量仅次于钙，大部分也沉积于骨骼中，与钙共同构成骨盐成分。磷可促进骨基质合成和骨矿物质的沉积，缺乏时骨基质合成速率下降，骨矿化速度减慢，同时破骨作用增强，最终导致佝偻病、骨质软化等。

调节骨代谢的一对冤家——甲状旁腺激素和降钙素

甲状旁腺激素由甲状旁腺分泌，主要作用是升高血钙；降钙素，由甲状腺内的一种细胞分泌，具有降低血钙的作用。两者通过调节血钙水平来影响骨的代谢。

性激素在骨代谢中起到什么样的作用？

性激素，分为雌激素和雄激素，分别由卵巢和睾丸产生。雌激素能够促进骨中钙的沉积，抑制破骨细胞的活动。部分雄激素在体内可转化为雌激素从而影响骨的代谢。

钙进入体内的一把钥匙——维生素D

维生素D好比是钙进入体内的一把金钥匙，如果没有它，我们吃的钙就不会被肠道吸收。

此外，长期吸烟、饮用咖啡或浓茶及过量饮酒都会影响钙的吸收与利用，这些都与骨质疏松症的形成有关。

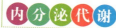

骨质疏松症

什么是骨质疏松症

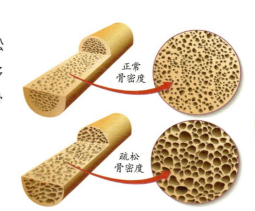

正常
骨密度

疏松
骨密度

顾名思义,骨质疏松就是骨质变得松散了,好像木头朽了、萝卜糠了,出现了许多孔隙,骨的韧性降低,它可以发生在人体骨骼的不同部位,如腰椎、股骨、上肢骨等,轻微外伤便可发生骨折。

可以从以下3个方面了解骨质疏松:

骨内矿物质含量减少(主要是钙),"钢筋和水泥"的比例发生变化,骨的硬度降低了。

骨的微细结构发生了变化:骨小梁发生断裂,好像房子大梁没断,椽子断了一样,这也是骨质疏松疼痛的原因之一。

骨的韧性降低:除了矿物质含量减少外,骨的有机基质,也就是"钢筋"也发生了变化,影响了骨的弹性,韧性降低。

骨质疏松症有哪些表现

骨质疏松症是一种"寂静"的杀手,早期可无明显症状,而骨量却在悄无声息中缓慢地丢失。当骨质疏松达到一定程度时,便可出现疼痛、身长缩短、驼背、骨折以及内脏功能障碍等临床表现。

疼痛——骨质疏松早期的信号!

以腰背痛多见,占疼痛患者中的70%~80%。疼痛沿脊柱向两侧扩散,仰卧或坐位时疼痛减轻,直立时后伸或久立、久坐时疼痛加剧,日间疼痛轻,夜间和清晨醒来时加重,弯腰、肌肉运动、咳嗽、大便用力时加重。

骨质疏松症

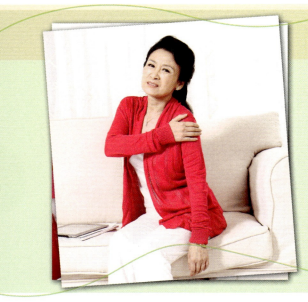

人老了自然要驼背、变矮——
殊不知是骨质疏松在作怪!

脊椎椎体是身体的支柱,负重量大,尤其第11、12胸椎及第3腰椎,负荷量更大,容易压缩变形,使脊椎前倾,背曲加剧,形成驼背,随着年龄的增长,骨质疏松加重,驼背曲度加大,身高逐渐变矮,腰背疼痛也随之加剧。老年人骨质疏松时椎体压缩,身高会缩短3~6厘米,严重者可引起呼吸障碍。

骨折——骨质疏松最严重的后果!

骨质疏松性骨折经常不经意地发生在扭转身体、持物、开窗等日常活动时,出现脊柱、髂骨或桡骨的骨折。诸如上述骨质疏松的骨的结构,这种"豆腐渣的工程",无法承受体重和外界的压力,造成腰椎"压缩性骨折"或四肢骨折。

"轻微外伤"即会造成骨折,那"轻微"到什么程度呢?举个例子就会明白:如下台阶时迈空了一步蹾了一下,即导致股骨颈骨折,或不小心手撑地时发生桡骨骨折。因此,骨质疏松的人平时行动要倍加小心,不可放松警惕,避免横祸的发生。

奇怪:呼吸不畅也可能是骨质疏松在作祟!

当出现呼吸困难时,人们首先想到的便是肺部的疾患,其实不然,呼吸不畅也可能是骨质疏松在作祟!骨质疏松会使胸廓、脊柱变形,压迫肺组织,导致呼吸不畅。因此,当出现呼吸不畅同时伴有骨质疏松的其他症状时,要考虑到骨质疏松这个原因。

牙齿松动也要警惕骨质疏松!

在重度骨质疏松时,牙槽骨也会发生骨质疏松,引起牙齿松动脱落。发生这种

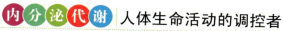

情况没有太好的补救办法，但我们可以提早预防，如提早服用钙片，进行跳跃、震动式的锻炼，例如经常做叩齿这种动作等。

教你判断自己是否患了骨质疏松

老年朋友们（女性大于55岁，男性大于60岁），如果你的身体出现以下情况时，表明骨质疏松正向你袭来，应该迅速采取一些措施了。

（1）腰酸背痛或不明原因的骨骼疼痛；

（2）身高变矮、驼背；

（3）轻微外力即发生骨折；

（4）突发行走困难，臀部和大腿附近疼痛。

骨质疏松症

骨质疏松症有哪些类型

依据病因可将骨质疏松症分为原发性骨质疏松症、继发性骨质疏松症。

什么是原发性骨质疏松症

是指随着年龄增加或绝经后发生的骨质疏松，包括以下3种类型。

1型为绝经后骨质疏松症：多发生于绝经后5~15年内，主要是由于雌激素缺乏引起。特点：

（1）骨形成和骨破坏均活跃，骨丢失主要在松质骨；

（2）骨密度下降快，每年下降大于2%；

（3）容易发生桡骨和尺骨远端的骨折和脊椎的压缩性骨折。

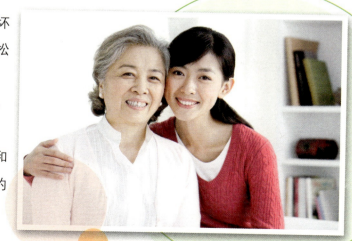

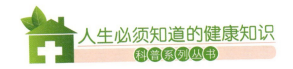
2型为老年性骨质疏松症：指无论男女在70岁以后发生的骨质疏松，除了性激素不足外，主要是由于老化、脏器功能衰退、活性维生素D和钙不足引起。特点：

（1）松质骨和皮质骨均有骨量的丢失；

（2）骨密度持续缓慢下降；

（3）骨折好发部位为股骨颈。

特发性骨质疏松症：特发性骨质疏松症多见于8~14岁的青少年或成人，多半有家族遗传史，女性多于男性。妇女妊娠及哺乳期所发生的骨质疏松也可列入特发性骨质疏松。

什么是继发性骨质疏松症

继发性骨质疏松是指由于某种疾患或药物引发的骨质疏松。胃肠道疾患、糖尿病、甲亢等疾患，糖皮质激素、肝素等药物，长期卧床等都可导致继发性骨质疏松。

警惕：糖尿病与骨质疏松结伴而行！

糖尿病患者胰岛素分泌不足，使蛋白质分解增加，从而影响骨基质的合成。此外，当血糖控制不佳时，过高的"糖分"便从尿中排出，为了溶解这些"糖"，必然需要大量的水，即所谓糖尿病患者常出现的多尿。而在此过程中就有大量的钙顺势"溜走"，使血钙降低。当血钙持续降低时，可发生甲状旁腺功能亢进，过量的甲状旁腺激素导致破骨细胞活性增强，骨破坏增加，使骨组织中的钙"迁徙"到血液，从而出现骨质疏松。此外，当骨钙进入血液时，易在血管壁上沉积，使血管失去弹性，发生动脉粥样硬化，导

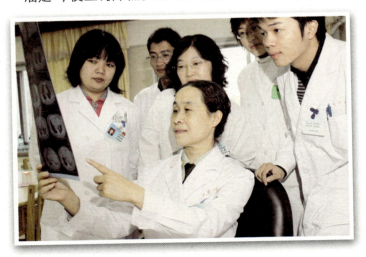

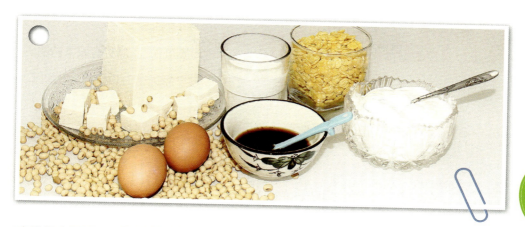

致骨供血不足，加重骨质疏松。

因此，糖尿病患者在关注血糖的同时，也不要放松对骨质疏松的警惕。首先，糖尿病患者一旦出现腰腿痛、小腿抽筋，以及骨头受轻微外力便发生骨折时，要检测骨密度以便及时发现骨质疏松，如果存在骨质疏松，就必须及时医治。第二，要平稳、持久、有效地控制血糖，这是防止糖尿病性骨质疏松发生的前提。第三，要多吃富含钙质的食物如牛奶、海产品、大豆等。第四，加强体育锻炼，增强人体对钙质的吸收利用。

长期卧床怎么还会发生骨折呢？

瘫痪患者整天躺着，怎么还会发生骨折呢？这说起来有点不可思议，但确实如此，罪魁祸首就是骨质疏松，这就是所谓的废用性骨质疏松！

为什么会这样呢？这是因为活动或负重时可刺激成骨细胞，同时活动时血液循环加速，可给骨细胞带来较多的营养物质，这些均能使成骨活动加强。所以活动越多、负重量越大，骨矿含量越大、骨密度越高，骨头越硬。当长期卧床时，骨骼受到机械性刺激减少，成骨细胞活性降低，破骨细胞活性相对增强，骨破坏大于骨形成，便发生了骨质疏松。此类患者消化功能一般都减退，饮食量减少，导致营养跟不上，更加速了骨质疏松的发生。所以长期卧床的患者在病情许可的情况下，尽量让肢体做一些活动，同时需要补充钙，服用预防骨质疏松的药物。

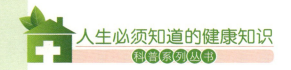

哪些药物会引起骨质疏松?

很多药都会导致骨质疏松,称为药源性骨质疏松症,常见有以下药物。

糖皮质激素类药物:最常见,它可促进蛋白质分解,增加钙、磷排泄,使骨基质形成障碍。

抗癫痫、惊厥药:如苯妥英钠、苯巴比妥以及卡马西平,引起维生素D缺乏,以及肠道钙的吸收障碍,并且继发甲状旁腺功能亢进。

甲状腺激素:使骨破坏增加,骨骼脱钙导致骨质疏松症。

肝素:患者应用超过4个月就可能发生骨质疏松症或者自发性骨折。

包括铝制剂在内的制酸剂:过度使用能抑制磷酸盐的吸收,导致骨矿物质的分解。

预防药源性骨质疏松症的最好办法就是合理用药,能不用就不用或尽量少用。如果骨质疏松已经发生,就需要及时治疗。

骨质疏松是如何发生的

骨质疏松症与遗传、年龄、性别、营养、内分泌、药物、不良生活习惯等有关。

骨质疏松症能遗传吗?

同很多疾患一样,骨质疏松也有一定的遗传倾向。骨质疏松症以白人尤其是北欧人种多见,其次为亚洲人,而黑人少见。有研究指出,骨质疏松的遗传与多种基因相关(包括:骨密度相关基因、骨吸收相关基因、药物反应相关基因等),70岁以前有髋部骨折的人,其子女容易患骨质疏松症。

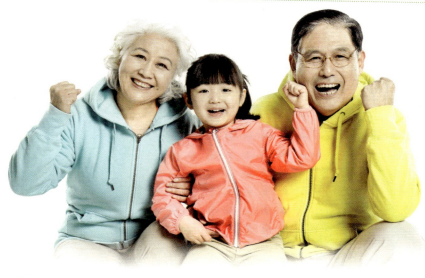

为什么老年人容易发生骨质疏松？

众所周知，骨质疏松患者大部分为中老年人，那问题根源在哪儿呢？

随着年龄的增长，性腺机能减退，性激素分泌减少。

钙调节激素分泌失调：血中甲状旁腺激素浓度常随年龄增加而增加，致使骨代谢紊乱。

食量变小，钙摄取少；老年人由于牙齿脱落及消化功能降低，食欲减退，进食较少，多有营养缺乏，致使蛋白质、钙、磷、维生素及微量元素摄入不足。

平时缺乏锻炼，室外活动少，光照时间短，维生素D合成不足。

各器官呈退行性改变，器质性疾患增多。

运动迟缓，反应迟钝，视听力减退，损伤机会增加。

为什么骨质疏松偏爱女性？

女性骨质疏松患病率是男性的6~10倍，绝经20年以上者可达到53.62%~57.89%，为什么骨质疏松这么"青睐"女性呢？有以下一些原因。

内分泌因素：骨质疏松症在绝经后妇女中特别多见，卵巢早衰则使骨质疏松提前出现，说明雌激素减少是发生骨质疏松的重要因素。

瘦弱和节食：在这个以瘦为美的现代社会，不少女性为求得"骨感美"，常用尽各种方法减肥，导致体内脂肪所剩无几。缺乏脂肪，会间接地造成雌激素的缺乏，继而引起骨质疏松。

不合理的饮食习惯：不少女性常偏食、喜吃零食，不能均衡地摄取营养，尤其是当摄入的蛋白质、矿物质和维生素达不到需求量时，会直接影响体内钙质的吸收，使骨密度降低。

运动量不足：相对于男性来说，女性平时运动少，这也会使患骨质疏松症的概率大增。

为什么瘦小的女性更易患骨质疏松？

体型瘦弱的女性比肥胖的人更容易患骨质疏松，主要是因为脂肪组织有一种酶可将雄激素转化为雌激素，胖的女性脂肪组织多，雌激素水平较高，瘦小的女性脂肪组织少，雌激素水平较低。

胖的女性一般较瘦小女性体重大，骨承受应力较大，有利于维持骨量。

胖的女性一般较瘦小的女性胃肠吸收功能好，有利于营养物质吸收。

缺钙和骨质疏松是一回事吗？

提起骨质疏松，总是与缺钙挂钩，所以很多人认为缺钙就是骨质疏松，骨质疏松就是缺钙，这种理解是片面的。

缺钙可以导致骨软化，也可以导致质疏松，儿童如果缺钙会导致软骨病，骨头变形，老年缺钙就会骨头变脆，发生骨质疏松。

缺钙不是唯一导致骨质疏松症的因素，缺乏维生素D、吸烟、饮用咖啡、浓茶或过量饮酒等都与骨质疏松症的形成有关。

蛋白质在骨质疏松发生中的双面作用

蛋白质是骨骼有机质的主要成分，形成骨骼的"内支架"。骨骼的有机质不足，骨矿物质也无所沉积，骨矿化就会受阻，因此，蛋白质缺乏可以导致骨质疏松症。但是值得注意的是：蛋白质摄入过量会增加尿钙的排出，同样也会引起骨质疏松。所以，营养物质并不是越多越好，而是要适量，要注重营养均衡。

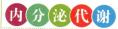

缺锰——骨质疏松的又一隐患!

在骨的代谢过程中,除了钙、磷外,还有很多微量元素的参与,缺锰也可以导致骨质疏松。

体内缺锰时,破骨细胞的活性增强,而成骨细胞活性却受抑制,导致成骨障碍,打破了原来骨代谢的平衡,久而久之,骨质就变得疏松了。临床研究表明,骨质疏松症患者体内锰的含量仅为正常人的1/4,而患有骨质疏松症的老年人,他们血液中锰的含量明显降低。

锰的主要来源是谷类、坚果、茶叶以及新鲜绿叶蔬菜。一般来说,老年人只要不挑食、不偏食,保持膳食平衡,食用各种营养素,就不需要再另外补充锰。

饮食中脂肪过多容易引起骨质疏松!

体形偏瘦,体内脂肪过少容易引起骨质疏松,但是饮食中脂肪过多同样也会引起骨质疏松。美国的一些研究人员称饮食中脂肪过多不仅会使人肥胖,容易患上心脏病,还会使骨头变得疏松、容易折断,其原因可能是由于高胆固醇、高油脂对成骨细胞的破坏。因此,降低胆固醇,少吃油腻食品对心脏病和骨质疏松都是有益的。

吃盐竟然也逃脱不了骨质疏松的魔掌!

食盐是重要的调味剂,少了它,食物就会淡而无味。而过多的摄入盐竟然也逃脱不了骨质疏松的"魔掌"!"罪魁祸首"就是盐中的"钠"。

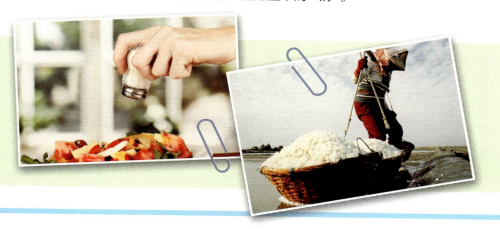

骨质疏松症

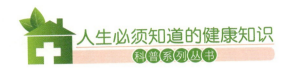

如果人体内钠超过一定的量，肾脏就会将过量的钠排出体外，但每排泄1000毫克的钠，同时会有26毫克的钙随尿液排出。所以当人体摄入过多的盐时，体内的"钠"就会超标，在排钠的同时钙就被排出，最终会影响到骨骼中的钙，而当骨钙流失到一定程度时，骨质疏松便发生了。

生活中的不良习惯正在慢慢吞噬着你的骨质！

值得一提的是，骨质疏松症这个曾经属于老年人的"专利"正逐步向年轻人袭来，这和他们的不良生活方式有关，经常喝咖啡、饮料、吸烟、饮酒会使骨质疏松的发生提前到来。

咖啡有利尿作用，而尿量增加就会增加尿钙的排出。

吸烟能促进骨破坏，抑制骨形成，进而影响了骨密度峰值的形成，为老年骨质疏松的发生打下了基础，此外，烟碱还可降低雌激素水平，容易使女性提早绝经。

过量饮酒会损害肝脏，影响肠道对维生素D和钙剂的吸收。

常喝可乐类饮料也会降低骨密度；碳酸饮料中的碳酸不仅会降低人体对钙的吸收，还会加快钙的流失。

所以，这些不良习惯会给骨质健康埋下很大的隐患，预防骨质疏松就要从改变不良饮食习惯开始。

骨质疏松的危害有哪些

目前全世界约2亿人患有骨质疏松症，其发病率已跃居常见病、多发病的第七位，严重影响着患者的生活质量，尤其是骨质疏松性骨折，给家庭、个人及社会均造成严重的危害。

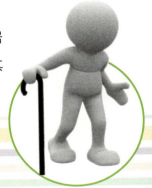

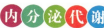
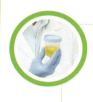

骨质疏松症
如何诊断

诊断骨质疏松症的检查
——X线和骨密度

X线检查是诊断骨质疏松的方法之一

骨质疏松主要是骨骼的病变，X线检查能提供骨骼基本的信息资料，而且价格便宜，使用方便，所以是诊断骨质疏松症的方法之一。

怀疑骨质疏松时经常拍哪些部位的X片？

X线检查一般选择骨质疏松常发生的部位：①吸气时胸椎侧位片；②腰椎侧位片；③骨盆正位片；④股骨近端正侧位片；⑤双手正位片。

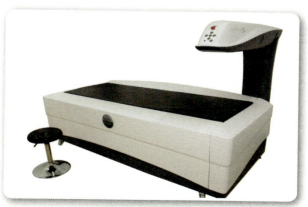

密度检查仪器

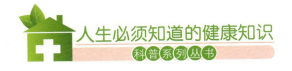

X线检查不能发现早期的骨质疏松

X线检查敏感性低，特异性较差，只有在骨丢失达30%以上时才能检测出。从骨质开始疏松到X光片上出现改变，大约需要10年，因而对骨质疏松的早期诊断无帮助。早期发现骨质疏松需要做骨密度检查。

骨密度检测是诊断骨质疏松的主要检查

骨密度检测可以发现早期的骨质疏松

一般说来，骨密度检查测量精度较高，可以发现早期骨量的丢失，对于没有症状的患者，测定骨密度，有利于早期发现骨质疏松。

骨密度检查有几种方法？

骨密度测量技术有：单光子骨密度仪、双能X线骨密度仪（简称DEXA）、定量CT和超声。

最新动态：诊断骨质疏松，骨密度检查并不是唯一的方法！

经常有这样的现象发生：有的患者骨密度很高，按理说不应骨质疏松，可偏偏极易骨折；相反的，骨密度很低，按理说容易发生骨折，却从未发生骨折。因此，单纯依靠骨密度来诊断骨质疏松并不十分准确。由此提出了一个名词——骨强度，即抗骨折的能力，抗骨折能力的大小取决于骨的几何结构、骨密度、骨骼的材料性能、体重及肌肉力量等诸多因素，任何一个量的变化，都可以引起人的抗骨折能力的变化。把抗骨折能力作为诊断骨质疏松的新指标，提高了骨质疏松诊断的准确性。因此，治疗骨质疏松不只要增加骨密度，同时要提高肌肉力量、控制体重、改善骨关节功能等。

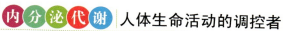

评估骨质疏松症的生化指标

骨质疏松症患者血中钙、磷、碱性磷酸酶有什么变化

在原发性骨质疏松症中，血清钙、磷及碱性磷酸酶水平通常是正常的，骨折后数月碱性磷酸酶水平可增高。

检查血甲状旁腺激素有什么意义

检查甲状旁腺功能可以排除继发性骨质疏松症。

不要忽视对晨尿钙／肌酐比值的检查

晨尿钙/肌酐正常比值为 0.13 ± 0.01，尿钙排量过多则比值增高，提示骨破坏增加。

哪些指标反映骨的形成和骨的破坏

反映骨形成的指标有总I型前胶原氨基端延长肽（P1NP）、血清骨钙素；反映骨破坏的指标有β–胶原特殊序列（CTX）、尿胶原吡啶啉（Pyd）、尿胶原脱氧吡啶啉（d-Pyd）、血抗酒石酸酸性磷酸酶（TRAP），这些指标有助于检测骨代谢情况。

骨质疏松症

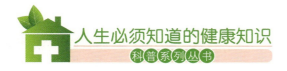

骨质疏松症的鉴别诊断

骨质疏松和骨质软化是一回事吗

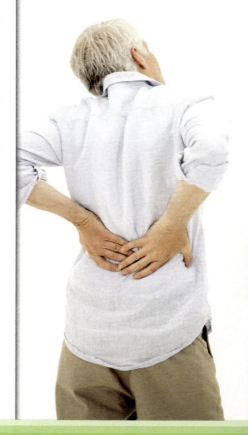

骨软化症是由于缺乏维生素D，影响钙的吸收，使骨头缺钙而导致骨骼发生病变。临床表现为疼痛和肌肉无力，后期可出现全身剧烈疼痛，呈持续性，并可出现骨骼畸形及病理性骨折。实验室检查可见血钙、磷水平降低，尿钙排出减少，血碱性磷酸酶明显升高。X线表现为骨骼呈普遍性骨密度减低，以脊椎和骨盆最明显，骨小梁模糊，假性骨折和骨骼变形为其突出表现。用维生素D和钙剂治疗效果好。

骨质疏松症则是由于骨吸收大于骨形成，造成骨量减少，但骨组织钙化正常，骨的钙盐和基质保持正常比例。其生化改变有血钙水平正常或升高，血磷水平降低，尿钙、尿磷排出增加，血碱性磷酸酶轻度升高。X线表现为骨皮质减少变薄，骨小梁明显减少、变细，骨密度降低，同时可伴有骨质增生或椎体的压缩性骨折。

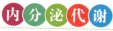
骨质
疏松症

骨质增生和骨质疏松是一对孪生兄弟

"医生，我经常腰酸背痛，到医院检查说是骨质疏松，让补钙。可补了一段时间后拍了个片，又说是骨质增生，是不是补过火了？"经常有人有这样的困惑，其实这样理解是不对的。

骨质增生并不是补钙以后发生的，而是与骨质疏松共生的，骨质增生只是机体对骨质疏松的一种代偿，而这种代偿作用形成的新骨远不能补足大量丢失的旧骨，本应进入骨骼内部的钙却沉积修补在某些受力最大的骨面上，如颈椎、腰椎、足跟骨等，这就是骨质增生。

如果有这种情况存在，我们建议您继续补钙，平衡膳食，同时注意户外运动，适当锻炼身体，使骨质疏松和骨质增生同时得以改善。

骨刺也是骨质疏松带来的吗

经常有老年人拍片时发现骨头里多出一部分骨，即所谓的"骨刺"，发生在脊椎、足跟骨等部位，引起疼痛等不适，这是由于骨质疏松引起的钙的重新沉积。

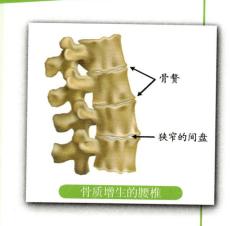

骨赘

狭窄的间盘

骨质增生的腰椎

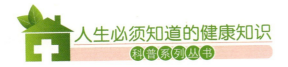
骨质疏松症的诊断

骨质疏松症的诊断标准是什么

临床上一般以发生了脆性骨折及/或骨密度低下，作为骨质疏松的诊断标准。脆性骨折是指低能量或者非暴力骨折，如从站高或者小于站高跌倒或因其他日常生活而发生的骨折。

诊断 （选取最低T/Z值）	绝经后女性， ≥50岁的男性	绝经前女性， <50岁的男性
骨量正常	T值≥－1.0	Z值>－2.0
骨量低下	－2.5<T值<－1.0	Z值≤－2.0
骨质疏松	脆性骨折或T值≤－2.5	脆性骨折
严重骨质疏松	脆性骨折且T值≤－2.5	

诊断骨质疏松症要遵循什么样的程序

根据患者的性别、年龄、体型及临床症状，用生理年龄预诊法做初步诊断。OSTA指数＝［体重（kg）－年龄］×0.2；OSTA指数<－4者属于骨质疏松高危人群。

做骨密度检查，在中小医院可应用单光子骨密度仪，有条件的可用双能X线骨密度仪，根据测量结果和上述标准判断是否患有骨质疏松症及其严重程度。

配合生化检测等手段作鉴别诊断，判定是原发还是继发性骨质疏松，是绝经后骨质疏松还是老年性骨质疏松。

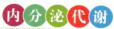

确诊为骨质疏松症后该做什么

有的人认为骨质疏松一旦诊断，就可以治疗了，其他的就不用考虑了，这是不对的。临床上除了要对疾患作出诊断外，还要注意存在的危险因素及导致发病的原因，从而更全面的进行治疗。

老年人患骨质疏松，肯定存在"老年性退化"的因素。但是，也要注意到，少数老年人可以同时患有其他能引起骨质疏松的疾患，如钙和维生素D缺乏。

肾脏病引起的骨质疏松非常多见，应当作进一步的检查。甲状旁腺功能亢进的患者，可见血中钙升高，对有肾结石的老年人更应做这项检查，如果确实是这种病，可以用手术的方法治愈。

多发性骨髓瘤、骨转移瘤在老年人可以表现为骨质疏松。遇到这种情况，可以做尿轻链蛋白质过筛检查。

还有其他原因，需要在医生指导下做相应的检查。

骨质疏松症

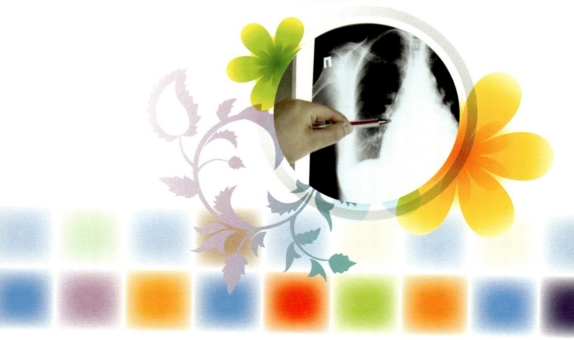

骨质疏松症的治疗

骨质疏松症的治疗原则

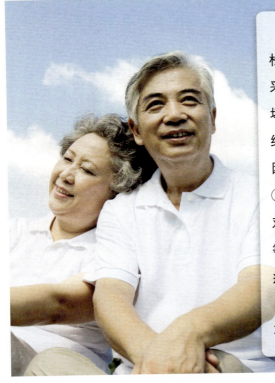

①病因治疗：对原发性骨质疏松患者，根据其疾患发生的机制采取特异的药物治疗，如抑制骨破坏或是促进骨形成的药物。对于继发性骨质疏松症，首先要去除病因，然后再针对骨质疏松进行治疗。②对症治疗：在病因治疗的同时，对于骨质疏松引起的疼痛和不适等症状采取相应的治疗。③其他治疗：增加皮肤日光照射，进行适合自己的体力活动，改变生活中一些不良习惯等。

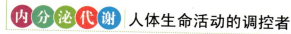

治疗骨质疏松症的目标是什么

治疗骨质疏松的目的是减少患者的痛苦，减慢骨转换率，降低骨质的丢失速度，最终目的是预防骨折。

骨质疏松症的基础治疗

补钙

为什么说钙是人体必需的微量元素？

钙有人体"生命元素"的美誉，是人体含量最丰富的无机元素，在人类生命活动中起着非常重要的作用。

钙参与血液的凝固：缺钙时，人体会出现牙龈出血、皮下出血点、不规则子宫出血、月经过多、尿血、呕血等症状。

钙是一种天然的镇静剂：缺钙会导致神经性偏头痛（占女性的10%~20%）、烦躁不安、失眠；对婴儿会引起夜惊、夜啼、盗汗；缺钙还会诱发儿童的多动症。

钙还是酶的激活剂：缺钙时，腺细胞的分泌作用减弱。

钙能调节细胞和毛细血管的通透性：缺钙易导致过敏、水肿等。

钙在维持体内的酸碱平衡中也起着重要的作用。

总之，钙是人体不可或缺的微量元素，它既是身体的构造者，又是身体的调节者。缺钙会降低软组织的弹性和韧性。皮肤缺弹性显得松弛、衰老；眼睛晶状体缺弹性，易近视、老花；血管缺弹性易硬化。

人体内的钙是如何分布的？

人体中的钙99%沉积在骨骼和牙齿中，维持它们的形态与硬度；1%存在于血液和软组织细胞中，发挥调节生理功能的作用。

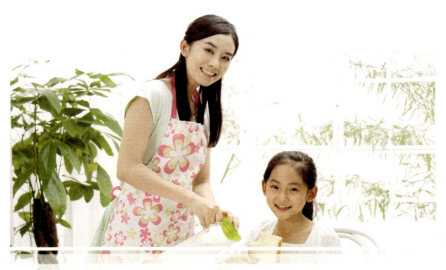

如何知道自己身体缺钙?

不同年龄缺钙有不同的表现,当出现以下情况时应怀疑有缺钙的可能。

儿童:夜惊、夜啼、烦躁、盗汗、厌食、方颅、佝偻病、骨骼发育不良、免疫力低下、易感染。

青少年:腿软、抽筋、体育成绩不佳、疲倦乏力、烦躁、精力不集中、偏食、厌食、蛀牙、牙齿发育不良、易感冒、易过敏。

青壮年:经常性的倦怠、乏力、抽筋、腰酸背痛、易感冒、过敏。

孕产妇:小腿痉挛、腰酸背痛、关节痛、浮肿、妊娠高血压等。

中老年:腰酸背痛、小腿痉挛、骨质疏松和骨质增生、骨质软化、骨折、高血压、心脑血管病、糖尿病、结石、肿瘤等。

血钙从哪里来?

一是食物摄入:钙由肠道吸收后进入血液,提高血液钙的浓度。

二是从骨中动员进入血液。如果食物中摄入的钙很少,不够体内的需要量,机体就会动员骨钙以补充血钙。如果饮食中钙含量过高,又有足够的维生素D吸收入血,钙也较多,较高的血钙会转移至骨头中贮存起来。

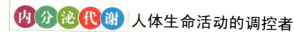

哪些因素影响钙的吸收？

维生素D、适宜的钙磷比值［1：（1~1.5）］、适当的运动、充足的蛋白质供应可以促进钙的吸收，钙的吸收率随年龄的增加而逐渐递减。

过高的蛋白质、脂肪摄入，食物太咸，过量的酒精、尼古丁都会影响钙的吸收，所以要少饮酒、不吸烟。

一些植酸盐、纤维素、糖醛酸、藻酸和草酸都可以降低钙的吸收，我们常见的食物如菠菜、空心菜、苋菜、茭白，这些蔬菜草酸的含量非常高，食用时应先用开水焯一遍，然后再炒着吃或凉拌吃。

另外，激素类的药物会影响钙的吸收，如甲状腺激素、肾上腺皮质激素，因此，如要服用这类药一定要在医师指导下进行。

常用的钙剂有哪些？

钙制剂分有无机钙和有机钙两类。无机钙含钙量高、作用快，但对胃刺激性大，常见的有碳酸钙和活性钙。有机钙含钙量量低，但是吸收较好、刺激性小，临床常用的有葡萄糖酸钙和乳酸钙。

碳酸钙：含钙量最高，吸收率可达39%，可溶于胃酸，是应用最多的补钙剂。

葡萄糖酸钙及乳酸钙：葡萄糖酸钙吸收率27%，乳酸钙吸收率32%，乳酸蓄积容易使人体乏力，葡萄糖对糖尿病患者不利。

活性钙：活性钙大多为海洋生物贝类外壳煅烧而成，多以氧化钙、氢氧化钙形式存在，含钙量低、水溶性差、碱性强、副作用大，对胃肠刺激性大。

如何选择钙剂？

一个好的钙剂应有四个特点：有效钙含量高、可溶性好、生物利用率高、水溶性接近中性。

人体肠道只能吸收离子形式的钙，有机钙不经过胃酸作用就可以转化为离子钙，而无机钙必须与胃酸作用转为离子钙方能被肠道吸收。但是有机钙分子量大，元素钙含量低，很大一片有机钙片剂往往含钙量仅100多毫克，而同样大小的无机

骨质疏松症

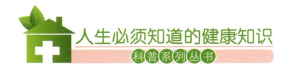

钙片一般每片含钙500毫克，有的甚至含600毫克；所以服无机钙1日1片够用，服有机钙则需3片以上。另外无机钙剂的价格明显低于有机钙剂。

所以，无特殊情况的大多数人，我们建议服无机钙，但是70岁以上的老人和较小的儿童（胃酸分泌少）适合服用有机钙，此外，胃大部切除术后、萎缩性胃炎患者胃酸分泌较少或缺乏，同样也适合服用有机钙。

人体每天需要多少钙？

在人体的不同阶段，对钙的需要量是不同的，以下情况对钙的需要量较大。早产婴儿、青春期前后、儿童、青少年（生长发育的需要）；老年人（吸收不好，钙流失增加）；孕妇、哺乳期、更年期及绝经后妇女（特殊生理需要）；素食者（饮食中过多的膳食纤维阻碍钙的吸收）。

1988年我国营养学会提出了钙的日推荐量：婴儿400~600毫克，儿童600~800毫克，少年1000~1200毫克，成年人800毫克，老年人800毫克，孕妇1000毫克，哺乳期1500毫克。

补钙时应该注意些什么？

补钙时间：血钙水平受到体内各种激素的影响，在后半夜和清晨最低，白天最高。为了有效地发挥补钙的作用，骨质疏松患者最好每晚临睡前服用1次钙剂，来抵消夜间的低血钙，防止因低血钙刺激甲状旁腺素的过度分泌，造成骨骼分解和骨破坏过程的加快。

对于有胃肠道疾患，特别是胃酸分泌不足的患者，空腹服用钙剂时，往往吸收不良，最好随着进餐来补钙，以增加胃肠道对钙的吸收。

选择对胃肠道刺激小的钙剂：因为钙剂需要较长期服用才能有效，所以对药物要有所选择。

服用钙剂时要增加饮水量：饮水可以增加尿量，减少泌尿系结石形成的机会。已经存在泌尿系统结石的人，服用钙剂后应定期做B超检查，以了解结石变化的情况。

补钙要注意均衡性：人体不能贮存过量的钙，每日补钙所获得的钙并不能弥补

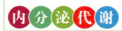
过去丢失的钙。所以，补钙应均衡地进行，不要一次补入大量的钙，这样对钙的吸收是没有帮助的。可随每日三餐补钙，以增加钙的吸收。

补钙不宜过量：骨质疏松患者需要补钙，但绝不是补得越多越好。人体每日需要的钙为1000~1500毫克，主要从食物中摄取。骨质疏松患者补钙时要遵循"补充不足、略有超出"的原则，不能无限制地补钙。过多补钙必然使体内钙水平明显增高，医学上称为高钙血症。高钙血症可以表现为体力下降、容易疲劳，出现恶心、呕吐、腹泻、头痛、便秘，甚至昏睡。严重的高钙血症，可出现体内重要器官的组织钙化，使其功能明显受损。

我国50岁以上的人群中，许多人都缺乏乳糖酶，他们喝牛奶时，不可避免地发生腹泻，同时引起钙吸收不良，所以中国人通过喝牛奶达到补钙的效果不佳；儿童不缺乏乳糖酶，喝牛奶补钙吸收较好。所以建议成人采用服用钙剂补钙，或者喝酸奶补钙，因为酸奶中的乳糖已经被发酵分解，不会发生腹泻而影响钙的吸收。

哪些食物含钙比较多？

牛奶及奶类食品，例如酸奶、乳酪和雪糕是钙质的主要来源。非奶类食物如沙丁鱼、菜豆、黄豆、虾、果仁及全麦面制品等都含有适量的钙质。

海带、紫菜、木耳、豆腐、虾皮、蛋黄、鱼贝、泥鳅、田螺、河蚌、河蟹、动物肝脏等也是富含钙质的食物。

推荐成人饮牛奶或酸奶500克/天。

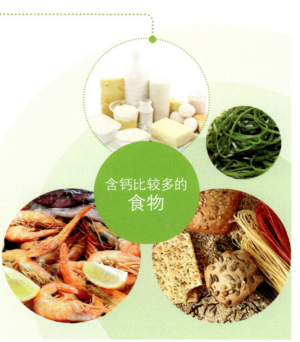

含钙比较多的
食物

骨质疏松症

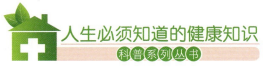
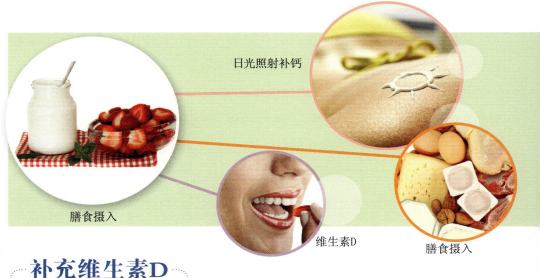

日光照射补钙

膳食摄入

维生素D

膳食摄入

补充维生素D

为什么要补充维生素D?

维生素D具有促进钙吸收的作用,如果体内缺乏维生素D,钙就不能从肠内吸收进入血液,这些不能被吸收入血的钙,全部从大便排出体外。换句话就是说,即使吃了足够的钙,如果没有维生素D,也没有用。

此外,维生素D还促进血液中的钙进入骨里,如果血液中的钙不能进入骨内,骨密度就不会增加,这也是引起骨质疏松症的原因。

维生素D从哪儿来?

通过膳食摄入:富含维生素D的食品有乳类及乳制品、豆类及豆制品、瘦肉和鱼类,特别是动物的肝脏和蛋类含量丰富。

通过日光照射:人的皮肤经紫外线照射后,可以合成人体需要的维生素D。

这两种来源的维生素D都是没有活性的,必须经过肾脏和肝脏两次代谢才能变成有活性的维生素D。

通过口服或肌肉注射维生素D:适合儿童期、妊娠期或骨质疏松症患者。

哪些人易缺乏维生素D?

缺乏日晒者:如寒带地区的居民、矿工、整日少有户外活动的人、白领工作者。

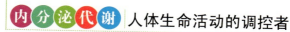

消化道功能不良及常腹泻者：如胃大部切除者、肠部分切除者、慢性肠炎、萎缩性胃炎患者。

肝脏和肾脏功能不良者：如长期酗酒者、慢性肝炎患者、肝硬化患者、肝功能不全者，慢件肾炎者、肾囊肿者、药物性肾中毒者、老年人。

常见的活性维生素D制剂有哪些？

骨化三醇：本品是活性的维生素D，无须经肝、肾作用，即可直接参与骨矿代谢。每日口服0.25~0.5微克。

α－骨化醇：只需经肝（无须经肾）代谢即可转化为有活性的维生素D，所以肾功能不全者亦可应用。用量：每日0.5~1.0微克，长期服用（3~6个月以上）。

小心：维生素D过量容易引起中毒！

虽然维生素D是治疗骨质疏松所必需的，但是补多了会出现中毒现象，主要表现为恶心、呕吐、食欲不振、肌肉无力、关节疼痛、烦躁等，可引起儿童生长停滞，因此补充维生素D应该在医生指导下进行。

骨质疏松症的药物治疗

抑制骨吸收的药物

雌激素

（1）雌激素有什么作用？

雌激素除了能促进女性性器官和乳房的生长发育、控制女性月经周期外，在青春期还能刺激骨的生长和成熟，在成年期能抑制骨的丢失；另外，雌激素能减少冠心病的发生及致死率。

（2）雌激素分泌减少对女性有什么影响？

女性到了更年期，体内雌激素分泌减少，会出现月经紊乱，约85%的妇女在更

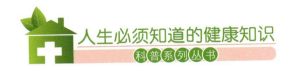
年早期出现潮热、盗汗、失眠、烦躁、易怒、抑郁等表现；中期会出现阴道黏膜萎缩、性交疼痛、尿急、皮肤萎缩；晚期可出现骨质疏松、冠心病、老年痴呆症等。骨质疏松是更年期妇女晚期易出现的问题。

（3）哪些人适合用雌激素治疗？

绝经前后出现以下三方面问题的人需应用雌激素疗法：①更年期症状严重影响生活质量；②需要防治绝经后骨质疏松；③需要预防冠心病。

（4）服用雌激素有什么危险？

虽然使用雌激素可以减轻更年期症状、防止生殖器萎缩、减慢老年性骨质疏松的进展，国外还提倡长期应用小剂量雌激素以预防衰老，但这并不意味着雌激素就是能使人永葆青春的"防老药"。雌激素与其他药品一样，使用不当也可以引起多种并发症，甚至还可能酿成严重不良后果。

雌激素可诱发子宫出血，所以，凡有子宫功能性出血病史，或怀疑有子宫肌瘤的患者不能用该药。

雌激素可增加胆结石的发生率。据统计，雌激素替代疗法可使胆囊疾患增加1倍。故凡有肝胆系统慢性疾患者禁忌使用雌激素疗法。

雌激素还可诱发血栓栓塞性疾患，并能对抗抗凝血药的作用。凡有静脉炎、血栓栓塞性疾患（如深静脉血栓、肺栓塞等）病史的人，均不宜用雌激素。

雌激素可使水钠潴留、血压升高，抵消降压药的作用。凡心、肝、肾功能不全及严重的高血压患者应列为禁忌。

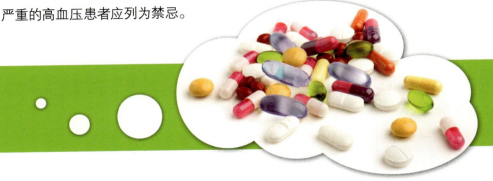

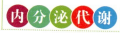

雌激素能诱发子宫内膜癌,因此,医生建议在用雌激素的同时需加用孕激素,以抑制由雌激素引起的子宫内膜增生,消除发生内膜癌的危险性。此外,乳癌亦是对雌激素敏感的肿瘤。

(5)常用的雌激素制剂有哪些?

雌激素制剂分为天然和人工合成两类。前者更适用于人体,而合成雌激素因副作用太大国外已停用。目前,临床上可以选用的雌激素有:雌二醇、炔雌醇、替勃龙、尼尔雌醇等,此外还有雌激素外用制剂,如雌二醇皮贴剂。

(6)雌激素开始治疗的时间和维持治疗的时间。

雌激素可预防和治疗骨质疏松,也就是说,要防治这些疾患,须在妇女体内激素分泌刚开始减少时就给予雌激素替代治疗。就绝经后骨质疏松患者的激素替代疗法而言,若无禁忌证,应积极选用,任何时段使用都不晚,选用时间越早,疗效越佳。

若仅为缓解更年期不适症状,可短期使用1~2年,若为治疗骨质疏松,则强调长期使用,至少应5年以上。一旦停止治疗,患者的骨质将继续丢失。

(7)怎样判断雌激素的用量合不合适?

在服用雌激素过程中,要定期随访和复查:

若潮热及出汗消失,停药后第3~5天又出现者,说明所补充的剂量合适;

若每天服药,但症状仍持续不减时,说明剂量不足;

若服药后出现子宫颈黏液明显增加,乳房显著胀痛,说明剂量过量,应及时按医嘱调整用药量。

服药期间每天阴道有出血者,可能有子宫器质性疾患,应作进一步的诊治。

(8)服用雌激素时应注意哪些问题?

应用雌激素时要注意疗效和安全性方面的随访:定期检查骨密度、骨转换指标以观察疗效,在安全性方面请注意定期检查子宫内膜有无增生、乳腺有无腺叶增生和可疑肿块。此外,由于性激素是在肝脏分解,还应注意对肝功能有无损害、有无静脉血栓的形成。

骨质疏松症

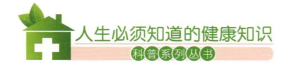
降钙素

（1）药物降钙素有哪几种？

降钙素（CT）：天然CT，从猪的甲状腺组织中提取，用前须作过敏试验。

益钙宁：是合成的鳗鱼降钙素，20U/周，或据病情酌情增减。

密钙息：为合成的鲑鱼降钙素。注射用鲑鱼降钙素：50IU，每日1次皮下肌肉注射，或100IU，隔日皮下肌肉注射1次。密钙息鼻喷剂，200IU/次，每日或隔日1次，吸收率20%~30%，使用方便。

（2）为什么说降钙素是一种很特殊的"止痛剂"？

因为降钙素能够减轻骨痛，它可以缓解骨质疏松症引起的疼痛及各种骨病引起的疼痛。

降钙素与吗啡等其他止痛剂不一样：吗啡等许多止痛剂用后几分钟立即起效，几个小时后止痛效果消退，疼痛可能又会发生；而降钙素止痛效果在用药3日后才起效，1周效果明显，2周至1个月达到最佳效果，停药后稳定缓解骨痛还可以持续一段时间。

（3）骨质疏松患者本来已经缺钙，为何还用"降钙素"？

降钙素之所以得名，是因为它可以明显降低已升高的血钙水平，对骨钙则不是降低而是增高。总的来说用了降钙素可增加全身的钙量，而不是减少。

降钙素降血钙的作用与血钙水平密切相关。血钙越高，降钙素降血钙作用越强。血钙降到正常后，即使再继续用降钙素，血钙也很少受影响。

双膦酸盐

（1）双膦酸盐类药物有什么作用？

双膦酸盐不仅能增加骨量，还可以降低骨质疏松性骨折的发生率，是高效的骨吸收抑制剂。它能与骨矿化基质结合，抑制骨的破坏，目前已成为防治以骨破坏为主的各种代谢性骨病和治疗骨质疏松症的主要药物之一。

早期的产品，对骨破坏虽有良好的抑制作用，但同时也会引起骨矿化障碍，所

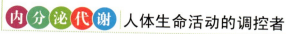

以必须周期性给药。随着研究的深入，新型双膦酸盐不断问世，它对骨破坏的抑制作用更为强大，而对骨矿化的影响更小，而且不需要间断给药。

（2）常用的双膦酸盐制剂有哪些？

依替膦酸盐：第一代双膦酸盐，适用于原发性骨质疏松症、绝经后骨质疏松症和药物引起的骨质疏松症。

阿仑膦酸盐：第二代双膦酸盐，适用于绝经后骨质疏松症、男性骨质疏松症和糖皮质激素诱发的骨质疏松症。

利噻膦酸盐：第三代双膦酸盐，适用于绝经后骨质疏松和糖皮质激素诱发的骨质疏松症。

依班膦酸盐、唑来膦酸盐：第三代双膦酸盐，适用于绝经后骨质疏松症。

（3）服用双膦酸盐时要注意什么？

双膦酸盐类药物口服生物利用率很低，所以强调空腹、单独用药，服药1小时后再进食。双膦酸盐对食管有较强的刺激作用，因此，服药后患者应保持坐位或立位半个小时以上。已有食管炎或消化性溃疡的患者应避免选用双膦酸盐。肾功能不全患者慎用。服药期间要监测肝、肾功能。

选择性雌激素受体调节剂

（1）什么是选择性雌激素受体调节剂？

选择性雌激素受体调节剂（SERM）是一类人工合成的类似雌激素的化合物，它们选择性地作用于不同组织的雌激素受体，分别产生雌激素或抗雌激素的作用。它的出现为绝经后妇女骨质疏松症和心血管疾患提供一种新的防治手段。

（2）常用的雌激素受体调节剂是什么？

常用的SERM制剂有雷洛昔芬。

（3）服用雌激素受体调节剂有什么优缺点？

SERM的优点：不仅能起到类似雌激素的保护心血管、减少骨量丢失等作用，还可抑制绝经后子宫内膜的增殖，对抗雌激素的促乳腺癌生长作用，其治疗骨质疏

骨质疏松症

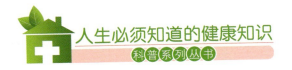
松的安全性明显优于雌激素。

SERM的缺点：不能解除围绝经期妇女的潮热、出汗等绝经期症状，有些无症状的妇女使用后还会出现潮热等不适，常见的不良反应有潮热、腿抽筋、周围水肿和血管扩张，极少见但是较严重的不良反应是深静脉血栓，曾有静脉栓塞病史者应属禁忌。

促进骨形成的药物

甲状旁腺激素（PTH）

甲状旁腺激素是当前促进骨形成药物的代表性药物，小剂量的PTH有促进骨形成的作用。国外已经批准用于治疗男性和女性严重骨质疏松症，国内即将上市。

维生素K₂（四烯甲萘醌）

可促进骨形成，并有一定的抑制骨吸收的作用。

维生素K为脂溶性维生素，饮食中脂肪含量低会减少该药的吸收。

维生素K₂能抵消华法林的抗凝作用，所以在使用华法林抗凝的患者中禁用。

中医治疗骨质疏松——补肾壮骨法

根据"肾主骨"的中医学理论，肾虚是骨质疏松的发病关键，故治疗宜补肾壮骨。

骨质疏松症的饮食疗法

食物品种应合理搭配

食物品种要多样化

各种食品所含的营养素各不相同，任何单一的食品不能提供人体对全部营养素的需要。特别是老年人更要纠正不良的饮食习惯，长时间偏好某一种食物，会使钙、蛋白质、维生素及摄取的微量元素不足，造成骨质疏松。

主食要粗细搭配

杂粮如玉米、荞麦中维生素D含量要比细粮高，适量食

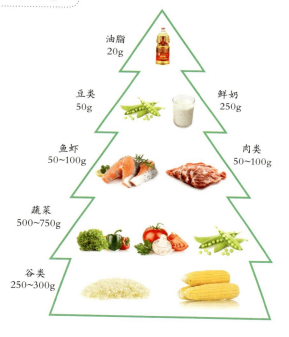

油脂
20g

豆类
50g

鲜奶
250g

鱼虾
50~100g

肉类
50~100g

蔬菜
500~750g

谷类
250~300g

骨质疏松症

用一些粗粮对调节口味、增强食欲、提高营养大有好处。食用面粉制品最好经过发酵，发酵过程中，麦粉中的植酸被水解破坏，可避免与钙、磷结合影响钙、磷的吸收。

动物性食品和植物性食品要合理搭配

动物性食品富含优质蛋白与人体必需的氨基酸，但是，动物性食品含饱和脂肪酸多，过量摄入可使胆固醇升高，易发生动脉粥样硬化；植物性食品则富含不饱和脂肪酸和多不饱和脂肪酸，前者加速胆固醇的排泄，降低血清胆固醇含量，后者促使胆固醇代谢加速，减少胆固醇在体内沉积。人体不能合成不饱和脂肪酸和多不饱和脂肪酸，必须从植物性食品中摄取，所以动物性食品和植物性食品要合理搭配食用，否则易引起骨代谢异常。

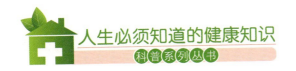

骨质疏松患者的饮食禁忌

骨质疏松患者不适合食用哪些食物？

骨质疏松患者应避免食用过量的茶、咖啡等刺激性的东西；

严忌烟、酒；少食油腻煎炸之物；

不要将含草酸多的食物（如菠菜、苋菜、莴笋）和鱼汤、骨头汤等高钙食物一起食用，以免草酸和钙结合成草酸钙而影响钙的吸收；

老年人应慎用可影响骨质代谢的药物，如利尿药、四环素、异烟肼、抗癌药、泼尼松等。

骨质疏松患者适合吃哪些食物？

多食含钙及高蛋白质的食物，多喝牛奶，多吃豆制品。因为牛奶及豆制品含钙较多，鱼、鸡、牛肉蛋白质含量丰富。

多食深绿色蔬菜。

专家揭秘骨折后的饮食六大忌

忌盲目补充钙质

钙是构成骨骼的重要原料，有人以为骨折以后多补充钙质能加速断骨的愈合。但研究发现，增加钙的摄入量并不能加速断骨的愈合，对于长期卧床的骨折患者，还有引起血钙增高的潜在危险。

对于骨折患者来说，只要根据病情和医嘱，加强功能锻炼和尽早活动，就能促进骨对钙的吸收利用，加速骨折的愈合。尤其对于骨折后卧床期间的患者，盲目地补充钙质，并无益处，还可能有害。

忌多吃肉喝骨头汤

有些人认为，骨折后多喝肉骨头汤，可使骨折早期愈合。其实不然，现代医学经过多次实践证明，骨折患者多喝肉骨头汤，非但不能早期愈合，反而会使骨折愈合时

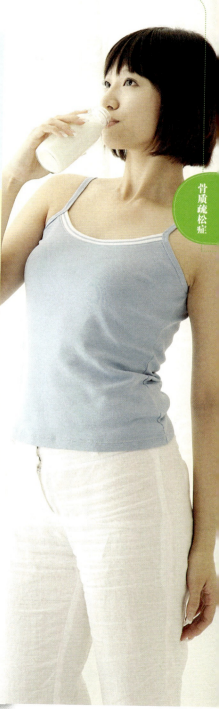

间推迟。究其原因,是因为受损伤后骨的再生,主要是依靠骨膜、骨髓的作用,而骨膜、骨髓只有在增加骨胶原的条件下,才能更好地发挥作用,而肉骨头的成分主要是磷和钙。若骨折后大量摄入,就会促使骨质内无机质成分增高,导致骨质内有机质的比例失调,会对骨折的早期愈合产生阻碍作用。

忌偏食

骨折患者常伴有局部水肿、充血、出血、肌肉组织损伤等,机体对这些有自身的修复能力,但是需要各种营养素,所以,保证骨折顺利愈合的关键就是营养。在饮食上要做到营养丰富,色、香、味俱佳,能刺激食欲。适当多吃一些西红柿、青菜、包菜、萝卜等维生素C含量丰富的蔬菜,以促进骨痂生长和伤口愈合。

忌不易消化食物

骨折患者因固定骨折部位而活动受限,加上伤痛,精神忧郁,往往食欲不振,时有便秘,卧床患者更多见。所以,食物既要营养丰富,又要容易消化及通便,宜多食含纤维素多的蔬菜,吃些香蕉、蜂蜜等促进胃肠消化和排便的食物。

忌少饮水

卧床骨折患者,尤其是脊柱、骨盆及下肢骨折患者,行动十分不便,因此就尽量少饮水,以减少小便次数,这样做是不适宜的。卧床患者活动少,肠蠕动减弱,再加上饮水减少,就很容易引起大便秘结,也容易诱发尿路结石和泌尿系感染。所以,卧床骨折患者要适量饮水。

骨质疏松症

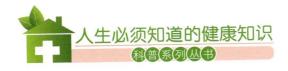

骨质疏松症的运动疗法

运动的种类

　　主动运动：应用最广泛，可用于恢复肌力、增强活动范围、改善肌肉协调性、增强肌力和耐力等。

　　助动运动：当患者患肢没有足够的力量来完成主动活动时，由治疗师或本人健侧肢体或利用器械提供力量来协助患肢活动。助动主要加于运动的开始和结束，中间部分由患者主动完成。每次运动后给予休息。随着肌力不断恢复，可逐渐减少助动成分。

　　被动运动：适用于各种原因引起的肢体功能障碍，能起到放松痉挛肌肉，牵伸挛缩肌腱及关节囊，恢复或维持关节活动度的作用。进行被动运动的注意事项：被动运动顺序是从远端开始至近端，用于改善肢体血液循环；被动活动肢体应放松，置于舒适体位；被动活动关节时，治疗师的一手固定关节近端，另一手活动关节的远端。在活动中稍加牵引，并对关节稍加挤压；被动活动时，治疗师手法应缓慢柔和，有节律性，避免撞伤性动作，并逐步增加关节活动度；被动运动应在无疼痛范围中操作。

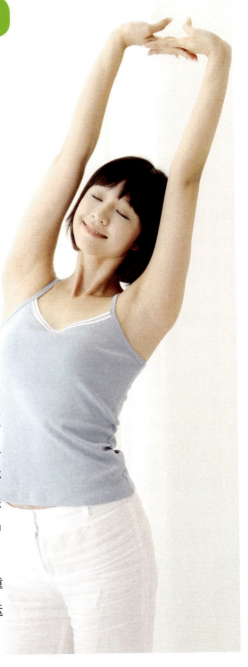

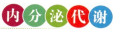

哪些运动适合骨质疏松的患者

尽量选择负重性质的项目，如跑步、举重、走路等，这些活动可以锻炼肌肉力量，有益骨代谢，每天至少进行30分钟。为了提高骨密度，每日最少做2个小时的站立，利于肌肉的收缩，如靠墙站立、步行等。

哪些运动不适合骨质疏松患者

强度大的运动：尤其是老年人或心脏病患者，强度过大的运动会使心脏负荷加重，从而引起胸闷、憋气、心慌等症状。如拔河、赛跑等。

负荷较大的运动：骨质疏松由于骨脆性增加、韧性减弱、韧带弹性减弱，赛跑或突然加力的运动容易损伤关节、肌肉及韧带，甚至发生骨折。

屏气用力运动：易发生呼吸肌和肺的损伤，使肺泡破裂，发生自发性气胸。

对抗性或技巧性强的运动：如篮球、足球或器械性体操运动，易发生运动性损伤。

创新的治疗方法——注射"水泥"

将特制"水泥"注射到人体骨骼细孔中以治疗骨质疏松症是一种新的方法，尤其适用于骨质疏松引起的椎骨骨折。手术在X光屏幕下进行，借助针管将"水泥"一滴一滴地注射到受损伤的骨骼或椎骨中，水泥可填补骨头空隙，坚硬骨质。

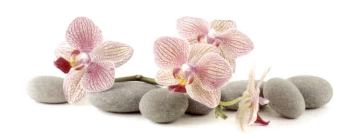

骨质疏松症

骨质疏松症
重在预防

骨质疏松的三级预防

一级预防：针对健康人群的预防措施

（1）从儿童、青少年做起，注意膳食营养，多食用含钙、磷高的食物，如鱼、虾、虾皮、海带、牛奶、乳制品、骨头汤、鸡蛋、豆类、精杂粮、芝麻、瓜子、绿叶蔬菜等。坚持科学的生活方式，坚持体育锻炼，多接受日光浴，不吸烟、不饮酒、少喝咖啡、浓茶及含碳酸饮料，少吃糖及食盐。

（2）晚婚、少育，哺乳期不宜过长，尽可能保存体内钙质，丰富钙库，将骨峰值提高到最大值是预防骨质疏松症的最佳措施。

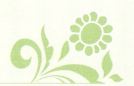

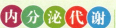
二级预防：针对骨质疏松高危人群的预防

（1）绝经期妇女，应每年进行一次骨密度检查，应及早采取防治对策。欧美各国多数学者主张在妇女绝经后3年内即开始长期雌激素替代治疗，同时坚持长期预防性补钙，以安全、有效地预防骨质疏松。日本则多主张用活性维生素D（罗钙全）及钙预防骨质疏松症。

（2）患有与骨质疏松症发生有关的疾患，如糖尿病、脂肪泻、慢性肾炎、甲旁亢/甲亢、骨转移癌、慢性肝炎、肝硬化等，应积极治疗，同时注意补钙、补维生素D。

三级预防：针对骨质疏松症和骨折患者的防治

（1）退行性骨质疏松症患者，应积极进行抑制骨吸收（雌激素、CT、Ca），促进骨形成（活性维生素D）的药物治疗，还应加强防摔、防碰、防绊、防颠等措施。

（2）对中老年骨折患者应积极手术，实行坚强内固定，早期活动，体疗、理疗心理、营养、补钙、止痛、促进骨生长、遏制骨丢失，提高免疫功能及整体素质等综合治疗。

骨质疏松症

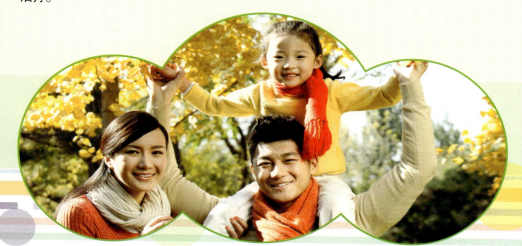

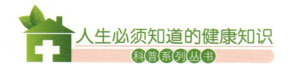

预防骨质疏松的六字方案
——营养、运动、光照

怎样从饮食方面预防骨质疏松

膳食平衡

要保证足够量的蛋白质，每人1.0~1.5克／天，占总热量的15%，其中优质蛋白质（动物蛋白和大豆蛋白）应占蛋白质总量的40%~50%。

低脂肪，占总热量的20%~25%，以植物油为主。

碳水化合物以谷物为主，尽量少食用甜食。

要有丰富的钙和维生素A、维生素D、维生素C及B族维生素。如牛乳、乳制品、鱼虾类食品、豆制品、海藻类、瘦肉、蛋类、新鲜蔬菜、水果、胡萝卜等。

要有足够量的膳食纤维。

低盐，每日食盐量应在5克以下。

为了达到上述要求，食物要多样化，合理搭配各种食物。做到动物性食物与植物性食物合理搭配，细粮与粗粮搭配，饥饱适度，油脂适量，食盐限量，甜食少吃，饮酒节制，维持标准体重。

同样的食物，不同的做法会收到意想不到的结果！

牛奶加热时，应不断搅拌，使钙盐渗入液体之中，防止磷酸钙沉积于锅底，防止或减少钙的丢失。烹调蔬菜时，可以加少量的水，以减少钙的损失。把食物混合成匀浆状，经加热、干燥或酸化等，均会减少钙的丢失。

切菜时应尽量切块大些。以减少过多的暴露面，从而减少钙和磷的损失。蔬菜切的块越大，烹调时间越短，矿物质的损失也就越少。尽可能保留食物的外皮（外皮中矿物质的含量大），可用毛刷刷洗蔬菜、水果，不要轻易削皮，以免损失

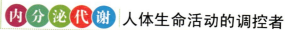

大量矿物质。

在煮水果干或干菜时。要用原浸泡液，从而减少钙的丢失。用高压锅烹调或蒸菜，对矿物质的损耗比煮菜时少。用烘、烤及微波炉加热，也能减少矿物质的丢失。

冰冻食品，最好不解冻就进行烹调。以免矿物质随解冻汁液流失。尽量吃新鲜蔬菜，缩短蔬菜贮藏时间，避免枯萎，从而减少含丰富矿物质的外皮和菜叶的损耗。

生活中要注意避免食物的不合理搭配!

避免菠菜与豆腐、牛奶同餐。因为菠菜内含有草酸，可与豆腐、牛奶中的钙形成不易被吸收的草酸钙，从而影响钙的吸收。

避免菠菜与高脂饮食同餐，因两者同餐也可形成不易被吸收的脂肪酸钙，从而影响钙的吸收。尤其对孕妇、乳母、儿童、青春发育期更要注意。

不吸烟，不饮酒，少饮咖啡、浓茶及含碳酸饮料等。

运动在预防骨质疏松中的作用不可小觑

什么是最好的壮骨运动?

美国研究发现，最好的壮骨运动是跳跃运动。每天坚持做上下跳跃的女性，就连最容易发生骨折的髋部，其骨密度都能增加3%。这是由于在跳跃运动时，地面冲击力会激发骨质生成。

跳跃运动简单有趣、老少皆宜：小女孩玩跳房子、跳皮筋儿；青年人跳高、跳远、跳台阶、跳绳、跳舞；中老年跳绳、跳舞、踢毽子都很值得提倡。只要把这些有趣有效的健身运动每天练一下，一定会使骨头更坚硬。

对老年人来说，太极拳也是非常好的壮骨运动，它能训练整体的协调性。有太极身手的人，反应灵敏，常能在磕磕绊绊的关键时刻，迅速调整身姿体态，避免跌倒。

骨质疏松症

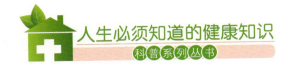
老年人应避免的三种运动

凉爽的夏季早晨，很多老年人都选择去户外锻炼，爬山、打太极拳等，这些运动颇受欢迎。然而，随着年龄的增长，有些运动不仅不能达到运动效果，反而会给老年人的健康带来危害。60岁以上的老年人最好别做以下三项运动。

下蹲运动：在做下蹲运动时，由于运动重心较低，会使膝关节负重过大，从而引起关节疼痛，并加快关节软骨的磨损。而长时间的猛烈蹲起，也会使老年人的血压变得不稳定。

爬山：爬山不利于保护老年人的膝关节。因为上山时膝关节的负重主要来自自身的重量；而下山时，除了负担自身体重外，还有身体向下冲的力量，这种冲击会加大对膝关节的损伤。

饭后散步：不少老年人把"饭后百步走，活到九十九"这句古话当作健身格言，其实，饭后百步走并不适合所有人。从近代医学观点看，吃饭特别是吃饱饭时，老年人的心脏负荷增加，餐后运动对心血管系统有明显的负面作用。因此，老年人应该避免在饱餐后2个小时内进行运动锻炼。

老年人可以做一些舒缓的运动，比如慢跑、太极拳、韵律操、社交舞等，而患有高血压、心脏病、糖尿病等疾患的老年人，应特别注意运动强度和方式。如果在运动中出现头晕、胸痛、脸色苍白、大汗等症状时，应立即停止运动。另外，锻炼前最好进行5~10分钟的热身运动，运动后也要有数分钟的缓和运动，建议老年人每次运动时间最好为30分钟。

老年人在生活中应"谨小慎微"防骨质疏松，小心几个动作

对于老年人，一些很平常的动作也会带来骨折的风险。但有些老人总有种不服老的心理，以为自己还年轻力壮，生活中常跟自己较劲，有时会导致意外的发生。所以在生活中应"谨小慎微"，提高自我保护意识，一些风险高的动作，尽量不要做。

上下楼梯过快：老年人大多有骨质疏松，一旦摔倒很容易骨折。因此，上下楼梯时，老年人要尽量放慢速度，可侧着身子，双手扶着楼梯扶手，下楼梯脚尖先着地，

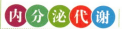

确保安全。

负重：老年人由于身体的退行性变化，肌肉和骨骼的功能都会减弱，因此在负重的情况下很容易损伤肌肉或造成骨折。所以老年人不但要在生活中减少负重，在锻炼时也要量力而行。

弯腰拾物：老年人平衡能力和协调能力都会下降，弯腰拾取物品时，容易摔倒或损伤腰肌。因此，在拾取物品时，应尽量放缓动作，扶住椅子或其他固定物，直腰蹲下捡东西。

吃饭过快：老年人消化功能和吞咽功能弱化。吃饭过快不仅不利于消化，还容易噎着，对食管造成损伤。因此，老年人吃饭时应放慢节奏。

站着穿裤子：老年人平衡能力差，站着穿裤子很容易发生意外，造成骨折。所以，老年人穿裤子时最好坐在床上或倚靠在固定处。

保证充足的日晒

都市人户外活动少，脑力劳动繁重，加上饮食太过精细，维生素D摄入量过少等，患有骨质疏松的人越来越多。而接受阳光中的紫外线照射，可使人体皮肤产生维生素D。维生素D是骨骼代谢必不可少的物质，可以促进钙在肠道中的吸收，从而使摄入的钙更有效地吸收，有利于骨钙的沉积。所以，晒太阳及室外活动既有治疗骨质疏松症的作用，又有预防骨质疏松症发生的作用。尤其对老年人、儿童及妊娠期、哺乳期、绝经后妇女等非常必要。

夏季中午，在阳光下暴露25%的皮肤，年轻人每周累计40分钟、老年人每周累计60分钟就能获得充足的维生素D。但是在冬季，北部地区（如北京）的日光中紫外线含量极低，不能使皮肤产生维生素D。

骨质疏松症

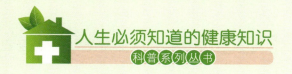

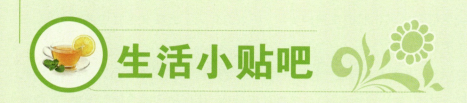

生活小贴吧

消除对骨质疏松症认识的几大误区

靠自我感觉发现骨质疏松

许多老年朋友感觉良好，骨头不疼不痒的，不会患骨质疏松，这种"感觉"完全错了。因为大多数的骨质疏松在早期都不出现异常感觉，而当发觉自己腰背痛或骨折时再去诊治已错过了最佳时机，所以老年人不能单凭主观感觉来判断，而是应该有隐患意识，定期进行骨密度检查有助于早期发现骨质疏松。

去保健品商店诊断骨质疏松症

为促销钙制品，一些保健品商店应用简易的骨密度仪进行免费测试，许多人为图方便赶去测量，其结果可想而知：几乎人人都缺钙，老年人更是人人都是骨质疏松，最后"满载而归"。显然，这种做法是不对的。确诊骨质疏松症和缺钙与否，不能通过一项检查就决定，如何选择用药种类和用药量更是复杂的医学问题。因此，诊断是否患有骨质疏松症，应到医院去。

随便选购钙制品

不少人在还不了解自己是否患骨质疏松症的情况下，就随便轻信广告选购所谓最佳的钙制品。其实，补钙的学问有很多，例如该不该补，补什么样的钙，补多少，如何补以及补钙中应注意哪些问题等，所以必须根据具体情况来制订具体方案，这样才能收到满意的效果。否则，不仅会浪费金钱，而且还可能被劣质的钙制品损害健康，许多地方都发生过因滥补钙而造成严重后果的事例。

静养能防骨折

有些骨质疏松的老年朋友一听说这种病容易骨折，就不敢多活动，更不敢进行体育锻炼，成天不是躺着就是坐着，以为这样就可以好好地保护自己。其实，看似小心翼翼的"保护"却成了骨质疏松的帮凶。

运动可以改善全身和骨骼的血液循环，肌肉的收缩和扩张也会对骨骼产生刺激作用，可以促进骨形成，减少骨量的流失，这会减慢骨质疏松的进展。特别是在户外阳光下活动，还可以增强维生素D的合成，有助于钙在体内的吸收与利用。所以，运动对防治骨质疏松症十分必要。长期卧床和静坐，会加速骨质疏松，导致恶性循环。对于卧床不起的患者，也应该经常到户外，见见阳光，经常进行肢体的被动活动和锻炼。否则，这种患者容易发生"废用性骨质疏松"。

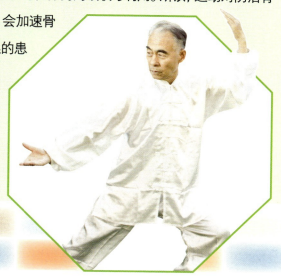

预防骨折的关键不是静养，而是要注意防护，防止意外跌倒。

骨质疏松症

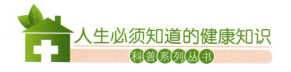
骨质疏松不是老年人的"专利"

现代医学研究证明，人的骨骼在20~40岁时达到最高骨量和最好的质量，过了40岁，骨量就开始下降，骨头就逐渐变脆，随着年龄增大，患骨质疏松的可能性也增大。所以骨量是在年轻时储备的，如果年轻时忽视运动，挑食、节食，饮食结构不均衡，导致钙的摄入不够，达不到理想的骨骼峰值量和质量，年纪大时就容易发生骨质疏松，甚至会使骨质疏松提前出现。因此，骨质疏松并非是老年人的"专利"，骨质疏松的预防要从年轻时开始。

骨质疏松属于退行性疾患，无法预防

常听人说，骨质疏松是老年病，是机体老化的结果，人皆有之，只能听天由命。的确，骨质疏松的发生与年龄有关，但并不是说人人"在劫难逃"。一般而言，从年轻时就注重饮食补钙并坚持运动、保持合适体重，患骨质疏松的概率就会降低，病患即便出现，症状也较轻，且发展的速度较慢。因此，我们应该有积极的态度。

老年人治疗骨质疏松为时已晚

有些老年人认为骨质疏松无法逆转，到老年期治疗已没有效果，为此放弃治疗，这是十分可惜的。每一个骨质疏松的患者，在补充钙剂和维生素D的基础上，给予相应的药物治疗，不仅可以延缓骨量的丢失，而且可以预防骨折的发生。可以说，只要接受正规的治疗，无论何时都不会晚。

对于已有腰酸背痛等症状的患者，治疗能显著缓解症状，最大限度地提高生活质量；特别对于已发生骨折的患者，更需要治疗，目前有很多药物可以有效控制疼痛，同时预防再次发生骨折。当然，从治疗的角度而言，治疗越早，效果越好。所以，老年人一旦确诊为骨质疏松，应接受正规治疗。

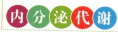

防治骨质疏松补钙越多越好吗

　　很多人认为补钙可以治疗骨质疏松，而且补得越多越好，这种理解是错误的。钙虽是保持骨骼强壮的关键物质，但并非唯一，它的吸收和利用还受很多因素的影响。而且补钙是一门学问，患者应该在医生指导下选择钙制剂，按照不同年龄选择合适的剂量，以弥补丢失的钙。但绝不是补得越多越好，也不是多吃含钙丰富的食品或钙制剂就能补钙。最好的补钙方法：每晚睡觉前服用1次钙剂，以抵消夜间的低血钙；服用钙剂的同时加服维生素D，可促进钙的吸收利用。除此以外，保持健康的生活方式、均衡膳食、合理营养、适度运动、常晒太阳同样重要，这是药物无法替代的。

骨质疏松症

青少年可以远离骨质疏松，高枕无忧了吗

　　青少年发生骨质疏松的概率远低于老年人，但并不是不会发生，有许多特殊的原因造成青少年发生骨质疏松。

　　佝偻病：孕妇在怀孕期间摄取钙质过少及维生素D缺乏，或哺乳期喂养方法不当，可导致婴幼儿钙、磷比例失调发生佝偻病。

　　软骨病：是指发生在骨骺生长板已经闭合的成人骨化障碍，与体内钙、磷代谢障碍及维生素D不足等因素有关。

　　肾病：如肾功能衰竭、肾移植术后等原因造成钙、磷丢失过多，导致骨质疏松。

　　消化系统疾患：如肝硬变、胆道瘘、胃肠部分切除等导致钙、磷吸收障碍及维生素D缺乏。

　　遗传性疾患：如假性维生素D缺乏，抗维生素D佝偻病等造成的骨骼代谢异常。

　　药物：长期服用皮质类固醇激素、抗癫痫药等药物，可干扰维生素D的代谢，不利于骨骼的形成，引起骨质疏松症。

　　因此，很多疾患或药物导致青少年发生骨质疏松症，关键是治疗原发病。同时，要采取积极的预防措施，如加强体育锻炼、养成良好的生活习惯等。

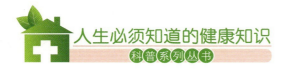
骨质疏松患者自我测试方法

如何自我检测是否患有骨质疏松？

国际骨质疏松基金会设计的"一分钟风险测试"

1. 您的父母有无轻微碰撞或跌倒就会发生撞骨骨折的情况？
2. 您是否曾经因轻微的碰撞或者跌倒会伤到自己的骨骼？
3. 您是否经常连续3个月以上服用"强的松"等激素类药品？
4. 您的身高是否降低了3厘米？
5. 男士回答：您是否患有阳痿或者缺乏性欲这些症状？
6. 女士回答：您曾经有过连续12个多月没有月经吗？（除怀孕期）
7. 您经常患痢疾腹泻吗？
8. 女士回答：您是否在45岁之前就绝经了？
9. 您每天吸烟超过20支吗？
10. 您经常过度饮酒吗？（超过安全限度）

若其中有一道问题你回答"是"。表明就有患上骨质疏松的可能。

若您的答案有相当一部分或者全部为"是"，说明您有可能已经患有骨质疏松。

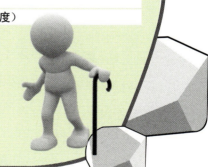

预防骨质疏松从吃开始

食物中抗骨质疏松的三大高手

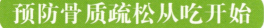

洋葱：洋葱除了具有杀菌以及增加免疫力的效果外，还可以阻止钙质流失。

选购与保存：选购时应该选择球体完整，外观没有腐烂、伤痕、龟裂者。保存方面，没去皮的洋葱不耐寒，摆在阴凉的通风处即可，如果是切开过的洋葱，则宜放在冰箱冷藏，并且尽快食用。

茭白笋：茭白笋上的黑点是一种名为"菰黑穗菌"的真菌类，可以延缓骨质的老化，是茭白笋抗骨质疏松的主要部位。但是注意：茭白笋为凉性蔬菜，女性经期前后和体虚患者不宜食用；此外，茭白笋也有丰富草酸盐，肾功能衰退、泌尿道结石患者需禁食。

选购与保存：笋身直、笋皮光滑、饱满的茭白笋水分充足、笋肉较嫩，顶端笋壳过绿或是笋白部分为青绿色的，代表其已经老化，口感不佳。

保存方面，如果不是马上烹调，建议买回来时不要剥掉外壳，先用报纸包住再套入塑料袋后放入冰箱，约可保存4天。

高丽菜：又称包心菜、卷心菜，高丽菜富含维生素K，可以帮助钙质、维生素D的吸收，是预防骨质疏松不可或缺的营养素。注意事项：高丽菜清洗时要一叶一叶摘下来用水清洗，以免虫卵隐藏在内叶。

选购与保存：选购时要选有重量、整颗完整无破裂、斑点的为佳。保存方面，建议买回来后将最外面的两、三片深绿色叶片剥除，再用它来包住没有使用完的高丽菜，或是用白纸包裹后，放在阴凉通风处或冰箱冷藏室保存。

多吃大豆能有效预防骨质疏松

动物蛋白会增加尿液中钙的排泄，而相比之下，吃大豆蛋白可使尿钙的排泄降低50%。此外，大豆中还含有一种天然的植物雌激素——大豆异黄酮，它不仅有助于保持骨骼的质量，防治骨质疏松，还可以有效改善更年期症状，延缓衰老。因此，多吃大豆能够有效地预防骨质疏松。

骨质疏松症

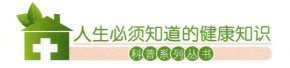
吃香菜能防骨质疏松

　　老年人多吃含硼食物，有利于身体对矿物质的吸收，起到保护骨骼的作用。香菜中的含硼量就很多，而且富含铁、钙、钾、锌、维生素A和维生素C等，所以，多吃香菜可以预防骨质疏松的发生。

鱼配豆腐可预防骨质疏松

　　有研究发现，鱼和豆腐搭配在一起料理，可以预防多种骨病，如儿童佝偻病、老年性骨质疏松症等。单吃豆腐，人体对钙的吸收率较低，而鱼中富含的维生素D，可以促进钙的吸收，所以两者搭配吃，可明显提高人体对钙的吸收。因此，特别适合中老年人、青少年和孕妇食用。

　　豆腐和鱼一起煮还可预防心脑血管疾患，鱼体内含有较多的不饱和脂肪酸，豆腐蛋白中含有大量的大豆异黄酮，两者都具有降低胆固醇的作用，对于冠心病和脑梗死的防治很有帮助。

喝骨头汤、吃菠菜烧豆腐并不能补钙

　　一些人认为骨头里含钙量最高，因此，常用慢火炖骨头汤喝以补钙。还有人认为豆腐含钙多，吃豆腐烧菠菜补钙。这两种传统的补钙法都欠科学。因为，骨头汤里含钙量并不高，特别是汤里脂肪含量高，而脂肪与钙结合成皂化物，又会妨碍钙的吸收与利用。如果能在烧骨头汤时放些醋，再去掉过多的脂肪，就可以增加钙的吸收与利用率。由于菠菜、苋菜和韭菜含有较多的草酸，非常容易与钙结合成为不溶性的钙盐，很难被人体吸收利用。所以，含钙高的食物不宜与这些蔬菜一起烧或同吃。

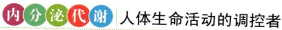

喝茶的讲究

茶叶具有温和地兴奋中枢神经系统、强心及利尿作用，是一种理想饮料，适当饮茶对人体健康十分有益。

但是喝茶也要有合理性，特别是老年人，不适当的喝茶会引起一些不良的后果。大量喝茶或喝浓茶，茶叶中的咖啡因会使尿钙排出增多；茶叶中的鞣酸会与食物中的钙、蛋白质等发生凝集而影响其消化吸收，影响正常的骨代谢，日久便发生骨质疏松。

合理的饮茶原则是：清淡为好，适量为宜。睡前不饮，饭后少饮，即泡即饮，服药不饮。只要能坚持正确、适宜的饮茶方法，则既能享受到饮茶带给您的惬意感受，又不会有患骨质疏松之忧。

骨质疏松症

骨质疏松的自我保健

多吃含钙及蛋白质的食物：牛奶及豆制品含钙较多。

适量运动，可以改善骨骼的血液供应，增加骨密度。

多晒太阳，每日至少有15~60分钟的户外活动，以增加体内的维生素D，促进钙的吸收。

炖排骨汤时，可加一些醋让骨中的钙释放出来。清淡饮食，吃饭忌太饱、太咸、太油腻。避免过量的茶、咖啡，忌烟、忌酒。

保持正确姿势，不要弯腰驼背，不要经常采取跪坐的姿势，以免增加骨骼的负担。40岁以上者，应避免进行太激烈、负重力太大的运动。老年人应慎用药物，如利尿剂、四环素、异烟肼、抗癌药、强的松等影响骨代谢的药物。

保持良好的精神状态；防止各种意外伤害；定期做骨质密度检查。

（本章编者：徐春 程海梅 邱文娟 刘晓军 王宏宇）

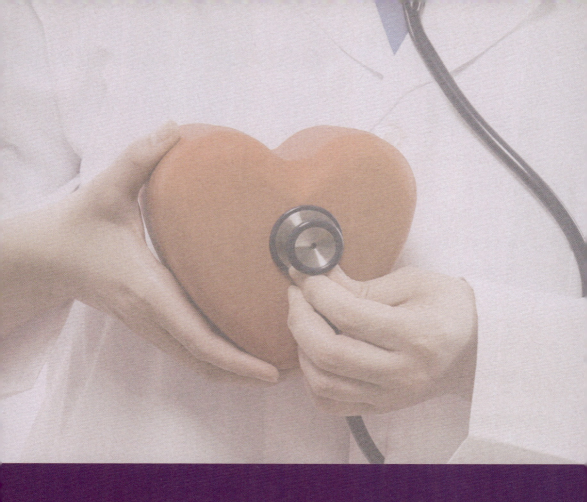

TONGFENG

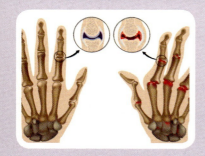

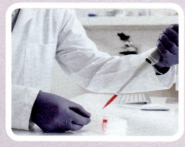

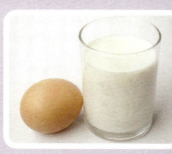

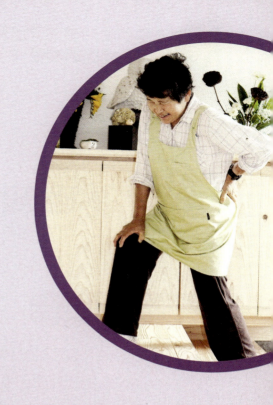

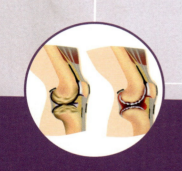

痛 风

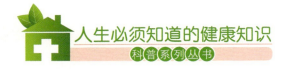
 ## 基础知识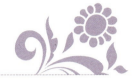

痛风是什么

痛风是由于人体内一种叫嘌呤的物质的新陈代谢发生了紊乱，使尿酸（嘌呤的氧化代谢产物）的合成增加或排出减少，导致血液中尿酸含量超标（称高尿酸血症），高浓度的尿酸会沉积在关节、软组织、软骨和肾脏中，引起组织的炎性反应。

痛风——悄无声息的杀手

在痛风早期仅有高尿酸血症，没有任何不舒服的感觉，如果不检查血尿酸，一般不会发现。高水平的尿酸随血液流经全身各处，遇上它喜欢的地方就留下来，不知不觉中对这些器官造成危害。尿酸最喜欢驻留的地方是关节、软组织、软骨和肾脏。如果尿酸沉积在关节和关节周围，可导致关节炎（称痛风性关节炎）。尿酸盐沉积在皮下组织，形成异物结节，即所谓的痛风石。尿酸盐沉积在肾间质，可引起慢性间质性肾炎，即痛风性肾病，最终可进展到尿毒症，有17%~25%的痛风患者死于肾功能衰竭。痛风还可引起畸形梗阻性肾病，即畸形尿酸性肾病。此外，尿酸盐的沉积使患者肾结石发生率较常人高200倍。

另外，痛风患者常常伴有肥胖、高脂血症、2型糖尿病、高血压、动脉硬化和冠心病等。这些代谢紊乱性疾患的发病机制基本相同，并以胰岛素抵抗为基本的病因，临床上称为代谢综合征。

什么是尿酸？什么是尿酸盐结晶

尿酸是嘌呤分解代谢的终产物，常以尿酸盐结晶形式随尿排出体外。尿酸盐结晶肉眼观类似红砂细粒，常沉积在尿液容器底层。显微镜下可见黄色或暗棕红色的菱形、三棱形、长方形、斜方形的结晶体，可溶于氢氧化钠溶液。

尿酸从何而来

尿酸由嘌呤代谢而来，而人体内的嘌呤1/3来自食物，其余由体内自行合成。

正常情况下，多食含高嘌呤的食物（如动物内脏），可使尿中尿酸增加；在急性痛风症、小儿急性发热、慢性间质性肾炎、白血病时，因细胞核大量分解，也可排出大量尿酸盐。目前认为，食物来源的嘌呤主要生成尿酸，很少被机体利用，所以饮食内嘌呤的含量影响血尿酸的水平。

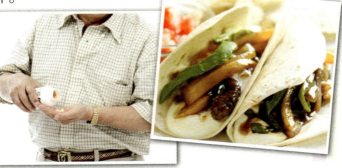

痛风

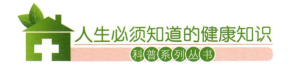

尿酸是如何排泄的

人体的尿酸主要通过肾脏排泄,排出量与尿量及尿酸盐在尿中的溶解度有直接关系。酸性环境中尿酸盐的溶解度下降,如尿pH值5.0时溶解的尿酸仅15%,当尿pH值6.6时几乎所有的尿酸均处于溶解状态。所以,多饮水、保持尿量及碱化尿液有利于尿酸的排出,对于降低血尿酸、防止肾结石及痛风性肾病有重要意义。

血液中尿酸的正常水平是多少

正常情况下,体内的尿酸大约有1200毫克,每天新生成约600毫克,同时排泄掉600毫克,处于平衡状态。正常人群血尿酸含量为150~380微摩尔/升(2.5~6.4毫克/分升),男性平均为267.5微摩尔/升,女性平均为208.3微摩尔/升。

体内尿酸产生过多或排泄障碍,可导致体内尿酸潴留过多。当血尿酸浓度大于420微摩尔/升(7毫克/分升)时,人体体液就会变酸,影响细胞的正常功能,长期置之不理将会引发痛风。

什么是高尿酸血症

男性和绝经后女性血尿酸超过420微摩尔/升(7毫克/分升),绝经前女性血尿酸超过350微摩尔/升(5.8毫克/分升),即可诊断为高尿酸血症。

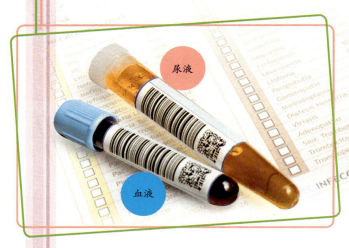

尿液

血液

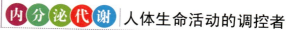

痛风

高尿酸血症的原因
——原发性高尿酸血症和继发性高尿酸血症

原发性高尿酸血症的病因尚不清楚，常伴有血脂代谢异常、肥胖症、糖尿病、高血压、冠心病和动脉硬化。

继发性高尿酸血症是继发于某些疾患或使用某些药物引起的高尿酸血症，如白血病、淋巴瘤、溶血性贫血、真性红细胞增多症、恶性肿瘤、慢性肾功能不全、某些先天性代谢紊乱性疾患，如糖原累积病Ⅰ型等。使用速尿、乙胺丁醇、水杨酸类（阿司匹林、对氨基水杨酸）及烟酸等，均可引起继发性痛风。此外，酗酒、铅中毒、铂中毒及乳酸中毒也可导致高尿酸血症。

原发性高尿酸血症有哪些特点

（1）男多女少：男女患者的比例为20∶1，且女性常在绝经后发病。

（2）趋向年轻化：高尿酸血症的发病具有明显的年龄特征，中年人最多见，40~50岁是高峰，平均44岁。近20年来，高尿酸血症的初发年龄平均下降了6.3岁，不足40岁的初次发病者增加了26.3%。

（3）具有遗传性：双亲有高尿酸血症或痛风者，比单亲有高尿酸血症或痛风者病情重，且可在儿童期发病。

尿酸高就一定得痛风吗

很多人在体检时查出血尿酸偏高，即高尿酸血症，就认为自己得了痛风。其实，并不是所有高尿酸血症的人都会患上痛风，只有血液中的高尿酸导致尿酸结晶沉积在关节的滑膜上，引起关节滑膜发炎时才导致痛风性关节炎的发生。一般来讲，高尿酸血症的人中约有10%会发生痛风。此外也有个别的痛风患者的血尿酸水平并不高。

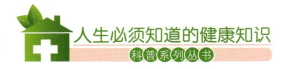
痛风的诱发因素有哪些

痛风具有遗传倾向，如果家族中有痛风患者，那么得痛风的概率就大。

一些后天因素，对痛风的发生也有促进作用。例如，肥胖的人较瘦的人更易患痛风；营养过剩的人较营养一般的人易患痛风；年纪较大的人较年轻的人易患痛风；男性较女性易患痛风；贪食肉的人较素食者易患痛风。

研究表明，引起痛风性关节炎发作的主要因素依次是疲劳过度、饮食不调、饮酒过量、受凉感冒、关节外伤、过度运动。

痛风发病与饮食有什么关系

痛风的发作与进食过多高嘌呤、高蛋白食物有关，如肉类、动物内脏、海鲜、豆类和浓的肉汤等。

酒精升高血尿酸浓度的作用最大，是比饮食更重要的危险因素。酒精影响血尿酸水平的解释可能是饮酒时常伴食含丰富蛋白质和嘌呤的食物。饮酒也是痛风的伴发疾患如心脑血管疾患等的危险因素。

哪些人群是痛风高危人群

60岁以上的老人、肥胖的中年男性、绝经期后的女性、高血压、冠心病、脑血管病、2型糖尿病的患者，有痛风家族史的成员，长期爱食肉者并有饮酒习惯的中年人。

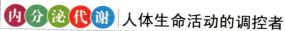

为什么痛风偏爱男性

痛风偏爱男性主要与以下因素有关：

血尿酸水平 正常情况下，女性血尿酸平均水平低于男性。正常人群血尿酸含量为150~380微摩尔/升（2.5~6.4毫克/分升），男性平均为267.5微摩尔/升，女性平均为208.3微摩尔/升。事实证明，痛风急性关节炎发作的血尿酸水平必须高于476微摩尔/升，男性发病只需升高43%，而女性要升高56.5%才能发病。同样高的血尿酸，可致男性发病，而女性可能不会发病。

肾上腺糖皮质素 妊娠期，尤其在妊娠早期，肾上腺糖皮质素的生成增加能抑制或阻断痛风。所以，妊娠期痛风发病率相对较低。

雌激素 月经期血尿酸水平明显低于非月经期，这与月经期雌激素分泌较多有关。正常女性每月一次月经，经期持续约5~7天，血尿酸还未升至发作水平，下次月经又至，这样月复一月，年复一年，血尿酸始终处在较低水平，痛风自然不会发病。

饮食结构 相对男性而言，女性参与酗酒、暴饮暴食者要少得多。长期进食高嘌呤食品是高尿酸血症和痛风发病的重要原因，女性摄入富含嘌呤的饮食少，食源性尿酸生成少，也是痛风发病率低的因素之一。

痛风

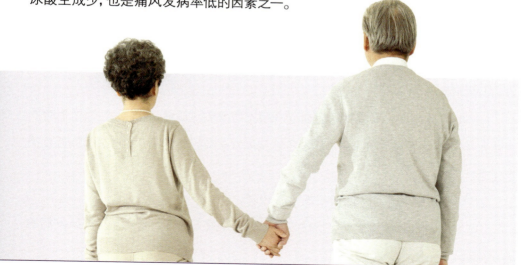

痛风的临床表现

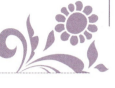

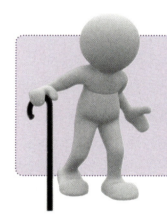

痛风可分为原发性和继发性两大类：原发性高尿酸血症引起的痛风为原发性痛风，通常所说的痛风都是指原发性痛风。继发性痛风是继发性高尿酸血症所导致的痛风。

继发性痛风与原发性痛风的区别在哪

（1）继发性痛风以儿童、青少年、女性和老年人多见，而原发性者多见于40~50岁的中年男性。

（2）继发性痛风患者的高尿酸血症一般比原发者更明显，而原发性痛风患者的尿酸水平较继发者波动更大，尤其是急性痛风性关节炎发作后，可明显降低甚至接近正常。

（3）继发性痛风患者尿酸结石发生率较高。

（4）继发性痛风的关节炎症状往往不如原发性痛风典型，而且容易被原发病的表现掩盖。

痛风有哪些表现

　　小王，某公司销售经理，晚餐和客户喝酒，夜里突然出现左脚踝部疼痛、发红、发热、不能碰，甚至不能盖被子，早晨到医院就诊，认为是"急性软组织感染"，用抗生素治疗，3天后疼痛未减轻，到市级医院就诊，诊断为"痛风性关节炎"。服用秋水仙碱后，当天夜里疼痛减轻，2天后，肿胀消退。

　　急性关节炎是痛风的首发症状。这位患者的症状就非常典型，起病急骤，多在午夜因剧痛而惊醒。该患者发病诱因是饮酒和高蛋白饮食，其他诱因还有脚扭伤、穿紧鞋、多走路、受寒、劳累、感染、手术等。关节疼痛数天后可自行消退。如果不进行治疗，部分患者会在数月、数年内反复发作。由于局部出现红肿热痛，且常伴随发烧症状，有些患者可能出现关节肿大积水，且抽取液体时会出现黄浊液体，因此有时会被误为发生蜂窝组织炎、细菌性关节炎或丹毒而使用抗生素治疗。

痛风病变的好发部位有哪些

　　脚踝部是痛风性关节炎容易发生的地方，此外，跖关节、跟、膝、腕、指、肘等关节也可以发生。绝大多数是单侧关节疼痛，可伴发热，白细胞增多。

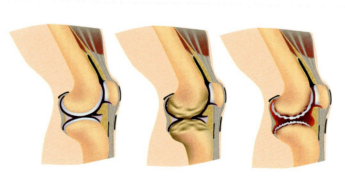

痛风病变好发于身体各关节处

痛风

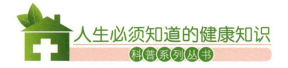

痛风四部曲
——高尿酸血症，痛风性关节炎，痛风性肾病，肾功能衰竭

（1）无症状的高尿酸血症期：此期患者血中的尿酸浓度增高，没有关节炎的表现，有10%~40%的患者会先发生肾结石。

（2）急性痛风性关节炎：此期由高尿酸血症发展而来，突出的症状是急性痛风性关节炎的发作，受累关节部位出现剧痛。病发早期较常侵犯单一关节，其中约半数发生在脚掌骨关节，患者疼痛难忍，无法穿上鞋子，常会穿着拖鞋前来就诊。急性关节炎发作消失后关节可完全恢复正常，不遗留功能损害。如果不进行治疗，关节疼痛会反复出现，会侵犯多处关节。痛风常犯的部位有大脚趾、脚背、脚踝、脚跟、膝、腕、手指和肘等部位。

（3）慢性痛风性关节炎和痛风性肾病：痛风性关节炎由于反复急性发作造成关节损伤，使关节出现不同程度的骨破坏与功能障碍。随病程延长，可出现皮下痛风石、痛风性肾病和肾结石，肾功能可正常或轻度减退。

（4）肾功能衰竭：出现明显的关节畸形和功能障碍，皮下痛风石数量增多、体积增大，破溃漏出白色尿酸盐结晶。痛风性肾病及肾结石有所发展，肾功能明显减退，出现氮质血症和尿毒症。

哪些病容易被误认为痛风

类风湿关节炎

有的慢性关节炎的痛风，由于持续关节肿胀疼痛，须与类风湿关节炎鉴别。鉴别要点：

（1）类风湿性关节炎好发于年轻女性，一般缓慢起病，多呈进行性间歇加重。

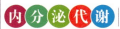

痛风好发于中、老年男性,发病急骤,疼痛剧烈,多在夜间突然关节痛或加重,首发症状常为第一跖趾关节红、肿、热、痛,早期发作疼痛常可自行缓解,间歇期良好,但关节炎可长期反复发作。

(2)类风湿性关节炎表现为多发性、对称性的小关节疼痛及梭形肿胀,晚期才有关节畸形和肌肉萎缩,罕见单个急性关节炎。而痛风性关节炎具有单侧和不对称性的特点。

(3)类风湿性关节炎患者受累关节有明显的晨僵,晨僵时间往往超过1小时。而痛风性关节炎无晨僵的特点。

(4)类风湿性关节炎类风湿因子阳性,血尿酸正常,关节液无尿酸盐结晶。而痛风患者类风湿因子阴性,血尿酸升高,关节液可有尿酸盐结晶。

(5)类风湿性关节炎X线表现关节间隙变窄甚至关节面的融合,而痛风表现为骨皮质下囊肿样缺损性改变。

(6)类风湿性关节炎用秋水仙碱无明显的止痛作用,而痛风性关节炎用秋水仙碱有特效。

风湿性关节炎

20%~50%的慢性痛风性关节炎患者被误诊为风湿性关节炎,鉴别要点:

(1)风湿性关节炎多见于儿童及青年,以急性发热及关节肿痛起病。可表现为1日内或数日内游走性多关节疼痛,即一处关节炎症消退,另处关节起病。而痛风性关节炎多见于中老年男性,早期多有反复发作的急性单关节炎,受累关节逐渐增多的特点,受累关节多为下肢关节,下肢关节的症状重于上肢关节,多呈非对称性肿胀。个别晚期因尿酸盐在组织中广泛沉积而发生关节进行性强直甚至关节畸形。

(2)风湿性关节炎还应具备心脏、皮肤损害等风湿热的表现,很少累及跖趾

痛风

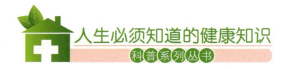
关节。

（3）风湿性关节炎血尿酸正常，X线关节摄片骨质无异常。

（4）鉴别困难时可穿刺抽取关节滑液，痛风性关节炎关节滑液在偏光显微镜下检查可见到大量针状尿酸盐结晶。

（5）风湿性关节炎抗"O"阳性，但抗"O"升高只能证明有过链球菌先驱感染，起辅助诊断作用，不能仅凭此确诊为风湿性关节炎。血沉和C反应蛋白对诊断更无特异性，一般可作为疾患活动的指标。

丹毒

3%~5%的急性痛风性关节炎因关节周围红肿明显容易误诊为丹毒，鉴别要点：

（1）丹毒为链球菌感染所致，沿淋巴管走行，局部皮肤为鲜红色，周围边界清楚。而痛风性关节炎肿胀以关节为中心，压痛点以关节处最重。

（2）丹毒患者多有发热，外周血白细胞显著升高多见。而痛风性关节炎一般全身症状较轻，外周血白细胞显著升高者相对少见。

（3）丹毒患者关节滑液中无尿酸盐结晶，血尿酸正常。而痛风患者关节滑液中有尿酸盐结晶，血尿酸常明显升高。

化脓性关节炎

5%~8%的痛风性关节炎急性期可有血白细胞升高、发热，特别是痛风石伴有破溃时易误诊为化脓性关节炎，但化脓性关节炎有以下特点：

（1）为病原体直接侵犯关节，多见于下肢负重关节。如髋关节和膝关节发病最多，不对称，多为单关节炎，并伴有高热和寒战。

（2）关节腔穿刺液呈化脓性改变，涂片或培养可找到细菌，常为革兰氏阳性球菌，易并发骨膜炎及骨髓炎。

（3）关节液中无尿酸盐结晶，血尿酸正常。

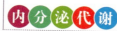

痛风的诊断

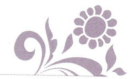

痛风

痛风的发现和检查

如何早期发现痛风

　　早期发现痛风最简单有效的方法，就是检测血尿酸浓度。对人群进行大规模的血尿酸普查可及时发现高尿酸血症，这对早期发现及早期防治痛风有十分重要的意义。

哪些人群需要检查血尿酸

　　（1）60岁以上的老年人。

　　（2）肥胖的中年男性。

　　（3）绝经期后的女性。

　　（4）高血压、2型糖尿病、冠心病、脑血管病（如脑梗死、脑出血）患者。

　　（5）原因未明的关节炎，尤其是中年以上的患者，以单关节炎发作为特征。

　　（6）肾结石，尤其是多发性肾结石及双侧肾结石。

　　（7）有痛风家族史的成员。

　　（8）长期嗜肉类，并有饮酒习惯的中年人。

　　如果首次检查血尿酸正常，也不能轻易排除痛风及高尿酸血症的可能。应定期复查，这样可使痛风的早期发现率大大提高。

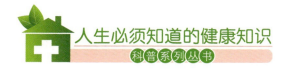
如何进行血尿酸测定

目前国内外普遍采用尿酸酶法测定。该法是利用尿酸酶还原尿酸的比色法来测定，特异性较高。

测定血尿酸时应注意以下几点：①清晨空腹状态下抽血；②抽血前一天避免高嘌呤饮食，禁止饮酒；③抽血前停用影响尿酸排泄的药物，如水杨酸类药物、降压药及利尿剂等，应至少停药5天以上；④抽血前应避免剧烈活动，如奔跑或快速登高等；⑤由于血尿酸有时呈波动性，故一次血尿酸正常不能完全否定血尿酸增高，如临床有可疑，应重复检查。

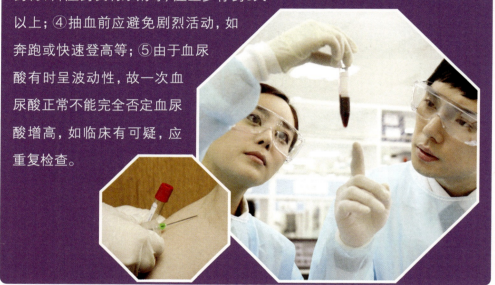

痛风的诊断标准

（1）急性关节炎发作1次以上，在1日内即达到发作高峰；

（2）急性关节炎局限于个别关节；

（3）整个关节呈暗红色；

（4）第一跖趾关节肿痛；

（5）单侧趾关节炎急性发作；

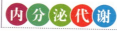

（6）有痛风石；

（7）高尿酸血症；

（8）非对称性关节肿痛；

（9）发作可自行中止。

凡具备该标准3条以上，并可除外继发性痛风者，即可确诊。

高尿酸血症与痛风有哪些区别

痛风

高尿酸血症是指血中尿酸超过正常范围，很多原因可以引起血中尿酸含量升高。痛风是指长期的高尿酸血症导致尿酸盐结晶沉积在骨关节、肾脏和皮下等组织，引起痛风性关节炎、痛风性肾病和痛风石等病变。高尿酸血症可以说是痛风的前奏，但并不一定能演变为痛风，而痛风患者不一定都尿酸高。

尿酸高了，痛风一定就发作吗？
痛风发作了，为何尿酸不高

虽说高尿酸血症时间越长，尿酸值越高，患痛风的概率越大，但临床上仅有5%~12%的高尿酸血症患者最终发展为痛风。

而痛风患者在急性关节炎发作时，约30%的患者尿酸在正常范围。这是因为在痛风急性发作时，肾上腺皮质激素分泌增加，可促进尿酸的排泄。所以千万不能仅以血尿酸的水平作为诊断痛风的唯一标准。

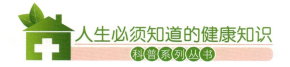
确诊痛风后该怎么办

确诊痛风后，首先应该做一些必要的检查，找出痛风的原因及是否有相关疾患。继发性痛风在原因去除之后尿酸值会恢复正常，而原发性痛风找不到原因。

其次要长期耐心接受专科医师的治疗，经过系统的规范化治疗，一般预后良好。

痛风患者需要做哪些检查

（1）尿尿酸的检查；

（2）关节滑液检查，对于明确诊断或判断有无合并感染或排除假性痛风等有帮助，有条件应进行检查；

（3）血常规和肝肾功能，这是保证用药安全的前提；

（4）血脂、血糖等检查，旨在了解有无高脂血症和糖尿病等合并症；

（5）关节X线检查。

测定尿尿酸有什么意义

尿尿酸反映肾小管对尿酸的重吸收和分泌功能，用以判断高尿酸血症的原因，是由于尿酸生成过多还是尿酸排泄减少，或是两者兼有。对于选择治疗药物及监测治疗效果都有一定的指导作用。

如何判断尿尿酸的结果

进食低嘌呤饮食，5天后，留取24小时尿。正常情况下，24小时尿尿酸结果应低于600毫克。

常规饮食时24小时尿尿酸应小于1000毫克。

如果血尿酸升高, 而24小时尿尿酸小于600毫克, 则为尿酸排泄不良型, 否则可能是产生过多型, 区别两者对治疗有一定指导意义。

测定尿尿酸有什么注意事项

测定24小时尿尿酸应注意以下几点: ①如果患者有肾功能减退、结石、尿路梗阻、肾盂积水、尿潴留及排尿不畅等情况, 会影响测定结果; ②应准确留取24小时的尿量, 留尿的容器应放防腐剂; ③留尿当天如有腹泻、呕吐、发热、尿路感染或其他急性疾患时, 应改期进行。

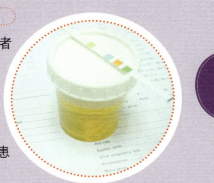

痛风

痛风性关节炎患者的关节滑液检查有何特点

痛风性关节炎患者的关节滑液量增多, 外观呈白色, 不透亮, 黏性低, 白细胞数常超过$50×10^9$/升, 中性粒细胞超过75%。最具特征性的是在偏光显微镜下, 可见到被白细胞吞噬的或游离的尿酸盐结晶, 该结晶呈针状, 并有负性双折光现象, 这一现象在痛风性关节炎急性期的阳性率为95%。

痛风性关节炎的X线检查有何特点

早期急性关节炎时, 仅受累关节周围软组织肿胀。反复发作时, 可在软组织内出现不规则团块状致密影, 即痛风结节。在痛风结节内可有钙化影, 称为痛风石。由于痛风石在软骨中沉积, 可造成软骨破坏和关节间隙狭窄, 关节面不规则。病程较长者, 在关节边缘可见偏心性半圆形骨质破坏, 较小的似虫噬状, 随着病情进展, 逐渐向中心扩展, 形成穿凿样缺损。

痛风的治疗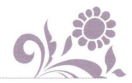

饮食治疗

痛风患者的饮食原则

（1）保持理想体重。超重或肥胖就应该减轻体重，但减轻体重应循序渐进，否则容易导致痛风急性发作。

（2）适量碳水化合物。碳水化合物可促进尿酸排出，患者可食用富含碳水化合物的米饭、面食等。

（3）适量蛋白质。每千克体重摄取0.8~1克的蛋白质，以牛奶、鸡蛋为主。如果是瘦肉、鸡鸭肉等，应该煮沸后去汤食用，避免吃炖肉或卤肉。

（4）少吃脂肪。脂肪可减少尿酸排出，痛风并发高脂血症者，脂肪摄取应控制在总热量的20%~25%。

（5）大量喝水。每日应该喝水2000~3000毫升，可饮饮料，以利于尿酸的排出。

（6）少吃盐。每天应该限制在2~5克。

（7）禁酒。酒精容易使体内乳酸堆积，对尿酸排出有抑制作用，易诱发痛风。

（8）少用强烈刺激的调味品或香料。

（9）限制嘌呤摄入。动物性食品中嘌呤含量较多，患者禁食内脏、骨髓、海味、发酵食物、豆类等。

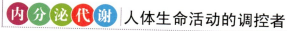

痛风患者饮食的"三低"和"三忌"

"三低"：①低嘌呤饮食。低嘌呤食物有牛奶、鸡蛋、水果、植物油、蔬菜等，嘌呤摄入量应控制在150克/日之内。②低蛋白、低脂肪饮食。蛋白质控制在40~65克/日，以植物蛋白为主，动物蛋白可选用牛奶、鸡蛋，尽量不吃肉类、禽类、鱼类。脂肪可减少尿酸的正常排泄，故应控制在50克/日左右。③低盐饮食。钠盐有促使尿酸沉淀的作用，加之痛风患者多合并有高血压病、冠心病及肾脏病变，所以痛风患者每日钠盐摄入量不得超过5克。

"三忌"：①忌酒。乙醇使血乳酸浓度增高，乳酸抑制肾脏对尿酸的排泄，如果血中乳酸水平长期持续高于20~25毫克/分升，则肾脏对尿酸的排泄量明显减少。啤酒中嘌呤含量亦很高，因此必须严格戒酒，以防痛风发作。②忌服降低尿酸排泄的药物，如利尿剂、阿司匹林、免疫抑制剂等。因这些药物均可加重高尿酸血症，引起痛风发作，加快痛风结石的形成。③忌肥胖。肥胖不仅加重高脂血症、高血压、冠心病及糖尿病等，而且可使血尿酸升高。因此，体胖者要多动、少吃，每日热量摄入较正常人减少10%~15%，以降低体重。

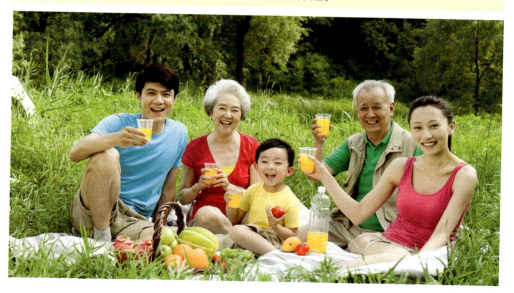

痛风

痛风患者能吃豆制品吗

豆制品与痛风的关系存在一些误解,大部分豆类的嘌呤含量不太高,可以推翻民间或中医误传痛风禁食豆制品的说法。另一个间接证据是,常吃豆制品的出家人也很少有痛风。所以豆制品可以少量食用。

吃人参可加重痛风吗

人参中嘌呤含量极微,故对痛风患者并非禁忌。人参有强心、利尿、降血糖、促消化等作用,还可增强人体免疫力,从而改善体质,故痛风患者可以适当进服。但伴有高血压的患者则不宜服用。痛风急性发作期,应暂停服用。

参类中以服用西洋参为宜,因为西洋参性凉,不温不燥,比较适合痛风患者,剂量以每日3~5克为宜,切忌过量。生晒参也可根据患者体质适当服用。不宜服用性温的红参(高丽参)。在服用人参期间不宜饮茶,忌食萝卜,以免削减人参的功效。

樱桃对痛风患者有益

樱桃中含有丰富的花青素、花色素及维生素E,均是很有效的抗氧化剂,它们可以促进血液循环,有助于尿酸的排泄。特别是樱桃中的花青素,对消除肌肉酸痛十分有效。美国密歇根大学研究发现,吃20粒樱桃比吃阿司匹林更有效。食用樱桃几天之内能起到消肿、减轻疼痛的作用。长期面对电脑工作的人常常会有头痛、肌肉酸痛等毛病,多吃些樱桃也可以缓解或消除这些症状。

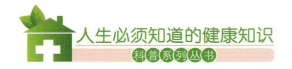

新鲜樱桃上市时间短,无法常食鲜果。不过,患者选择用樱桃泡酒服用,仍能起到活血止痛的效果。樱

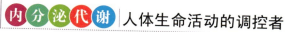

桃泡酒，宜选择低度的粮食发酵酒，像米酒、黄酒、高粱酒（40度左右）等。樱桃酒放在避光、阴凉地方贮存，一般可存放8个月至1年不会变质。

方法：樱桃与酒的比例一般为1：10，即100克樱桃用1000毫升酒。樱桃入酒中泡1周即可饮用，可以早晚各饮20毫升；疼痛不太剧烈时，可以只在晚间饮25毫升。酒将饮完时，可适量添加酒再泡。

注意：樱桃酒虽对缓解关节痛有良效，但决不能代替必要的药物治疗。高血压者应慎用。

痛风患者宜食用的其他水果

（1）草莓：营养丰富，酸甜可口，是滋补佳品。草莓含有柳酸甲烷，痛风患者食后有利于康复。并且有解热，预防脑卒中（中风）的功效。

（2）梨：具有降血压、养阴清热、清心润肺的功效。能促进食欲，帮助消化，并有利尿通便和解热的作用，可用于高热时补充水分和营养。高血压、心脏病、肝炎、肝硬化等患者，常吃梨大有益处。煮熟的梨有助于尿酸的排泄，梨对痛风患者伴有的高血压、头昏目眩、心悸耳鸣、虚热咳嗽有显著效果。

（3）李子：李子可促进消化酶和胃酸分泌，增加胃肠蠕动，有利于痛风患者消食健胃，活血行瘀，促进康复。

（4）西瓜皮：西瓜皮的利尿作用较强，且能降血糖、扩张血管，对痛风患者发热口渴、头痛咽干、小便短赤有良效。

（5）香蕉：营养丰富，矿物质、维生素含量高，可降低胃酸，改善胃溃疡，降低血压，抑制细菌，预防疾患，润肠通便，延年益寿。对痛风患者燥热伤肺、干咳少痰、心烦不安有良好的辅助治疗作用。

（6）柚子：鲜柚含柚皮甙，有抗炎和解毒作用，含大量的维生素C和烟酸，有益于心血管患者和肥胖症患者。对痛风患者有解毒、消炎、止痛的效果。

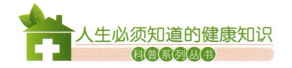
运动治疗

痛风患者运动的注意事项

在关节炎的急性期，不能锻炼，要制动，充分休息。

在缓解期应该适当运动。大多数痛风患者比较肥胖，所以减轻体重是治疗痛风和高尿酸血症原则之一。而减轻体重的最好办法就是运动，适当的运动可预防痛风的发作，减少内脏脂肪，减轻胰岛素抵抗。运动的种类包括散步、游泳、打羽毛球、健美操、太极拳等有氧运动，患者运动时要循序渐进。

痛风患者不宜长时间剧烈运动。例如打球、跳跃、跑步、爬山、长途步行、旅游等。长时间剧烈的运动使患者出汗增加，血容量、肾血流量减少，尿酸、肌酸等排泄减少，可以出现一过性高尿酸血症。另外，剧烈运动后体内乳酸增加，会抑制肾小管排泄尿酸，暂时升高血尿酸。目前已有大量资料证实，剧烈或长时间的肌肉活动后，患者呈现高尿酸血症，在这种情况下不利于患者痛风病情改善，还可能诱发痛风关节炎，因此痛风患者要避免剧烈运动和长时间的体力活动。

痛风患者如何运动

痛风患者可以选择一些简单的运动，如散步、匀速步行、打太极拳、练气功、骑车及游泳等，其中以打太极拳、步行、骑车及游泳最为适宜。这些运动的活动量较为适中，时间较易把握，只要合理分配体力，可以既起到锻炼身体之目的，又能防止高尿酸血症。

患者在运动过程中，要做到从小运动量开始，循序渐进，关键在于坚持不懈。运动时间不宜过长，运动过程中要注意休息、调整体力，同时要多喝水补充体内水分。

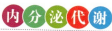

药物治疗

常用的抗痛风药物

治疗急性痛风性关节炎的药物

秋水仙碱、非甾体抗炎药、促肾上腺皮质激素和糖皮质激素。

（1）秋水仙碱是从秋水仙的球茎和种子中提取的一种生物碱，它可以抑制尿酸盐结晶引起的白细胞增加，干扰白细胞的趋化性，起到消炎止痛的作用。

在急性痛风发作时初始量为1毫克，以后每2小时1毫克或每小时0.5毫克，直到疼痛症状缓解。如果出现恶心、腹泻等副作用时应该及时停药，24小时总量不超过6毫克。如有胃肠疾患亦可使用静脉给药，2毫克溶于20毫升生理盐水中，缓慢静脉推注，24小时不超过4毫克。

（2）非甾体抗炎药在治疗痛风性关节炎中的作用与秋水仙碱一样，由于秋水仙碱的毒副作用，很多患者更愿意选择非甾体抗炎药。其主要抗炎作用表现为缓解红、肿、热、痛等炎性症状，改善某些肌肉、骨骼、关节的功能，能有效防止水肿、细胞渗出、疼痛。

（3）促肾上腺皮质激素（ACTH）和糖皮质激素仅在反复发作、症状严重，经上述药物治疗无效的个别病例中使用。此类药物抑制非感染性炎症，减轻充血水肿，抑制炎症细胞向炎症部位移动，降低自身免疫水平。常用剂量：ACTH第一天为50单位肌注或静脉注射，第二天起逐渐减量，共用3~4天。此类药物在使用时应非常慎重，应注意在减量、停药时引起的反跳。

促进尿酸排泄的药物

其共同机制为阻止肾小管对尿酸的重吸收，增加尿酸的排出，降低血尿酸水平。主要用于痛风伴高尿酸血症的治疗，如丙磺舒、苯磺唑酮、苯溴马隆。另外，碱性药物通过提高尿液pH值，增加尿酸的溶解度，而促进尿酸的排出。

痛风

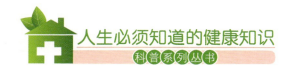
　　抑制尿酸生成的药物别嘌呤醇是一个强力的嘌呤氧化酶抑制剂，它是至今唯一能有效减少尿酸生成、降低血及尿中尿酸水平的药物。其作用特点如下：

　　别嘌呤醇及其代谢产物的作用不在肾脏，故肾脏有损害的痛风患者仍可使用。

　　因其不增加尿酸的排泄，故对有痛风结石的患者作用更佳。

　　别嘌呤醇对继发性痛风患者有特效。

降尿酸药的使用原则

　　（1）"不加不减"的原则：即不在痛风急性期使用（不加）；一旦在服用降尿酸药物过程中出现痛风发作，宜维持原方案继续服用（不减）；

　　（2）降尿酸药物一般在新近发作控制后3~5天开始；

　　（3）降尿酸药物从小剂量开始，逐渐加量，达到疗效后，再逐渐减量；

　　（4）用药期间（尤其是用排尿酸药者）需注意多饮水；

　　（5）碱化尿液：服用碱性药物如苏打片，以碱化尿液，有利于尿酸排泄；

　　（6）不宜使用抑制尿酸排泄的药物如利尿剂、小剂量阿司匹林等；

　　（7）监测血尿酸浓度和药物毒副作用，如肝肾损害、骨髓抑制、胃肠反应、皮疹、过敏反应等。

痛风性关节炎急性发作时的治疗

　　痛风急性发作时，当尽快控制急性关节炎的发作，消炎镇痛，以减轻患者的痛苦。

　　（1）卧床休息，抬高患肢，避免受累关节负重。一般应休息至关节疼痛缓解72小时后才可开始活动。

　　（2）注意保暖，不穿小鞋。

　　（3）以素食为主，不吃动物内脏、海鲜、不喝啤酒。

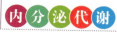
（4）大量喝水，每天喝3000毫升以上的水。

（5）碱化尿液。

（6）疼痛剧烈时可服用非甾体类抗炎药，如双氯芬酸钠。有胃肠疾患、肾脏病变或老人可用对消化道副作用小的新一代选择COX-2抑制剂——西乐葆。这些药物不宜长期服用，症状减轻后即应减量或停用。

（7）小剂量使用秋水仙碱。

（8）肾上腺糖皮质激素可在上述药物效果不佳时使用，能够迅速缓解急性发作，但停药后易有反跳。

（9）治疗过程中要定期复查血常规、肝肾功，以防白细胞减少及肝肾损害。老人及肝肾功能不好的人要非常小心地使用。

注意：急性发作期不能使用降尿酸药物，否则很容易引发转移性痛风发作。

痛风发作过后还需要吃药吗

痛风是一种慢性疾患，需要长期服药。如果服用降尿酸药物一段时间之后，因痛风不再发作而停药，血中的尿酸不久后会再度升高，痛风也会再度发作。所以，即使关节不痛也要长期服药。

据临床观察，没有治疗的痛风患者，几乎都会得痛风石，虽然痛风石大部分时间不会疼痛，但它对关节的破坏持续进行。高尿酸血症对肾脏的损害也在潜移默化之中。同时，痛风也容易合并糖尿病、高血压病等其他并发症。所以痛风需要长期治疗。

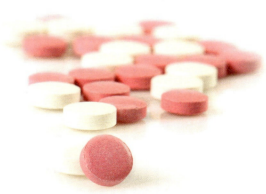

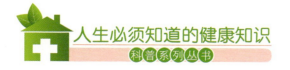

人生必须知道的健康知识
科普系列丛书

痛风是终身性疾患吗

痛风是可治之病，也是一种终身性疾患。痛风发作越频繁，对身体损害越大，发作间歇期越长，对身体损害越小。目前世界上对痛风没有特效药物，关键是要做好自我预防，合理用药。如果血尿酸高于正常值，就需要治疗，使血尿酸保持在正常范围，减少发作次数，就能和正常人一样，带病延年。

抗痛风药物的不良反应有哪些

每种药物都有不良反应，所谓是药三分毒，因此，服药受益时，莫忘不良反应，这样才能让药物的毒副作用对患者的伤害减少到最低限度。

（1）苯溴马隆：不良反应较少，仅少数患者可出现粒细胞减少，故应定期查血象。与乙酰水杨酸及其他水杨酸制剂同服时，药效减弱。

（2）别嘌呤醇：个别患者可出现皮疹、腹泻、腹痛、低热，暂时性转氨酶升高或粒细胞减少。本品服用初期可诱发痛风，故于开始服用的4~8周内可与小剂量秋水仙碱合用。服药期间应多饮水，并使尿液呈中性或碱性，以利尿酸排泄。

（3）秋水仙碱：毒性较大，有胃肠道反应、骨髓抑制、脱发、四肢酸痛、发麻和局部刺激性等。年老、体弱、心血管疾患及肝、肾功能不良患者慎用。

（4）小苏打（碳酸氢钠）：口服后中和胃酸时可产生大量二氧化碳，增加胃内压力，并使胃扩张，故常有嗳气。该药刺激溃疡面，对严重胃溃疡患者有引起胃穿孔的危险。

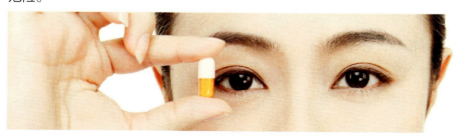

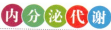

患了痛风，哪些药最好不要服用

　　人体内约2/3的尿酸经过肾脏排出体外，因此，凡是影响肾功能的药物都有可能影响尿酸的排泄，导致血尿酸升高。如高血压患者常用的钙离子通道阻滞药和β受体阻滞剂，能够降低肾脏血流量，减少尿酸的排出，导致血尿酸升高；噻嗪类、利尿酸等排钾利尿药都能影响肾脏排泄尿酸的作用，使尿酸排泄减少；阿司匹林在小剂量服用时可抑制肾脏排出尿酸，大剂量则可促进尿酸的排泄；部分磺脲类和双胍类降糖药、烟酸类降脂药也能致使血尿酸升高，成为痛风的发病因素；另外，青霉素类和头孢菌素类抗生素，大部分由肾脏排出，可以阻碍尿酸的排泄；维生素B_1，维生素B_{12}等药，也有降低尿酸排泄的作用。

　　以上均是减少尿酸排泄的药物，除此之外，促进尿酸生成的药物也可以诱发痛风。如胰岛素可促进嘌呤的合成，使尿酸生成增加，血尿酸水平升高，引发痛风。

　　因此建议痛风患者：①尽量避免使用影响肾功能的药物；②尽量不使用对尿酸代谢有不良影响的药物；③使用胰岛素时，应注意加用降尿酸药物；④用药过程中，注意监测血尿酸水平。

痛风

痛风治疗用药的九大误区

　　痛风是古老的疾患，过去多为帝王将相患此病，故称为"富贵病"。近年来，由于生活水平提高，高嘌呤、高蛋白饮食大量摄入，普通老百姓患痛风的人数日益增多，所以有人将痛风列为"现代文明病"之一。得了痛风，除了饮食控制外，往往需要在医生的指导

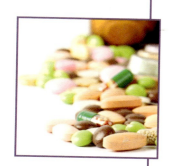

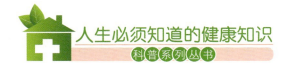
下，服用一些药物以控制病情，这样做十分必要。现就痛风药物治疗中可能发生的误区介绍如下。

误区一：急性发作时用大量抗生素

痛风急性发作时，受累关节常常出现红、肿、热、痛和功能障碍。病情严重的患者还可出现发热、白细胞升高。如不做详细的病史追问、体检和血尿酸等检查，很容易误诊为局部感染或发炎，随即给予大剂量的抗生素治疗，这是痛风治疗中最为常见的误诊误治。

由于痛风急性发作本身有一定的自限性，一般患者即使无任何治疗，亦多可于疾患发作3~10日逐渐自然缓解。这种自然缓解常常被医生或患者误认为是抗生素的疗效。事实上，青霉素等抗生素对痛风急性发作不但无效，而且可加剧病情，延迟缓解。这是因为注入体内的抗生素大多由肾脏排泄，这与痛风的罪魁祸首——尿酸的肾脏排泄殊途同归。大家都从一个出口往外"挤"，青霉素"跑"出去多了，尿酸自然"跑"出去就少，其结果是血中尿酸反而升高，从而加剧病情。

误区二：急性发作时单用降尿酸药治疗

痛风是慢性病，多数患者常常遵医嘱长期服用苯溴马隆或别嘌呤醇等降尿酸药物。有些痛风患者在急性发作时盲目加大降尿酸药物剂量，以期终止发作，减轻疼痛，结果却适得其反。

苯溴马隆和别嘌呤醇属降尿酸药。前者可增加尿酸的肾排泄，后者可抑制尿酸的形成。其共同作用可降低血尿酸的浓度，纠正高尿酸血症。降尿酸药并无消炎止痛的作用，所以不能解除患者的剧痛，对终止急性发作没有效果。如果在急性发作时单独应用降尿酸类药物，会动员体内的尿酸池，使血尿酸进一步升高，引起转移性痛风发作，从而加重病情。

误区三：长期服用非甾体抗炎药

为消除急性炎症反应，解除疼痛，终止发作，医生常给痛风急性发作患者开消炎痛等非甾体抗炎药，而且剂量较大，每日服用次数也较多。此类药不影响尿酸代谢，也不增加尿酸排泄，属于对症治疗，并非对因治疗。而且此类药物不良反应较多，除严重胃肠道反应外，还可引起不同程度的肾功能损害。因此，一旦急性发作过后，即应快速减药，短期内停药。

误区四：血尿酸增高就需要服降尿酸药

高尿酸血症是痛风的生化标志，但并非痛风的同义词。绝大多数高尿酸血症终身不发展成为痛风，仅5%~12%的高尿酸血症会发展为痛风。对无症状的高尿酸血症不一定需要长期服用降尿酸药物治疗，因为降尿酸药物都有副作用，别嘌呤醇所致的剥脱性皮炎甚至可引起死亡。

高尿酸血症患者需定期随访和复查。如有明显的痛风家族史，尿酸增高非常明显，或者已出现临床症状者可考虑药物治疗。即便已有一两次痛风急性发作，也不一定马上就需要药物控制。这是因为痛风复发频率有较大的个体差异，有的人一生中仅发作一次，以后不再发作，更无转为慢性之虞。一般认为每年有两次以上发作，或有痛风石、肾损害表现，或经饮食控制血尿酸仍显著升高者方需要用药控制。

误区五：痛风急性发作时用伤湿止痛膏止痛

痛风急性发作时关节局部红肿充血比较明显，局部炎症反应也较剧烈，有的便自作主张使用伤湿止痛膏止痛。其实，这一做法不妥。一方面，伤湿止痛膏之类的膏药多为温燥之品，对皮肤有一定的刺激作用，可加重局部充血。如果在痛风急性发作时贴用膏药，会使局部肿痛加剧。另一方面，如果患者关节处已存在痛风结石，应用伤湿止痛膏，有可能导致局部皮肤破溃糜烂，加重病情。

误区六：痛时治，不痛就不治

在痛风性关节炎的间歇期，关节疼痛缓解。患者以为关节不痛就没事了，在饮食上不注意，不做血尿酸的检查，也不服用降尿酸的药物。但事实是，血尿酸水平会逐渐升高，会造成痛风关节炎的再次发作，每发作一次，病情就会加重一次，关节及肾功能正悄悄地受到损害，这是最可怕的。所以，在间歇期要检查血尿酸水平，如果升高，应该服用降尿酸药物。

痛风

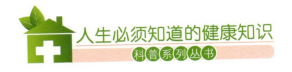
误区七：止痛不治痛，治标不治本

长期以来，痛风患者为缓解疼痛，大量服用激素类药物，或乱用保健品来单纯止痛，但是没有服用降尿酸的药物，没有解决痛风的根本问题。

误区八：饥饿也能抗痛风

痛风是由于摄入含高嘌呤的食物所诱发的，大多数患者误认为通过饥饿疗法能降低血尿酸水平而对抗痛风的发作。其实，饥饿会导致糖异生增加，有机酸（如 β-羟丁酸、自由脂肪酸、乳酸等）的产生增多，这些有机酸对肾小管分泌尿酸起竞争抑制作用而使尿酸排泄减少，导致高尿酸血症。所以饥饿不仅不能降低尿酸，反而使尿酸水平升高。

误区九：食用排酸牛、羊肉可以不引起尿酸升高

有些患者误认为排酸牛、羊肉就是脱酸的肉，食用后可以不引起尿酸升高。为搞清楚这个问题，首先必须搞明白什么是排酸肉，尿酸是如何产生的。

所谓冷却排酸肉是指屠宰后的动物在一个小时内进入预冷间，过一段时间，使肉质发生变化，蛋白质被分解成氨基酸，排空体液，去除有害物质，进一步杀灭细菌的过程，经过预冷排酸使肉品酸度下降，极大抑制了动物体内微生物的含量。

尿酸是人类嘌呤分解代谢的产物。尿酸的来源有内源性和外源性两个来源。内源性指在人体内用氨基酸、磷酸核糖及其他小分子化合物合成的或核酸分解代谢产生的，约占体内总尿酸的80%。外源性指从食物中的核苷酸分解而来，约占体内总尿酸的20%。排酸肉并未影响肉中的蛋白质及核酸的含量，所以食用排酸肉同样可以引起体内尿酸水平的升高。

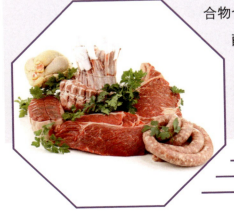

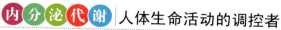

痛风的中医药疗法

中医对痛风的认识和辨病用药

中医对痛风的观点，可回溯至元代朱丹溪的《格致余论·痛风论》：痛风者，四肢百节走痛，方书中谓之白虎历节风症也。由于其好发位置初期多位于肝脾二经循行的足大趾，故多归属肝脾二经。对痛风引起的关节炎，中医认为急性期多表现为湿热型，慢性期多属瘀阻型，可见关节变形，治疗上首要调理脾胃。

急性期多属风湿热痹，症见关节红肿热痛，发病急，累及一个或多个关节，多兼有发热、口渴、烦闷不安，小便短黄，舌红，苔黄，脉弦滑数。治以清热通络，祛风除湿。药用生石膏、知母、生地、丹皮、赤芍、忍冬藤、黄柏、木瓜、牛膝、土茯苓。

慢性期多属风寒湿痹，症见关节肿痛，屈伸不利，或皮下结节，关节冷痛，肢体沉重，肌肤麻木不仁，舌苔薄白，脉弦紧。治以祛风散寒、除湿通络。药用羌活、独活、防风、苍术、麻黄、薏仁、海风藤、秦艽、白术、茯苓、车前子。

中药药理研究表明，山慈姑、秦皮、虎杖、萆薢、土茯苓、薏仁、车前子、金钱草等中药可增加尿酸的排泄，同时山慈姑也有类似秋水仙素的成分；五加皮含水杨酸醛，具有抗热、镇痛、解热的作用，对祛风湿、止痹痛有良好疗效；针对痛风患者血尿酸升高、尿酸排泄增多的特点，利用山慈姑、滑石等具有碱化尿液作用的药物，更可收到一箭双雕之效。

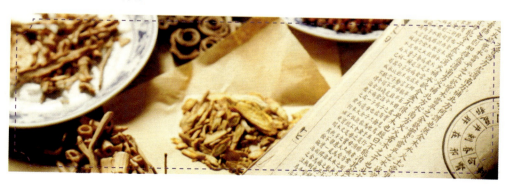

痛风

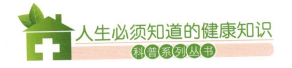

中医药外治特色疗法

中药熏蒸疗法

中药熏蒸疗法又叫蒸汽疗法、气浴疗法，是借助药力和热力通过皮肤而作用于机体的一种治疗方法。它适用于痛风缓解期，辨证属风寒湿痹者，具有祛风除湿、温经散寒、活血通络等功效。能增加局部血液循环，促进新陈代谢，加速组织再生能力和细胞活力，减少炎症及代谢产物的堆积，降低神经末梢的兴奋性，提高痛阈，有抗炎、消肿止痛的作用。

中药熏蒸疗法关键在于用药。①痛风多发于下肢关节，可选用独活、桑寄生、五加皮、牛膝、海桐皮、木瓜、薏仁等；②对于痛风急性期表现为湿热红肿痹痛者，常加入大黄、栀子、黄柏、苍术、蒲公英等；③对于痛风寒湿痹痛者，可选用辛温散寒药，以增加散寒止痛作用，如川乌、草乌、附子、桂枝、细辛、麻黄等，这类药物镇痛效果较强；④加用活血化瘀药，以加强化瘀通络、活血止痛的作用，如川芎、红花、丹参、延胡索、刘寄奴、姜黄等，此类药物还可增加局部血液循环，有利于药物吸收；⑤多采用辛温走窜、芳香开窍药以增加药物的渗透力，如羌活、独活、防风、冰片、乳香、没药等；⑥善用藤类药，因其善于舒筋通络、祛风除湿，如青风藤、金银藤、鸡血藤、络石藤等。

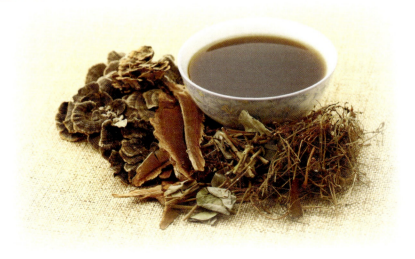

常用方剂如下：

祛风活血方

药物组成：羌活9克，独活9克，桂枝9克，当归12克，荆芥9克，防风9克，秦艽9克，潞潞通9克，川红花9克。

功效：祛风活血，通络止痛。

主治：风湿阻滞，关节、肌肉、筋络酸痛，活动限制。

用法：煎水熏洗患处，每日2~3次。

蠲痹洗剂

药物组成：泽兰叶20克，片姜黄20克，当归15克，防风15克，五倍子15克，黄柏15克，苦参15克，土茯苓15克，白鲜皮15克，急性子15克，透骨草15克，蒲公英15克，侧柏叶15克。

功效：清热消肿，除湿止痛。

主治：痛风发作时皮肤瘀紫肿痛。

用法：煎水待凉后淋洗患处，每日2~3次。

羊桃淋蘸方

药物组成：羊桃、白蒺藜、苍耳子、海桐皮、柳树虫末、商陆、蓖麻叶茎、水苴各500克。更以麻叶1把，以水适量煎，去渣取汁。

功效：清热祛湿，通络止痛。

主治：风毒攻手足，疼痛赤肿，行立不得，皮肤如小虫行。

用法：淋洗痛处。

痛风

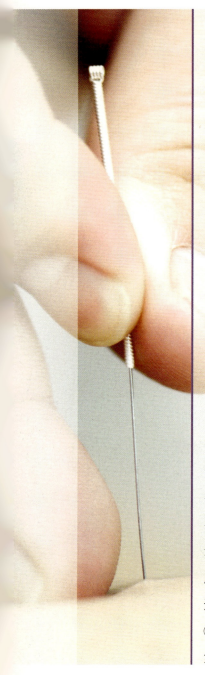

针灸疗法

针灸治疗的适应证及常用穴位：

风寒湿痹宜针灸并施，风湿热痹宜针不宜灸，久痹正虚以灸为宜。急性期行泻法，恢复期用于平补平泻法。常用穴位如下：

湿热蕴结取丘墟、大都、太白；瘀血阻络取血海、膈俞；

痰浊痹阻取丰隆、脾俞；

肝肾亏虚取太溪、三阴交；

第1足跖痛取太冲、太白、三阴交；

趾痛取太白、大都、太冲、三阴交；

踝痛取中封、昆仑、解溪、丘溪、丘墟、委中、绝骨；

膝痛取膝眼、阳陵泉、曲泉；

腕痛取阳池、外关、合谷、太冲；

肘痛取合谷、手三里、曲池、尺泽；

肩痛取肩髃、肩贞、肩井、压痛点。

注意事项：①肥胖型痛风患者效果好，而消瘦型患者效果差，但不论哪种类型的患者都不能单纯地依靠针灸治疗；②对有各种急性重症并发症患者应慎用或禁用，对伴有关节、皮肤感染者应禁用；③痛风患者体质多偏弱，正气多不足，极易并发感染，因此针灸部位必须进行严格的消毒，以防感染；④艾灸宜悬灸法，以防灼伤皮肤引起感染；⑤如患者在接受针灸前已经服用降尿酸药，则针灸时仍应该按原量服用，待病情改善后，再逐渐减量以至停用药物，切不可以用针灸疗法代替药物疗法；⑥在针灸治疗期间，应控制饮食，配合食疗，并每日坚持体育活动以增强体质，对针灸疗效的发挥有促进作用，见效亦快。

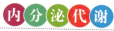

穴位敷贴法

这是将中药与针灸相结合的一种疗法，将中药制成一定的剂型贴敷于相关穴位，借助药力激发经气，促进气血流通，从而达到祛瘀散寒、活血止痛的作用。中药外敷的方法很多，有痛点敷药、循经敷贴、穴位外敷等。药物的种类有散剂、硬膏、软膏、浸膏等，此外还有水调、醋调、酒调、油调、蜜制等多种调和方法。下面介绍几种简便的中药外敷法，适用于痛风急性期发作时表现为皮肤关节红肿热痛的：

（1）大黄粉用蜂蜜调敷患处。

（2）太乙紫金丹（紫金锭）用醋调敷患处。

（3）如意金黄散，在红肿热痛未成脓时，用茶水和蜂蜜调敷；将欲化脓者用葱汁同蜂蜜调敷患处。

（上列药品在中药房有售）。

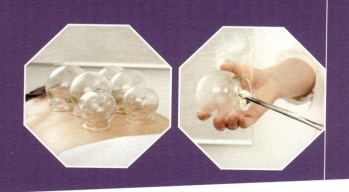

拔罐法

利用罐内的负压，使罐吸着于皮肤而达到治疗作用的疗法。拔罐法具有祛风散寒，温经通络，活血散瘀等作用。治疗时可通过其温热和负压的机械刺激而达到促进局部循环、散寒和止痛的效果。适用于痛风辨证属风寒湿痹证，对于湿热证等则不适用。

痛风

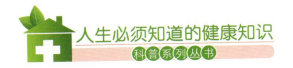
穴位注射法

根据中医药理论和经络理论,结合现代医学的注射技术,将具有止痛消炎作用的药物注入人体经穴的疗法。取穴方法根据病情,以局部取穴为主,配合邻近穴位。如足踝部取丘墟、照海、昆仑等,或取阿是穴。

痛风的食疗

(1)薏仁粥

取适量的薏仁和白米,两者的比例约为3∶1,薏仁先用水浸泡四五个小时,白米浸泡30分钟,然后两者混合,加水一起熬煮成粥。

(2)冬瓜汤

取冬瓜300克(不连皮),红枣五六颗,姜丝少许。先用油将姜丝爆香,然后连同冬瓜切片和红枣一起放入锅中,加水煮汤。

痛风发作时可吃竹笋、萝卜、芹菜(连须根)粥,鲜葡萄粥,土豆,茄子,以减轻疼痛和关节不适。

在痛风缓解时可常吃大白菜、粟子粥。通过合理的饮食调理,以延长缓解期的时间,减轻急性期的症状。

痛风的治愈标准是什么

痛风好转标准:临床症状、体征消除,关节肿胀消退,疼痛缓解,血尿酸等于或低于416微摩尔/升(7.0毫克/分升)。

痛风治愈的标准:临床症状、体征消除,功能活动恢复正常,血尿酸低于380微摩尔/升(6.4毫克/分升)(男性)或低于300微摩尔/升(5.2毫克/分升)(女性)。

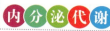

 # 痛风的合并症与并发症

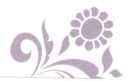

痛风的合并症有哪些

糖尿病

糖尿病与痛风都是由于体内代谢异常引起的疾患，很容易并发于一个患者的身上，尿酸值与血糖值之间也有一定的相关性，通常尿酸值高者，血糖值也会比较高。

高血脂和高血压

痛风患者大多较为肥胖，体内蓄积过多的脂肪。由于痛风患者日常饮食上偏向高脂、高热量食物，因此体内的中性脂肪含量都相当高，胆固醇值通常也都超过正常标准，是高脂血症的好发人群。高血脂容易使动脉硬化而引起高血压。

心肌梗死

痛风患者的心脏血管容易发生动脉硬化，影响心脏的供血，引起心肌梗死的概率高于普通人群，患有高脂血症的痛风患者更容易发生心脏疾患。

脑血管疾患

脑动脉硬化会导致脑组织供血不足甚至梗死、出血。患者表现为头痛、头昏、眼花、手脚发麻等，严重的话，患者有失去意识之虞，甚至死亡。

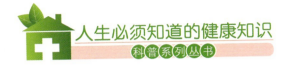
痛风合并高血压患者的饮食注意事项

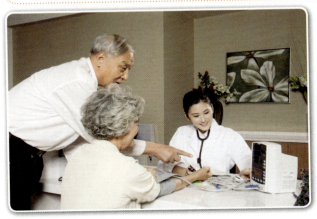

（1）减少钠的摄入：理想的摄钠标准是每日5克食盐。

（2）增加钾的摄入：钾与高血压病呈明显的负相关，高钾饮食可以降低血压。富含钾的食物有新鲜蔬菜、水果、豆类（除黄豆外）等。

（3）减少脂肪的摄入：流行病学研究表明，如能将膳食脂肪控制在总热能25%以下，连续40天可使男性收缩压和舒张压下降12%，女性下降5%。

痛风合并冠心病

痛风患者合并冠心病的发病率是非痛风患者的2倍。痛风患者易合并冠心病的原因是：尿酸盐可直接沉积于动脉血管壁，损伤动脉内膜，刺激血管内皮细胞增生，诱发血脂在动脉管壁沉积而引起动脉硬化。所以，高尿酸血症应被视为动脉硬化

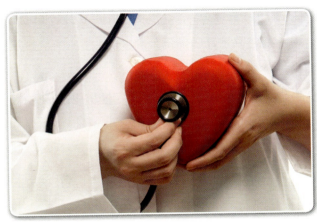

及冠心病的危险因素之一。痛风患者发生心绞痛、心肌梗死概率特别高，尤其是患有高脂血症的痛风患者，更容易发生各种心脏疾患。

痛风患者合并冠心病的治疗原则：戒烟、戒酒和适当的运动锻炼，并有针对性的

扩张血管、解除冠脉痉挛、改善血液循环，以预防和减轻心肌缺血的发作。扩张血管药物可选用硝酸酯类，常用硝酸甘油和消心痛（硝酸异山梨醇酯）等。此类药物能有效扩张冠状动脉，缓解血管痉挛，增加侧支循环血流，改善供血状况，同时又可扩张周围小动脉和小静脉，减少回心血量，减轻左心室前负荷及室壁张力，改善心肌血液供应。β–肾上腺能受体阻滞剂、血管紧张素转换酶抑制剂及钙离子拮抗剂虽然也可扩张血管，在动脉粥样硬化及冠心病、心肌梗死治疗中常用，但因其使肾血流量减少，不利于尿酸排泄，故痛风患者应慎用或最好不用。

痛风合并糖尿病

痛风患者发生糖尿病的概率比正常人高2~3倍。痛风和糖尿病均为代谢性疾患，其发生与体内糖、脂肪、蛋白质的代谢紊乱有关。痛风合并糖尿病时，降糖治疗与非痛风患者基本相同。

痛风合并高脂血症

痛风合并高脂血症的治疗原则为饮食控制、合理运动、必要时配合药物治疗。单纯依靠降血尿酸药虽可使血尿酸值降至正常，但高脂血症不会随血尿酸下降而改善。因此，饮食控制、合理运动仍是治疗高脂血症的基础，二者不能奏效时，则可使用降脂药，降脂药物的选用依高脂血症的类型而定。

（1）高甘油三酯血症：是痛风患者最常见的合并症，宜选用纤维酸类（贝丁酸类）药物，如吉非罗齐（诺衡）、非诺贝特（力平之）等。

（2）高胆固醇血症：宜选用羟甲基戊二酸单酰辅酶A还原酶抑制剂，即他汀类，如辛伐他汀（舒降之）、洛伐他汀（美降脂）、普伐他汀等。

（3）混合性高脂血症：宜采用上述药物联合治疗，但一般不主张两类降脂药同时服用，因为这将大大增加药物的副作用，主要是肝脏受损和肌肉病变，故宜两类

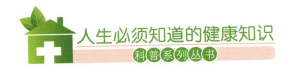

降脂药物周期性交换使用。

(4)降脂中药：品种比较多，副作用小，但降脂效果参差不齐。

痛风合并肥胖患者的饮食原则

(1)合理控制热能：对热能的控制，一定要循序渐进，逐步降低，以增加其消耗。儿童要考虑其生长发育的需要，老年人则要注意有无并发症。对于正处于发育期的青少年来说，应以强化日常体育锻炼为主，不可盲目控制饮食，以免发生神经性厌食。在低热能饮食中，蛋白质供给量不可过高，蛋白质的供给量应当占饮食总热能的20%~30%，即每天供给蛋白质50~75克为宜。

(2)限制脂肪：过多摄入脂肪可引起酮症，加重痛风和高尿酸血症的病情。肥胖者饮食中脂肪应控制在总热能的25%~30%。

(3)限制糖类：糖类供给应占总热能的40%~55%为宜。应尽量少吃或不吃含单糖的食品，如蔗糖、麦芽糖、果糖、蜜饯及甜点心等；含纤维多的食物可适当食用。

(4)保证维生素和无机盐的供应：新鲜水果和蔬菜含有丰富的维生素，可选择

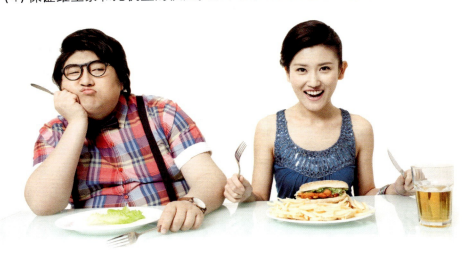

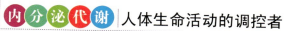

食用。适用于减肥者食用的蔬菜有角瓜、黄瓜、冬瓜、萝卜、油菜、芹菜、绿豆芽、韭菜、白菜、洋葱、菜花、生菜、海带、木耳等，水果有西瓜、柚子、草莓、桃、苹果、橙子等。

（5）限制食盐：食盐引起口渴并能刺激食欲、增加体重，应加以限制。

（6）烹调方法及餐次：宜采用蒸、煮、烧、烤等烹调方法，忌用油煎、炸的方法。煎炸食物含脂肪较多，并刺激食欲，不利于减肥。进食餐次应因人而异，通常为三餐。

痛风

痛风并发症有哪些

主要有痛风石和痛风性肾损害。

什么是痛风石

一般情况下，约半数的痛风患者在发病过程中，会出现一种坚硬如石的结节，称为"痛风石"，又称痛风结节，是痛风的晚期表现之一，其形成与血尿酸的高低、病程长短及治疗效果密切相关。痛风石数量越多，表明高尿酸状态越严重。血尿酸高于660微摩尔/升，病程10年以上，未用药物治疗者几乎100%可形成痛风石。

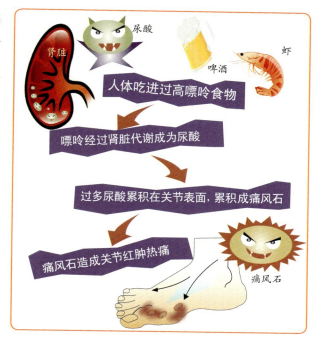

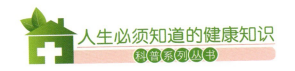

痛风石是尿酸盐结晶沉积于软组织，引起慢性炎症及纤维组织增生而形成的结节。其特征为突出表皮的类圆形结节，数目和大小不等，小的如芝麻粒，大的可如鸡蛋，质地柔软。有时不易与风湿或类风湿结节区分。痛风石逐渐增大后，外表皮肤可变薄溃破，形成窦道，破溃后排出白色晶状液体，经久不愈。发生在手足肌腱附近的结石，影响关节的活动，需手术治疗。如做偏振光显微镜检查可发现如针形的尿酸盐结晶，这也是确诊痛风的有力证据。

痛风石都出现在什么地方？

由于尿酸盐不易透过血脑屏障，所以除中枢神经外，几乎所有组织均可形成痛风石。痛风石好发于外耳，其次为尺骨鹰嘴、趾跖、指间等。

骨侵蚀

滑膜

尿酸结石
在痛风结节

痛风

痛风病程越长、发作次数越频繁，越易发生痛风石

患病时间越久，发生痛风石的机会越多。如果痛风发作次数频繁，则痛风石更易发生。相反，如果病程虽长，但痛风发作的间歇期长达几年甚至十几年，则不易发生痛风石。据统计，患痛风时间达5年的患者中，约30%发生痛风石，10年以内者为50%，20年以上者痛风石的发生率高达70%~80%。患病在2年以内的，几乎没有痛风石发生。

痛风石经过治疗是否可以消除？

不经过治疗，痛风石不会自然消失，只会随疾患的迁延而逐渐增多、增大。经积极治疗，使血尿酸长期控制在正常范围内，痛风石可以消退。这是因为痛风结节内沉积的尿酸盐结晶能与血液中的尿酸盐自由交换，经排尿酸治疗后，结节内的尿酸吸收入血，由肾脏经尿排出体外。痛风石越大，数量越多，消退需要的时间就越长。

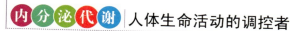
什么样的痛风石适合手术?

痛风石出现的时间、增长速度与血尿酸水平、高尿酸血症持续的时间及急性关节炎在同一关节发作次数呈正相关。结石严重者,手或足的数块骨骼全被结石占据。如果结石初始于软组织,可使皮肤变薄、破溃,小结石不断流出,形成溃疡和窦道,反复细菌感染,破口可数年乃至十多年不能愈合,合并骨髓炎者也并不罕见。因此应尽早手术取石。

①结石直径超过2厘米或出现多个结石;②已有溃疡、窦道或骨髓炎形成,破口长期不愈合者;③结石影响关节功能,活动明显受限的。凡符合以上3条的患者都适合手术。

痛风

什么是痛风性肾损害

痛风患者最易受损害的器官就是肾脏。痛风性肾损害主要表现为痛风性肾病、急性肾功能衰竭和尿路结石。病程较久的痛风患者约1/3有肾损害,有时也会因高血压病、糖尿病、高脂血症等诱因引起肾功能不全。

痛风性尿路结石的临床表现?

痛风性尿路结石的临床表现和非痛风尿路结石完全一样,主要表现有:血尿、疼痛、排尿异常。

血尿:无论是肾结石、输尿管或膀胱结石均可因结石损伤尿路而引起血尿,这种血尿多表现为发作性、肉眼可见的血尿。

发作性疼痛:为尿路结石的另一特征。疼痛常突然发作,呈绞痛性质。疼痛部位常在两肾区域、下腹部、膀胱区及会阴部,视结石的部位而定,可向大腿内外侧放射,严重时患者常不能忍受,伴大汗淋漓、面色苍白、心动过速甚至虚脱。疼痛发作往往是由结石移动引起,移动过程中常因损伤尿路黏膜而同时出现血尿。因此,发作性肾绞痛伴血尿被认为是结石的典型临床表现,是提示诊断的重要依据。

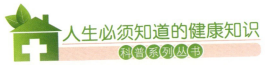
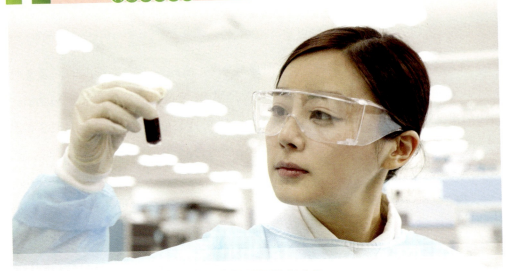

什么情况下容易导致痛风性肾病和结石的发生？

血尿酸水平：血（9毫克／日），且长期不予纠正时，40%~50%的患者可发生肾结石。

尿中尿酸排出量：尿酸排出量越多，痛风性肾病与肾结石的发生率也越高。当24小时尿酸排出量超过1克时，约50%的患者发生肾结石。

尿的酸碱度（尿pH值）：尿酸在酸性溶液内很难溶解。例如在pH值5.0的溶液内，每升只能溶解尿酸60毫克；当pH值为6.0时，则尿酸溶解量可增加近4倍，即增至220毫克。因此，尿液的pH值如果较低（即偏酸性），尿酸就容易在肾脏及尿路中沉积。有人对发生痛风性肾结石的与没有痛风肾结石的两组患者的尿pH值进行系统观察比较，发现有肾结石者尿pH值大多数在5.5以下，无肾结石者尿pH值绝大多数在6.0以上。所以，痛风患者的尿pH值应维持在6.0以上。

尿量：尿量少则尿酸不易溶解，尿量多则溶解度高，对尿酸排泄十分有利。因此，痛风患者每日尿量应在2000毫升以上。

肾脏功能状态：当痛风患者肾脏功能正常时，可以充分发挥排泄尿酸的能力。当肾脏功能受损减退时，肾小球滤过尿酸的能力以及肾小管分泌尿酸的能力均下降，尿酸就容易在肾内沉积导致尿酸性肾病或肾结石。

泌尿系统感染与畸形：痛风患者如果合并泌尿系统感染，如慢性肾盂肾炎或膀胱炎等，则容易导致尿酸结石形成。泌尿系统畸形如双肾盂、双输尿管、输尿管扭曲、肾下垂、马蹄肾等可导致尿液排泄不畅、尿潴留或肾盂积水，易发生尿酸盐沉积，形成结石。因此积极防治泌尿系统感染及纠正畸形与结构异常，对防止尿酸性肾病和肾结石甚为重要。

药物：有些药物促使尿酸在肾脏内沉积。这些药物有水杨酸盐类（如阿司匹林）、双香豆素、甲氧苯青霉素、双氢克尿噻（氢氯噻嗪）、维生素B、维生素C等，痛风患者应避免使用或少用这些药物。

如何预防痛风性肾损害？

控制高尿酸血症；积极防治泌尿系统感染；将血压控制在正常水平；避免使用对肾脏有损伤的药物和造影剂；如果长期服用利尿剂、阿司匹林、青霉素、抗结核药等，应定期检测血尿酸，因为上述药物抑制肾小管排泄尿酸；遵守痛风患者的膳食原则，增加饮水量，碱化尿液等。

中药治疗：具有清热利尿、通淋消石功效的中药，对消除因尿酸盐沉积引起的尿路阻塞有一定的治疗作用。临床常选用金钱草、海金沙、鸡内金、石韦、瞿麦、生薏仁、车前子等。

痛风性肾病与慢性肾炎有什么区别？

痛风性肾病和慢性肾炎是病因不同的两种病，但临床表现上有许多相似之处，如均可出现水肿、高血压和贫血；尿常规均可有蛋白、红细胞及管型等，肾功能都有损害，甚至后期都可发展为氮质血症和尿毒症。如果痛风病患者仅表现为痛风性肾病，而无痛风关节炎的发作史，则往往会被误诊为慢性肾炎。

痛风性肾病和慢性肾炎有如下不同之处：

痛风性肾病主要见于40岁以上的中老年男性，尤其是体形较胖者。而慢性肾炎则多见于青壮年，无性别差异，老年人很少见。

痛风性肾病常有痛风性关节炎发作史，可有皮下痛风结节。慢性肾炎很少有急

痛
风

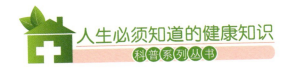
性关节炎的发作和皮下结节。

痛风性肾病患者易发生肾结石，且往往是多发或双肾发生。慢性肾炎发生肾脏结石的机会较低。

痛风性肾病的患者可能有家族史。

痛风性肾病患者，肾功能正常时的血尿酸升高，尿尿酸排出量也可升高。而慢性肾炎患者肾功能正常时，血和尿中的尿酸量处于正常水平。

慢性肾炎患者实验室检查可有一些自身免疫异常指标，而痛风性肾病的有关指标正常。

痛风患者死亡的主要原因是什么

痛风性肾病，最后发展为慢性肾功能衰竭，占死亡原因的20%~30%。

痛风性肾结石、膀胱结石等容易引起顽固性逆行泌尿系统感染，尤其是肾盂肾炎。未及时治疗或彻底治疗，可以引起脓肾或坏死性肾乳头炎、败血症等而致死。

痛风合并症如高血压病、心脑血管疾患、糖尿病等也是重要的死亡原因，如脑血管意外（脑卒中）、心肌梗死、心力衰竭、致命性心律失常以及糖尿病引起的一些急/慢性并发症等。这些并存的疾患在痛风患者的死亡原因中占有一定的比例。因此，除积极治疗痛风外，还应高度重视对这些并存疾患的防治，从而降低痛风患者的死亡率。

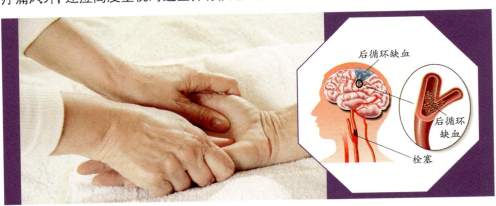

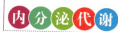

痛风的预防

痛风

预防痛风的原则是什么

（1）预防血尿酸升高及尿酸盐沉积；

（2）终止急性关节炎症发作；

（3）防止病情反复发作；

（4）保护肾功能；

（5）治疗原发病。

饮食预防

哪些食物是高嘌呤食物？

含嘌呤高的食物指每100克食物含嘌呤大于100毫克，如动物内脏胰腺、沙丁鱼、凤尾鱼等。

哪些食物是中嘌呤食物？

含嘌呤中等的食物指每100克食物含嘌呤75~100毫克，这类食物包括：动物内脏肝肾等。

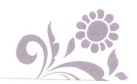

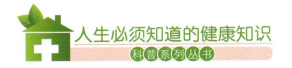
哪些食物含嘌呤较少？

含嘌呤较少的食物指每100克食物含嘌呤25~75毫克，这类食物有猪、牛、羊、鸡肉等。

哪些食物是低嘌呤食物？

低嘌呤食物指每100克食物含嘌呤小于25毫克，这类食物有米饭、面食、蔬菜、水果等。

预防痛风的饮食原则

痛风防胜于治，防治痛风要从饮食开始，饮食预防的基本原则同痛风的饮食治疗原则相同（见痛风饮食治疗原则）。

科学饮水，预防痛风

水对于痛风患者十分重要。痛风患者应该多饮水，以便增加尿量，促进尿酸排泄。适当饮水还可降低血液黏度，对预防痛风合并症如心脑血管疾患也有一定好处。但要讲究科学饮水，合理饮水。

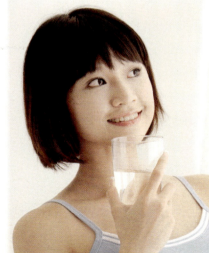

饮水习惯：要养成饮水习惯，坚持每日饮一定量的水，不可平时不饮，临时暴饮。

饮水时间：不要在饭前半小时和饱食后立即饮大量的水，这样会冲淡消化液和胃酸，影响食欲和妨碍消化功能。饮水最佳的时间是两餐之间及晚上和清晨。晚上指晚餐后45分钟至睡前这一段时间,清晨指起床后至早餐前30分钟。

饮水与口渴: 一般人的习惯是口渴时才饮水,痛风患者应采取主动饮水的积极态度,不能等有口渴感时才饮水,因为口渴明显时体内已处于缺水状态,这时才饮水对促进尿酸排泄效果较差。

饮茶: 我国有许多人平时喜欢饮茶,痛风患者可以用饮茶代替饮白开水,但茶含有鞣酸,易和食物中的铁相结合,形成不溶性沉淀物,影响铁的吸收。另外,茶中的鞣酸尚可与某些蛋白质相结合,形成难以吸收的鞣酸蛋白。所以如果餐后立即饮茶,会影响营养物质的吸收和易造成缺铁性贫血等。较好的方法是餐后1小时饮茶,且以淡茶为宜。

痛风患者以食植物油为宜

植物油包括豆油、菜籽油、玉米油、花生油、芝麻油、葵花子油、椰子油等。动物油常用的有猪油、牛油、鸭油、羊油、鱼油等。无论动物油或植物油,嘌呤含量都较少,植物油中嘌呤含量比动物油更少。所以,痛风患者以食植物油为宜。

植物油中含有较多的不饱和脂肪酸,如亚麻酸、亚油酸、花生四烯酸等。它们具有加速胆固醇分解和排泄的作用,从而使血胆固醇降低,保护血管壁,防止动脉硬化。

动物油中含有较多量的饱和脂肪酸,它可使血胆固醇升高,促进动脉硬化,动物油妨碍尿酸从肾脏排泄,所以痛风患者原则上不宜食用动物油。但在动物油中,鱼油是个例外。鱼油具有降低血脂、防止动脉硬化的作用,尤其是海鱼鱼油作用更为明显,痛风患者可适当食用,以补偿偏食植物油的不足。

碱性食品对预防痛风十分重要

在营养学上,一般将食品分成酸性食品和碱性食品两大类。食品的酸碱性与其本身的pH值无关(味道酸的食品不一定是酸性食品),主要是由食品经过消化、吸收、代谢后,在人体内变成酸性或碱性的物质来界定。产生酸性物质的称为酸性食品,如动物的内脏、肌肉、植物的种子。产生碱性物质的称为碱性食品,如蔬菜、瓜

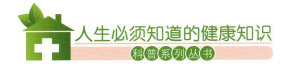

豆类、茶等。痛风患者体内酸碱失衡，补充碱性食品，有助于控制尿酸生成，恢复体内酸碱平衡。

常见的碱性食物与酸性食物

强酸性食品：蛋黄、奶酪、白糖做的西点或柿子、乌鱼子、柴鱼等。

中酸性食品：火腿、培根、鸡肉、鲔鱼、猪肉、鳗鱼、牛肉、面包、小麦、奶油、马肉等。

弱酸性食品：白米、落花生、啤酒、酒、油炸豆腐、海苔、文蛤、章鱼、泥鳅。

弱碱性食品：红豆、萝卜、苹果、甘蓝菜、洋葱、豆腐等。

中碱性食品：萝卜干、大豆、红萝卜、番茄、香蕉、橘子、番瓜、草莓、蛋白、梅干、菠菜等。

强碱性食品：大头菜、葡萄、茶叶、海带芽、海带，柠檬等。

运动预防

痛风患者应如何运动？

痛风患者通过合理运动，不仅能增强体质、提高机体防御能力，而且对减缓关节疼痛、防止关节挛缩及肌肉废用性萎缩大有益处。锻炼应先从轻活动量开始，随着体力增强，逐渐增加活动量。痛风患者切不可锻炼过度，否则会使体内乳酸增

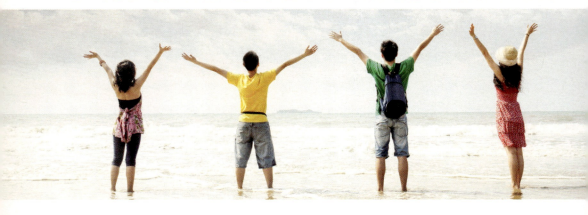

加,抑制肾脏排泄尿酸,诱使痛风发作。

痛风患者运动要注意以下几点:

关节炎急性发作时,要充分休息,不能锻炼。

缓解期应该适当运动,但运动要循序渐进,应先从轻活动量开始,随体力增强,逐渐增加活动量,关键在于坚持不懈。

坚持合理的运动及方法。痛风患者可以选择一些简单的运动,不宜剧烈活动,运动时间不宜过长,运动过程中要注意休息、调整体力,同时要多喝水补充体内水分。

运动与饮食调理结合起来。单纯运动锻炼并不能有效降低血尿酸,但与饮食调理结合起来则会显著降低血尿酸浓度,起到预防痛风发作、延缓病情发展的作用。在痛风患者的饮食调理上,一是要避免进食高嘌呤食物;二是要多饮水,每日饮水量应在2000毫升以上;三是积极戒酒。

运动的时间最好选择在午睡后至晚饭前这段时间。清晨起床时,人体肌肉、关节及内脏功能低下,不能很快适应活动,此时锻炼容易造成急、慢性损伤。同时,一夜睡眠未曾进食、喝水,血液浓缩,如活动出汗失水,血液更为黏稠,有诱发心脏病和中风的危险。

何谓一级预防

痛风一级预防的对象是有痛风风险的人群,具体包括:痛风家族史直系亲属、体力活动少、嗜酒、营养过剩、肥胖、高尿酸血症患者。

一级预防的具体措施是什么?

痛风的发生除与遗传、年龄有关外,还与环境因素密切相关,如饮食习惯、营养状况、工作及生活条件、体力活动、职业等。前者属于不能改变的因素,后者则可以通过个人努力加以调整,即通过改变这些环境因素来减少痛风的发生。

痛风

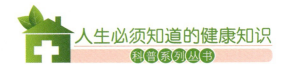

一级预防的具体措施有：

养成健康的饮食习惯：多素少荤，多饮水。节假日期间，不可暴饮暴食，保持理想体重。

远离吸烟、酗酒等不良嗜好。

注意劳逸结合：长期从事脑力劳动者，每日应参加一定的体力活动，使脑力活动和体力活动交替进行，并持之以恒。

定期体格检查：应每年做一次体格检查，包括血尿酸测定，以早期发现高尿酸血症，防止向痛风发展。

总之，养成良好的饮食习惯和生活方式，有劳有逸，避免精神紧张，再加以积极的运动锻炼，可以极大提高身体素质和生活质量，是最主动的防预措施。

何谓二级预防

痛风的二级预防：指对已发生痛风的患者做到早诊断、早治疗，以防止其病情加重及并发症的发生。

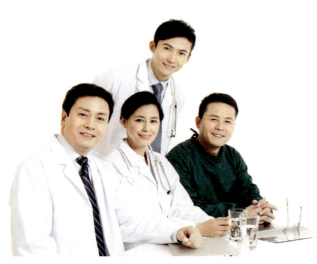

如何进行二级预防？

对于已经确诊的痛风患者，应该禁食海鲜、肉类，尤其是动物内脏等高嘌呤食物；戒酒；摄入充足的水分，应选用pH值为7的矿泉水或普通自来水。

对于红肿疼痛较重的患者，应使用镇痛消炎类药物，如秋水仙碱或非甾体类药物。

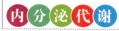
待炎症控制后，再进行适当的体育锻炼，此间，仍配合饮食控制、多饮水和碱化尿液等措施，可有效地预防痛风性肾结石和皮下痛风石的形成。

何谓三级预防

痛风的三级预防指预防痛风并发症的发生和发展，以提高痛风患者的生活质量。

如何进行三级预防？

控制血尿酸是预防痛风并发症的前提。故需选择有效的降尿酸药物，使血尿酸维持在正常水平。降尿酸的药物分两大类：一是促进尿酸排泄的药物，如苯溴马隆，其主要作用是抑制肾小管对尿酸的重吸收，增加肾小管对尿酸的排泄，服药期间应大量饮水，碱化尿液。另一类是抑制尿酸生成的药物，如别嘌呤醇，该药可以引起皮疹、低热、腹痛腹泻等胃肠道不适、白细胞和血小板的减少及转氨酶的升高。因此，服药期间须定期检查肝功能、血常规，如发现异常应立即停药。此外，还需控制其他危险因素，如高血糖、高血压、血脂紊乱等。

痛风的预后

痛风的预后良好，但如果长期没有很好的饮食控制，没有采取降尿酸治疗，任其发展下去，到后期出现肾结石，重则导致肾功能异常乃至肾功能衰竭，这是影响预后的关键所在。另外，如果高尿酸血症未能得到有效的控制，患者还会出现高血压、高血脂及高血糖等一系列的代谢问题，而这一系列的疾患要比痛风本身的预后危险得多，这几个疾患往往是捆绑在一起的，一旦出现一个，其他几个可接踵而来，这些疾患均可以引起心、脑、肾的严重病变，从而导致预后不良。

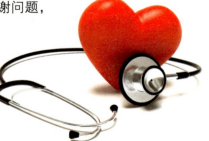

附录1 欧洲抗风湿联盟（EULAR）对痛风治疗的12项建议

（1）痛风的最佳治疗是药物和非药物治疗的联合。

（2）良好的生活方式：控制体重、饮食控制及减少饮酒（尤其是啤酒）是治疗核心。

（3）应重视合并症的治疗如高血脂、肥胖和吸烟，作为痛风治疗的重要部分。

（4）急性痛风全身治疗的一线用药是口服秋水仙碱和/或非甾类抗炎药。如无禁忌，非甾类抗炎药是一种方便且易于接受的选择。

（5）大剂量秋水仙碱会带来副作用，而低剂量秋水仙碱（如0.5毫克，每日3次）足可控制某些急性痛风。

（6）关节内穿刺和注射长效激素是治疗急性痛风的有效安全的选择。

（7）急性痛风反复发作、关节病、痛风石或有关节X线改变的痛风患者应行降尿酸治疗。

（8）降尿酸治疗的目标是促进尿酸盐的溶解和防止尿酸盐的形成，需要使血尿酸水平低于360微摩尔/升（6毫克/分升）。

（9）别嘌呤醇是一种降尿酸药物。应以低剂量开始（100毫克/天），如有需要，则每2~4周逐步增加100毫克。根据患者的肾损害情况调节剂量。

（10）对于肾脏功能正常的患者可使用排尿酸药如丙磺舒和苯磺唑酮替代别嘌呤醇，但有尿路结石者为相对禁忌。苯溴马龙能用于轻中度肾功能不全的患者，但有引起肝毒性危险。

（11）在使用降尿酸治疗的第一个月可用秋水仙碱（0.5~1毫克/天）和/或非甾类抗炎药来预防急性痛风的发作。

（12）如果痛风与利尿剂有关，停用利尿剂。

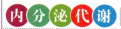

附录2 食物嘌呤含量一览表
（每100克食物含嘌呤的量）

（单位：毫克）

食物名称	嘌呤	食物名称	嘌呤	食物名称	嘌呤
面粉	2.3	小米	6.1	大米	18.1
大豆	27.0	核桃	8.4	栗子	16.4
花生	33.4	洋葱	1.4	南瓜	2.8
黄瓜	3.3	番茄	4.2	青葱	4.7
白菜	5.0	菠菜	23.0	土豆	5.6
胡萝卜	8.0	芹菜	10.3	青菜叶	14.5
菜花	20.0	杏子	0.1	葡萄	0.5
梨	0.9	苹果	0.9	橙	1.9
果酱	1.9	牛奶	1.4	鸡蛋	0.4
牛肉	40.0	羊肉	27.0	母鸡	25～31
鹅	33.0	猪肉	48.0	小牛肉	48
肺	70.0	肾	80.0	肝	95.0
鳜鱼肉	24.0	金枪鱼	45.0	沙丁鱼	295
蜂蜜	3.2	胰	825.0	凤尾鱼	363

痛风

（本章编者：徐春 王文君 王意 何玉梅 闫赋琴）

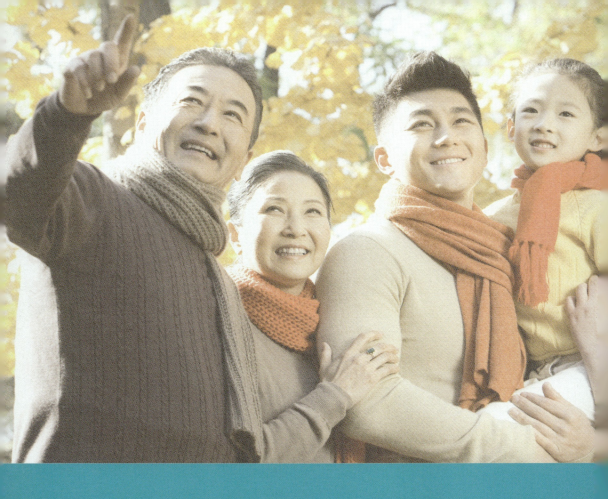

TANGNIAOBING

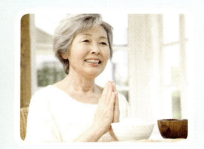
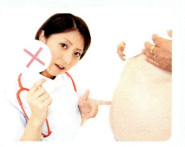
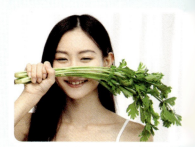

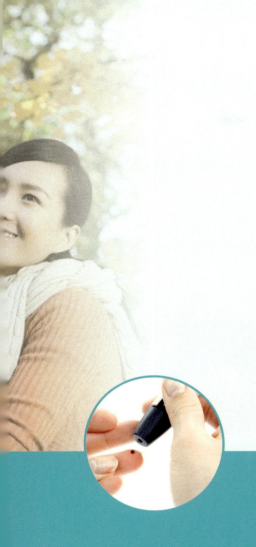
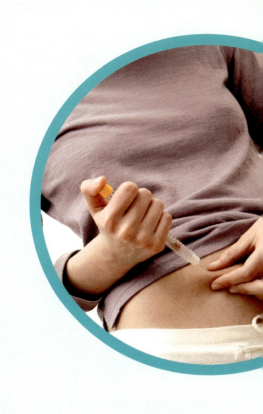

糖尿病

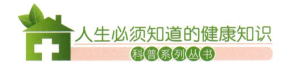

 基础知识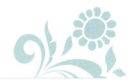

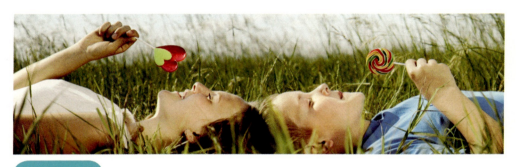

血糖

什么是糖类

　　糖类是在自然界中广泛分布的一类重要的有机化合物。蔗糖、淀粉、植物体中的纤维素、人体血液中的葡萄糖等都属于糖类。糖类在生命活动过程中起着重要的作用，是一切生命体维持生命活动所需能量的主要来源。我们日常食物中的糖类占40%~80%。

什么是血糖？血糖每天是怎样变化的

　　血液中所含的葡萄糖称为血糖，是糖在体内的运输形式。血糖浓度在24小时内稍有波动，餐后血糖可以暂时升高，但不超过7.7毫摩尔/升。空腹血糖浓度比较恒定，正常值为3.9~6.0毫摩尔/升。

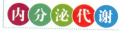

血糖从哪里来？到哪里去

血糖的来源主要有3条途径：

饭后食物中的糖被消化成葡萄糖，吸收入血液循环，为血糖的首要来源。

空腹时的血糖来自肝脏，肝脏储有肝糖原，空腹时肝糖原分解成葡萄糖进入血液。

蛋白质、脂肪及从肌肉组织中生成的乳酸可通过糖异生过程转变成葡萄糖。

正常人血糖的去路主要有5条：

①血糖的首要去路是在全身各组织的细胞中氧化分解成二氧化碳和水，同时释放出大量能量，供人体利用。②进入肝脏变成肝糖原贮存起来。③进入肌肉细胞变成肌糖原贮存起来。④转变为脂肪贮存起来。⑤转化为细胞的组成部分。

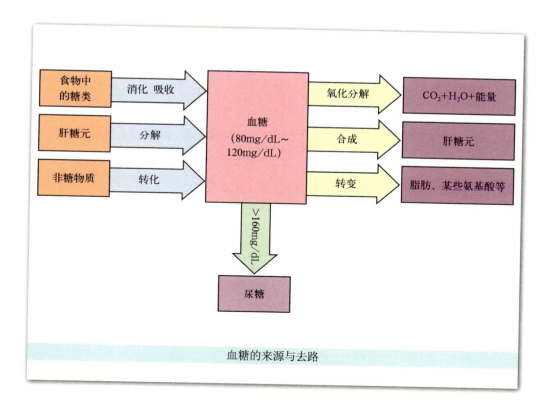

血糖的来源与去路

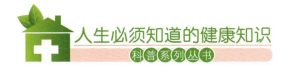
什么是空腹血糖？什么是餐后两小时血糖

空腹血糖（GLU）指至少8～10小时未进食（饮水除外）后，早餐前检测的血糖值，为糖尿病最常用的检测指标，反应胰岛B细胞功能，代表基础胰岛素的分泌情况。

正常人的空腹血糖值为3.9～6.1毫摩尔/升；如大于6.1而小于7.0毫摩尔/升为空腹血糖受损；如大于等于7.0毫摩尔/升考虑糖尿病；如低于2.8毫摩尔/升，称低血糖。

餐后两小时血糖是从进食开始时计时，两个小时后测得的血糖，正常人小于7.8毫摩尔/升。

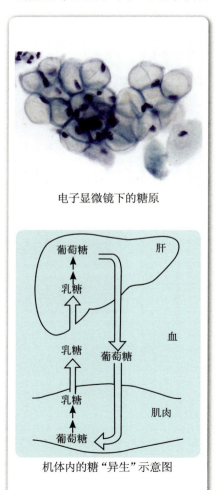

电子显微镜下的糖原

机体内的糖"异生"示意图

什么是糖原

糖原是由许多葡萄糖组成的多糖，它是糖在细胞里的主要贮存形式。人体各组织都能利用葡萄糖合成糖原，其中肝脏和肌肉中贮存的糖原较多，分别称为肝糖原和肌糖原，当机体需要时糖原可以立即分解成葡萄糖供应能量。

什么是糖异生

人体将甘油、乳酸和某些氨基酸等非糖物质转变为糖原或葡萄糖的过程称为糖异生作用。它是饥饿时提供糖的一种途径，肝脏是进行糖异生的主要器官。

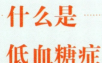
什么是低血糖症

低血糖症是指血糖浓度低于正常值时出现的一系列症状，成年人血糖低于2.8毫摩尔/升时，就可认为是血糖过低。

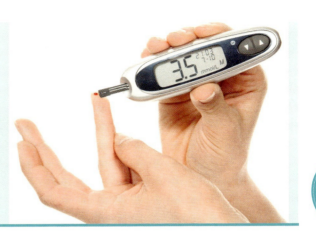

糖尿病

低血糖有什么危害

葡萄糖是脑细胞的主要能量来源，大脑必须时时刻刻依赖血液循环中供给的葡萄糖，脑组织每分钟大约需要葡萄糖100毫克。我们的大脑无法利用脂肪酸产生能量，也没有以糖原形式贮存的葡萄糖，因此若血中没有葡萄糖，脑内储备的葡萄糖只需10~15分钟即被消耗完。所以低血糖对脑组织的危害最大，低血糖会引起记忆力减退、反应迟钝、痴呆，严重者昏迷，甚至危及生命；低血糖还可诱发脑血管意外、心律失常及心肌梗死。

什么是高血糖

当血糖值高过规定的水平时就是高血糖。短时间、一次性的高血糖对人体并不会造成严重损害。比如在情绪激动、高度紧张时，可出现短暂的高血糖，一次性进食大量的糖类，也可出现短暂高血糖，随后血糖水平会逐渐恢复正常。然而长期的高血糖会使全身各个组织器官发生病变，导致各种急慢性并发症的发生，例如失水、电解质紊乱、营养缺乏、抵抗力下降、肾功能受损、神经病变、眼底病变等。

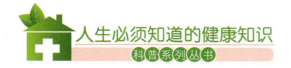
尿糖

什么是糖尿

尿液中出现糖就是糖尿，一般是指葡萄糖，偶见乳糖、戊糖、半乳糖等。

什么是肾性糖尿

当血中葡萄糖的浓度高到一定水平（一般是10毫摩尔/升）时，尿中才会有糖。如果血糖没有超过这个水平，尿中就有糖了，称为肾性糖尿。

什么是假性糖尿

检测尿糖的试验是利用糖的还原性来显色。尿中不少物质具有还原性，如尿酸、葡萄糖醛酸；随尿排泄的药物如异烟肼、青霉素、强心苷、噻嗪类利尿剂等，当这些物质在尿中浓度升高时，常可使尿糖定性试验出现阳性反应，称为假性糖尿。

胰岛素

什么是胰岛

胰岛是分布在胰腺内的大小不等、形状不定的细胞团，像岛屿一样，故此得名，胰岛是一种内分泌腺体。胰岛细胞按其染色和形态学特点，主要分为A细胞、B细胞、D细胞及PP细胞。A细胞约占胰岛细胞的20%，分泌胰高血糖素；B细胞占胰岛细胞的60%~70%，分泌胰岛素；D细胞占胰岛细胞的10%，分泌生长抑素；PP细胞数量很少，分泌胰多肽。

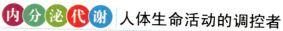
什么是胰岛素

　　胰岛素是由胰岛B细胞分泌的一种蛋白质激素，是体内唯一的降低血糖的激素。当胰岛素过多时，血糖下降迅速，易发生低血糖；相反，当胰岛素不足或胰岛素作用减弱时则导致血糖升高。

什么是C-肽

　　C-肽又称连接肽，是胰岛B细胞的分泌产物，它与胰岛素有一个共同的前体——胰岛素原。一分子的胰岛素原经酶切后，裂解成一分子的胰岛素和一分子的C-肽。C-肽与胰岛素以等分子数共存于分泌颗粒并同时释放至血循环中，C-肽不被肝脏破坏，半衰期较胰岛素长，故测定血循环中C-肽水平能反映体内胰岛B细胞合成与分泌胰岛素的功能。

糖尿病

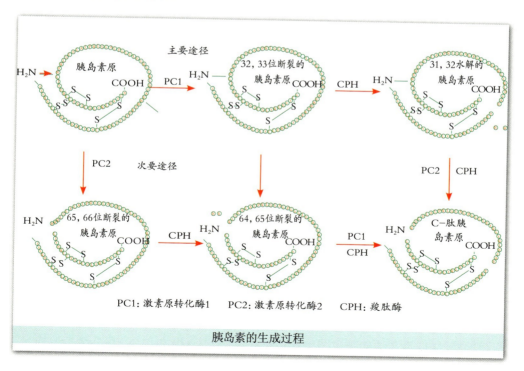

胰岛素的生成过程

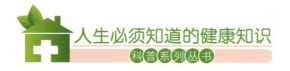
葡萄糖是怎样进入细胞内的

在每个肝脏、肌肉和脂肪细胞的表面，都有一个允许葡萄糖进入的特殊通道，我们把它比做一道"门"。葡萄糖要想进入细胞内，就必须先打开这道门。在这道门的表面，还有一个叫做胰岛素受体的结构，它们好比是门上的"锁"，胰岛素就好比"钥匙"。只有用胰岛素这把钥匙把门打开，葡萄糖才能进入细胞。

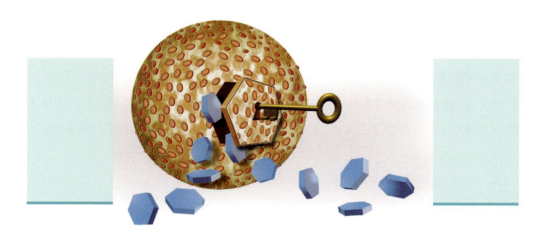

什么是胰岛素受体

人体内有许多种激素，在细胞膜上都有与其相对应的接收器，激素只有与其接收器结合才能进入细胞产生生理效应，我们把这种细胞膜上的接收器叫受体。胰岛素的接收器称胰岛素受体。

什么是胰岛素抵抗

胰岛素抵抗指胰岛素不能发挥正常的作用，即胰岛素的作用减弱了。胰岛素抵抗是由于人体内胰岛素的接收器——胰岛素受体出现了问题，因此，如果不彻底修复胰岛素的接收器，而单纯的刺激胰岛素的分泌，是无法从根本上治疗胰岛素抵抗的。

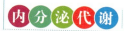

胰岛素抵抗有什么危害

当胰岛素的作用减弱即胰岛素抵抗时，机体为了达到正常的降糖作用，不得不产生更多的胰岛素，这样才能勉强把血糖控制在正常范围。但是，过高的胰岛素水平（我们称高胰岛素血症）对身体也不利，它加速动脉硬化，使血压升高、血液黏稠度增高，影响重要器官的血液供应。

怎样防治胰岛素抵抗

胰岛素抵抗的元凶是肥胖，所以减轻体重是关键。可以通过合理饮食和增加运动来控制体重，消耗多余的脂肪，增强肌肉功能，促进胰岛素信号传递，这样胰岛素抵抗就可以得到改善。

哪些因素
影响胰岛素的分泌

血糖浓度是影响胰岛素分泌的首要因素。口服或静脉注射葡萄糖后，胰岛素释放迅速升高。

进食含蛋白质较多的食物后，血液中氨基酸浓度升高，胰岛素分泌也随之增加。

进餐后胃肠道激素增加，如胃泌素、胰泌素、胃抑肽、肠血管活性肽，促进胰岛素分泌。

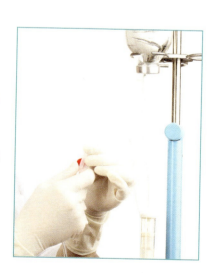

体内的哪些激素与胰岛素作用相对抗

体内对抗胰岛素的激素主要有胰高血糖素、肾上腺素、去甲肾上腺素、肾上腺糖皮质激素、生长激素等，它们都能使血糖升高。

糖尿病

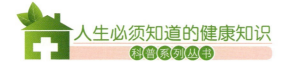

其他常见问题

为什么糖尿病患者越来越多

糖尿病的发病与环境污染、肥胖、饮食结构不合理密切相关。近年来，人民生活水平日益提高，环境污染日益加重，现代机械化程度越来越高，人们由过去的高体力劳动逐渐向轻体力劳动或纯脑力劳动转化，但人们的饮食并没有随着经济的发展而转化为科学饮食，饮食中的油、盐、糖、脂肪比以前摄入更高，导致了糖尿病发病率的增高。

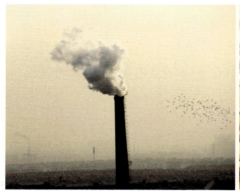
空气污染

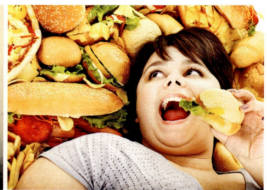
肥胖、饮食结构不合理

为什么糖尿病偏爱"城里人"

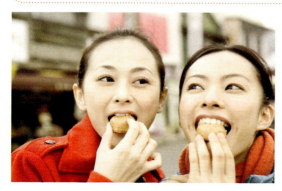

2009年在北京召开的糖尿病国际论坛上公布了我国大中城市糖尿病患病率为9.7%，由此推测中国糖尿病患病人数已达9240万。我国已经成为全球糖尿病患病率增长速度最快的国家之一，患者人数仅次于印度。

超重肥胖人数增加，饮食结构不合理，三高食物摄入量太大；运动量大大减少；晚睡晚起、吸烟、饮酒过多，生活无规律；生活压力大，精神过度紧张，出现不良情绪却无法及时排解，这些都是糖尿病城市患者多、发病年轻化的主因。

糖尿病有什么危害

高血糖本身并不会给人体带来非常严重的危害，但是它所导致的并发症却很可怕。

糖尿病急性并发症，如糖尿病酮症酸中毒，糖尿病非酮症性高渗昏迷，乳酸性酸中毒等可直接危及患者的生命；

慢性并发症，包括大血管并发症和微血管并发症，可使人们的健康水平和劳动能力大大下降，甚至造成残废或过早死亡；

糖尿病的伴发症如低血糖症、感染等也对患者健康及生命质量造成重大影响。血糖控制不住的糖尿病儿童的生长发育可能受到严重影响，造成身材矮小，发育延迟，等等。

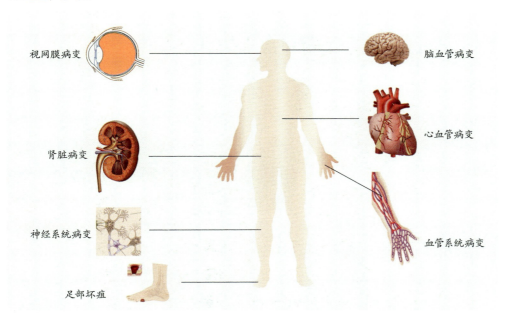

视网膜病变　　脑血管病变
肾脏病变　　心血管病变
神经系统病变　　血管系统病变
足部坏疽

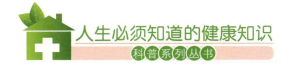
糖尿病能根治吗

这个问题是所有糖尿病患者都关心的。很多患者在得知自己患了糖尿病之后，就开始搜寻各种偏方，往往延误了最佳的治疗时机。

由于糖尿病的病因至今仍不清楚，目前的治疗方法，只能有效地控制病情，还不能根治糖尿病。那些所谓的能够根治糖尿病的灵丹妙药是不可信的。患者经过适当的治疗，临床症状消失，血糖、尿糖恢复正常，若饮食不控制或不按医生的要求坚持治疗，还会出现高血糖。因此可以说糖尿病是终身性疾病，需要长期坚持治疗，即使病情控制好了，也要坚持饮食和运动治疗，并定期到医院复查。

糖尿病会遗传吗

糖尿病是一个多病因的综合病症。糖尿病患者亲属的糖尿病发生率要比非糖尿病患者高，说明糖尿病有遗传倾向。糖尿病患者遗传给下一代的不是糖尿病本身，而是容易发生糖尿病的体质，即突变基因，临床称之为糖尿病易感性。糖尿病易

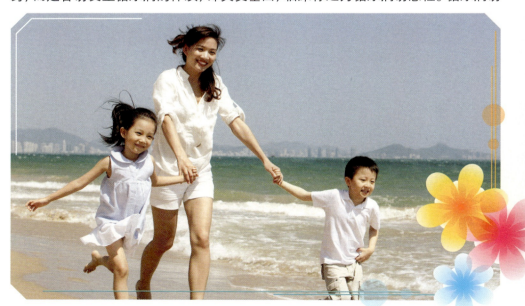

感者，更容易发生糖尿病。如果父母都是糖尿病患者，那么遗传给子女的概率是5%左右，但并不是说获得这5%的概率，就会得糖尿病，还需要有外界因素的诱发才会导致糖尿病的发生。

糖尿病患者能结婚吗？能生育吗

糖尿病患者在良好的血糖控制下，可以维持正常的生长发育，具有正常的学习和工作能力，享受与正常人同等的寿命。同样，也可与正常人一样结婚、生子，糖尿病虽然不是百分之百的遗传性疾病，但无论1型还是2型糖尿病，都有部分遗传因素存在。因此最好选择对方家族中没有糖尿病的人婚配。

与结婚相比，生子对糖尿病患者，特别是女性就是一个值得特别注意的问题了。因为糖尿病患者毕竟不同于正常人，有代谢紊乱、糖尿病慢性并发症，而且糖尿病与妊娠之间相互影响，如果处理不当，可能引起严重的后果。所以糖尿病患者结婚虽然无碍，但欲生子，必须遵照几个原则：第一，不宜多生，因为每一次怀孕和分娩都会给患糖尿病的妇女带来巨大的精神和身体上的负担，而且有一定的风险；第二，如果患糖尿病的妇女打算生子，那么晚生不如早生，因为随着病程的延长，各种并发症，尤其是肾脏和眼部的并发症会加重，所以晚生的风险更大；第三，要在血糖控制最满意之时怀孕，最好是有了怀孕的打算时就改用胰岛素积极控制好血糖；第四，在整个妊娠期间都要密切观察病情，尤其要把血糖和血压控制在满意水平，这样才能保证顺利生下一个健康的孩子。

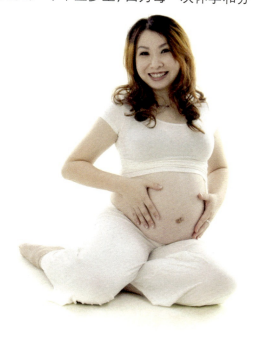

糖尿病

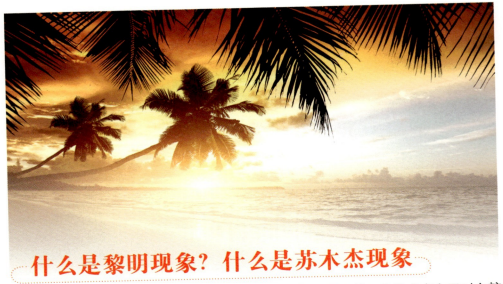

什么是黎明现象？什么是苏木杰现象

"黎明现象"是指糖尿病患者在黎明时分出现的高血糖。这类患者白天时血糖控制还算满意，就是每天早晨血糖很高。仔细测定血糖可以发现，患者前半夜血糖还不太高，大概从清晨4时血糖逐渐升高，到早晨查血糖时，血糖已经相当高了，这就是所谓的"黎明现象"。

"苏木杰现象"表现为夜间低血糖，早餐前高血糖，简单地说，也就是"先低后高"现象。它主要是由于口服降糖药或胰岛素使用过量而导致夜间低血糖反应，之后，机体为了自我保护，通过负反馈调节机制，使具有升高血糖作用的激素（如胰高糖素、生长激素、糖皮质醇等）分泌增加，血糖出现反跳性升高。

什么是应激？对血糖有什么影响

应激是指某些因素如精神紧张、创伤、感染、休克、手术、心肌梗死等对人体施加压力，而人体产生抵抗的一种现象。

应激时体内对抗胰岛素的激素分泌增加，如胰高血糖素、生长激素、肾上腺素等，使血糖升高，尿糖增多。

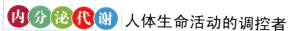
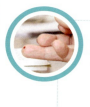

揭开糖尿病的层层面纱

糖尿病

糖尿病的定义

什么是糖尿病

    糖尿病是由于不同原因引起胰岛素分泌缺陷和/或胰岛素作用缺陷，以慢性高血糖为突出表现的疾病。临床表现为多尿、多饮、多食、消瘦，可造成眼、肾、心脏、血管、神经等组织的慢性损伤，病情严重时可危及生命。

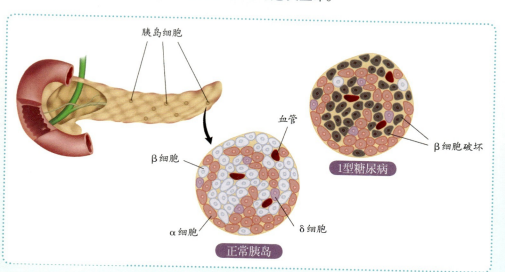

胰岛细胞

血管

β细胞

β细胞破坏

1型糖尿病

α细胞

δ细胞

正常胰岛

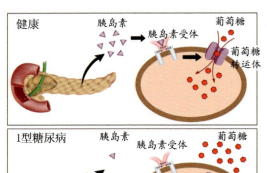

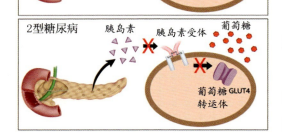

糖尿病分几种类型

1型糖尿病：多发生于青少年，起病急，症状较重，常以酮症酸中毒为首发症状。

2型糖尿病：占糖尿病患者的90%以上。多见于30岁以上成人和老年人，多为肥胖体型，起病缓慢，症状不明显。

妊娠糖尿病：妊娠期间发生的糖尿病。

继发性糖尿病：由于其他原因导致的血糖升高。例如，甲亢引起的血糖升高，移植后糖尿病等。

糖尿病的典型表现有哪些

糖尿病的典型症状是口渴、多饮、多尿、多食和体重减轻，即"三多一少"。

多尿是指一天尿量超过2500毫升，表现为排尿次数增多（严重者每隔1~2小时排尿1次），每次排尿量多，夜尿增多。

由于多尿失水而致口渴，一天饮水量可达5~8升或更多；

大量糖分随尿液排出体外，机体长期处于半饥饿状态，食量增加，老有吃不饱的感觉，甚至每天吃五六次饭，主食达1~1.5千克，副食也比正常人明显增多，还不能满足食欲。

由于胰岛素不足，机体不能充分利用葡萄糖，靠分解脂肪和蛋白质来补充能量，造成体重减轻，严重者体重可下降数十千克，疲乏无力，精神不振。

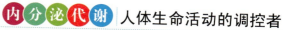

糖尿病典型症状多见于1型及某些非肥胖的2型糖尿病患者，大多数2型糖尿病患者症状不典型。

有多饮多尿就一定是糖尿病吗

典型的糖尿病患者有多饮、多尿的症状，但有的人喝得多或尿得多，血糖正常，并不是糖尿病。如尿崩症由下丘脑或垂体后叶病变引起，有烦渴多饮、多尿，甚至严重脱水，但血糖正常，尿糖阴性。再如精神性多饮或精神性多尿症，也表现为烦渴、多饮、多尿，但血糖正常，尿糖阴性，此种患者往往有精神异常或有精神刺激史，常伴有神经衰弱等一系列症状。另外，在正常情况下，当天气寒冷时尿量会增加，当气候炎热时喝水也会多。因此诊断糖尿病不能仅凭临床症状，更重要的是要化验血糖。

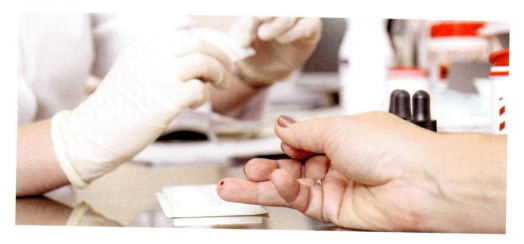

没有糖尿病症状就不用治疗吗

刘某，某公司职员，去年体检时发现空腹血糖是7.3毫摩尔/升，医生建议到内分泌科就诊。刘某认为自己没有任何不舒服，更没有"三多一少"的症状，就没有理

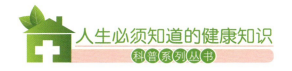

会。今年体检时空腹血糖是9.5毫摩尔/升，甘油三酯水平达到11毫摩尔/升，诊断为2型糖尿病，高甘油三酯血症。

刘某的情况在糖尿病患者中非常普遍。从糖耐量异常到血糖轻度增高平均需要10年时间，从血糖轻度增高到出现"三多一少"症状平均需要2~3年，所以，在糖尿病的前期和糖尿病的早期，患者往往没有症状。但是，这一时期是治疗糖尿病的最佳时间，如果认为自己没有症状而忽视，血糖会越来越高，同时也就错过了最佳治疗时机。刘某今年的检查显示血糖进一步升高，还出现了血甘油三酯的升高，这与高血糖有直接的关系。如果甘油三酯水平过高（大于5毫摩尔/升）会诱发急性胰腺炎，血脂水平过高，增加血液黏稠度，严重影响重要脏器的供血。如果刘某在去年能够认真对待血糖的升高，采取必要的措施，比如控制饮食、多运动，不用服用药物，他的血糖和血脂水平就会控制正常，而且在糖尿病的早期，病情往往可以逆转。但是目前的情况就需要用药物来治疗。

哪些人容易得糖尿病

年龄超过45岁；超重、肥胖者；有糖尿病家族史者；有高血压、高血脂者；体力活动较少者；已有轻度血糖升高，但还不够诊断糖尿病者；女性有巨大儿生育史或者妊娠期糖尿病者。

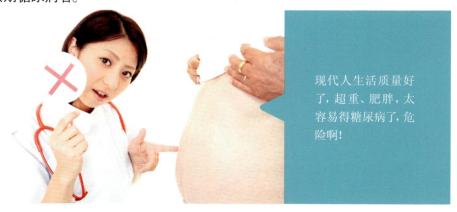

现代人生活质量好了，超重、肥胖，太容易得糖尿病了，危险啊！

出现以下情况时要警惕，可能是糖尿病在作怪

不明原因的体重减轻，特别是原来肥胖，近来体重减轻并出现多饮、多尿、多食；反复发生感染者，如泌尿系感染、肺病感染等；妇女外阴瘙痒而非滴虫感染；外伤后伤口迟迟不愈合者；尿潴留、顽固性便秘或腹泻。

早期出现动脉硬化症状，如心绞痛、心肌梗死、脑血管病变（口眼歪斜、半身不遂等）。

糖尿病

糖尿病的诊断

糖尿病的诊断标准是什么

糖尿病症状加随机血糖≥11.1毫摩尔/升。

典型症状包括多饮、多尿和不明原因的体重下降。随机血糖指不考虑上次用餐时间，一天中任意时间的血糖。

空腹血糖≥7.0毫摩尔/升。

口服75g葡萄糖后2小时血糖≥11.1毫摩尔/升。

符合以上任意一条均可诊断糖尿病。

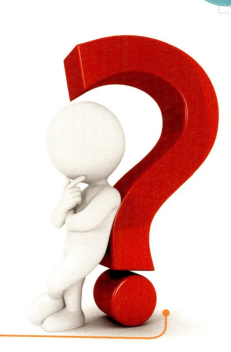

诊断糖尿病需要做哪些检查

血糖：具体数值详见诊断标准。

糖化血红蛋白（HbA1c）：能反映近3个月的平均血糖水平。目前把HbA1c >

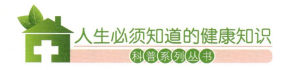
6.5%作为糖尿病的诊断标准之一。

糖耐量试验（OGTT）。

胰岛素释放试验：方法同糖耐量试验，在服用75克葡萄糖前、服用后0.5小时、1小时、2小时、3小时检查血胰岛素水平，以判断胰岛分泌胰岛素的情况。

糖耐量试验如何做

糖耐量试验是判断是否存在糖代谢异常的金标准。

糖耐量试验的具体步骤：

早晨空腹取血（空腹8~14小时后），取血后，于5分钟内服完溶于250~300毫升水内的无水葡萄糖75克。试验过程中不喝任何饮料、不吸烟、不做剧烈运动，无需卧床。从口服第一口糖水时计时，于服糖后30分钟、1小时、2小时及3小时取血（用于诊断糖尿病可仅取空腹及2小时血）。

哪些人需要做糖耐量试验

疑有糖尿病，单凭血糖化验结果不能确定者；已确诊糖尿病，需要了解患者的胰岛素分泌功能；与其他原因引起的糖尿鉴别，如肾性糖尿等。

如何判断糖耐量试验

餐后2小时血糖
<7.8毫摩尔/升
正常糖耐量

餐后2小时血糖
7.8~11.1毫摩尔/升
糖耐量异常

餐后2小时血糖
≥11.1毫摩尔/升
糖尿病

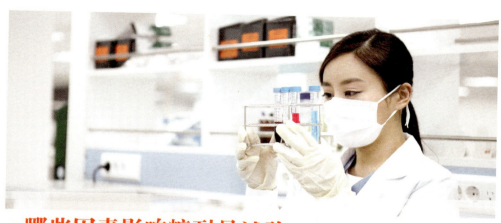

哪些因素影响糖耐量试验

饮食：试验前每天碳水化合物摄入量应≥150克。过分限制饮食可使糖耐量减低而出现假阳性。另外，烟、酒、咖啡、茶等对其也有一定影响。

体力活动：试验前应有正常的体力活动至少3天。试验前剧烈运动可使交感神经兴奋，儿茶酚胺等释放，使血糖升高。

应激因素：如感染、创伤、情绪剧烈波动、急性心梗、脑血管病等均可使交感神经兴奋，对抗胰岛素的激素分泌增多而使糖耐量减低。

其他内分泌疾病：如甲亢、皮质醇增多症都会影响糖代谢。

使用影响糖耐量的药物：如噻嗪类利尿剂、水杨酸、烟酸等，试验前应停用3天以上。

什么是空腹血糖受损

空腹血糖受损指空腹血糖大于等于6.1毫摩尔/升但小于7.0毫摩尔/升；服糖后2小时血糖小于7.8毫摩尔/升。空腹血糖受损是从血糖正常到糖尿病的一个过渡阶段。在这个阶段，患者如果注意饮食和运动，血糖有可能逐渐恢复正常。否则的话，也有可能发展成为糖尿病。

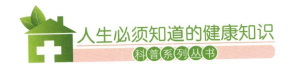
糖耐量异常和空腹血糖受损期需要治疗吗

糖耐量异常和空腹血糖受损都是糖尿病前期,是糖尿病预防的重点对象,应积极采取预防措施:

控制饮食,低脂肪、低糖、高纤维素饮食。

合理运动,减轻体重,消除"将军肚":坚持锻炼,每周至少5次,每次30分钟。如快走、慢跑、打门球、太极拳、太极剑、骑自行车、登楼梯、爬山等。

心情舒畅。人遇到焦虑、忧愁、悲伤、愤怒、紧张时,可使血糖上升。若生活环境稳定、精神愉悦、笑口常开,血糖就会相对平稳。

初诊患者到医院检查需要注意什么

需早8点以前到门诊,否则中午以前不能完成所有检查。

患者检查前一天晚饭后到第二天检查前不再进食,早晨的降糖药物停用。

做糖耐量试验时,抽空腹血后立即服用葡萄糖水,并准确记录时间,分别于1小时、2小时、3小时准时到化验室抽血。检查过程中不能进食、饮水和服降糖药物。

在抽血的间隔时间内可酌情插空完成其他检查,如B超、心电图、眼底等检查。

糖尿病患者就诊时需带什么东西

就诊时应将两类资料带齐:一是近期的检查结果;二是目前用药的名称和剂量,医生调整降糖药物种类和剂量的依据是血糖指标。患者在家自测的血糖、血压水平反映的是真实的病情,这些指标要比在医院检查更客观、更全面,所以要留心记录,每次就诊时都要携带。

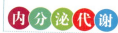

 针对病症 正确施治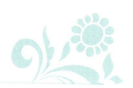

什么是糖尿病的"5驾马车"治疗原则

早在半个多世纪以前，美国著名糖尿病专家焦斯林就把糖尿病的治疗比作是驾驭一辆3匹马的战车，这3匹马分别是饮食治疗、胰岛素治疗（当时还没有口服降糖药）和运动治疗。他精辟地阐述了糖尿病综合治疗的原则，至今适用。根据中国自己的实践经验，我国学者又提出了糖尿病"5驾马车"的治疗原则，即：

糖尿病教育与心理治疗：使糖尿病患者真正懂得糖尿病，知道如何对待和处理糖尿病，保持良好的心理状态。

糖尿病饮食治疗：合理用餐，为其他治疗手段奠定基础。

运动治疗：长期坚持体育锻炼，保持血糖水平的正常和充沛的体力。

药物治疗：在单纯饮食及运动治疗不能使血糖维持在理想范围时适当选用口服降糖药和胰岛素，并根据临床的需要，服用降脂、降压及其他药物，使患者维持全面正常的状态。

糖尿病病情监测：定期进行血、尿常规和各项生化检查，心电图和眼底检查等，以详细了解病情，指导治疗。

只要认真掌握好这5条原则，或者说驾驭好这"5匹马"，就能较好地控制糖尿病，避免急性或慢性并发症的发生和发展。

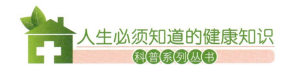
需要强调的一点是：糖尿病患者本人才是糖尿病治疗的第一个医生。也是这驾马车的真正的驾驭者。因此，患者本人能否掌握好糖尿病知识，才是能否控制好糖尿病的关键所在。医务人员、营养师（营养医生）在患者与糖尿病的斗争中，只作为患者的顾问，与患者共同抗敌。

第一驾马车——糖尿病的教育与心理治疗

重视糖尿病教育，减少"无知的代价"

糖尿病教育在糖尿病治疗中的作用，近年来引起了世界卫生组织、国际糖尿病

世界糖尿病日
11月14日

联盟和国内外糖尿病专家的高度重视。1989年第42界世界卫生组织大会要求各成员国要重视糖尿病的防治，要制定和实施糖尿病防治计划，逐步实现三级预防。一级预防是预防糖尿病的发病；二级预防是对糖尿病要做到早诊断早治疗；三级预防是延缓和预防糖尿病并发症的发生和发展。而糖尿病教育则是贯彻三级预防的关键。1991年国际糖尿病联盟向全世界宣布，每年11月14日为"世界糖尿病日"。1995年世界糖尿病日宣传的主题即为"糖尿病教育"，口号是"无知的代价"，指对糖尿病无知将付出高代价，并指出糖尿病教育是防治糖尿病的核心。

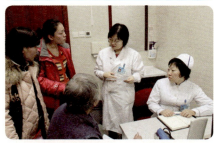

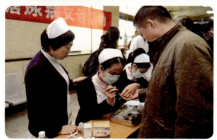

医护联合门诊

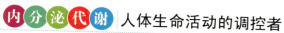

糖尿病教育的目标是什么？

糖尿病教育的目标就是使患者成为一名自我保健医生，主动参与糖尿病的治疗。

糖尿病教育的内容包括哪些？

糖尿病基础知识：糖尿病的概念及基本知识，糖尿病并发症及其危害。

生活技能：正确饮食，有效、安全的运动，生病期间的护理，自行注射胰岛素及自我监测，特殊状况如旅行、宴会、驾车等的处理。

积极配合治疗：健康饮食的习惯；能够有规律的运动；按时服药或打胰岛素；正确应对生活中的压力；自觉监测血糖；每日护理双脚；定时复查，必要时及时就医。

糖尿病患者的家属要注意哪些？

给予患者有力的支持：糖尿病需终身治疗，多数治疗时间在家中度过，家属必须学习糖尿病基础知识，协助患者搞好自我管理，要经常鼓励和帮助患者树立战胜疾病的信心，并给予有力的经济支持。

主动参与整个治疗过程：家属主动陪同患者检查复诊，要帮助患者按医生的要求来改变生活习惯，应掌握患者能吃什么，喝什么，怎样运动，生活起居及学习工作中应注意的问题，不能过分放纵也不能过分地限制，要成为医生与患者之间的桥梁。

营造和谐、宽松的家庭氛围：家庭和睦幸福才有利于患者病情控制。患了糖尿病，多数患者精神紧张，甚至感到绝望自暴自弃，因此在精神上应给予关心和支持。

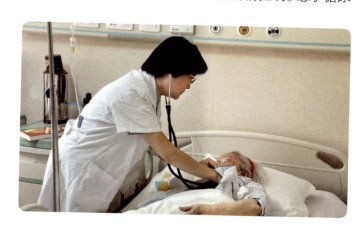

糖尿病患者应如何配合治疗？

首先要认识到目前糖尿病还不能根治，只

糖尿病

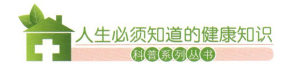
能做到有效控制，因此糖尿病的治疗是长期的甚至是终生的，应该做好长期与疾病作斗争的准备。

当尿糖、血糖恢复正常，临床症状消失时，也要定期复查治疗，不要自行停药。

在应用药物或胰岛素治疗时，也要配合饮食治疗，不要随意放弃饮食治疗。

在医生的指导下进行适当的体力活动。

在治疗过程中，患者要善于学习，主动掌握糖尿病的知识，定期复查血糖、尿糖、血脂等化验指标以及心血管、眼底、神经和肾脏情况，防止和延缓各种糖尿病并发症的发生和发展。

糖尿病是一种身心疾病

糖尿病的发生发展和人的性格、承受压力的能力等心理因素有一定关系，已是公认的身心疾病。

现在越来越多的年轻白领加入到糖尿病的行列中来，这与过大的心理压力和生活不规律有一定的关系。一些糖尿病患者在遭受生活事件的突然打击后，病情可在一夜之间恶化。研究表明，糖尿病患者的性格倾向于内向，遇到事情时不愿求助或找人倾诉，一味压抑自己，从而产生焦虑、抑郁的情绪，而不良情绪通过"免疫－内分泌"环节又成为糖尿病的诱因。

糖尿病患者容易出现哪些心理问题？

否认与怀疑心理：患病早期，患者不能接受这一事实，持否认或怀疑态度。怀疑医生诊断有误，否认患病，拒绝接受治疗，对疾病采取回避或满不在乎的态度，贻误治疗致使病情进一步发展。

失望及无助感：对所患疾病缺乏正确的认识，对即将接受的各种检查、治疗，心存恐惧，对疾病的治疗与康复缺乏信心。同时，糖尿病是一种慢性疾病，需终身治疗，无法根治，必须终身控制饮食。因此，患者易产生愤怒、失望和无助心理。

自责自罪心理：糖尿病患者常因病不能照顾家庭，长年治疗增加家庭经济负担，认为自己成为家庭的负担与累赘，产生自责自罪心理。

抑郁、悲观厌世和自杀心理：糖尿病病程较长，并发症多且较重，治疗效果不佳，疾病后期易出现抑郁、悲观厌世心理。因此，自暴自弃，不配合治疗，甚至对医护人员采取攻击、漫骂；或不信任、拒绝治疗，表现出冷漠、无动于衷的态度。

糖尿病患者如何进行自我疏导？

痛快地哭：痛快地哭可以将身体内部的压力释放，将身体压力产生的有害化学物质排出。我们身边经常有这样的事例：心情恶劣的时候，大哭一场心里就会舒服很多。

向朋友坦白心事：有了不良情绪可以向他人倾诉。向好朋友谈心、发牢骚，以消除心中的不平之气。要及时宣泄，闷在心里是不能解决或消除烦恼的。

用趣味性嗜好疏导情绪：看电影、电视，看书、绘画、唱歌、跳舞都可以消除生活上的压力，促使人情绪好转。

运动性疏导：散步或其他运动，人在情绪低落时往往不爱运动，而越不运动情绪越低落，形成恶性循环。事实证明，运动可以改变心情。

远离不良环境：各种情绪的产生都离不开环境。避免接触强烈的环境刺激，减少环境对人体心理和生理上的不良刺激，消除消极的不良影响，以达到治疗的目的。

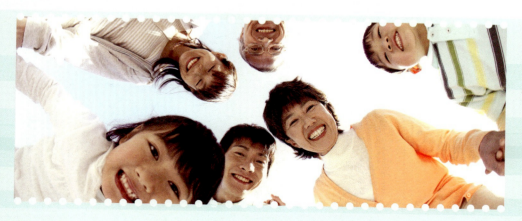

糖尿病

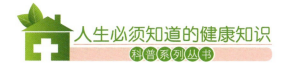

第二驾马车——糖尿病的饮食治疗

食物的多样化与营养的均衡性

食物品种多样化,不偏食、不挑食,这是良好的饮食习惯。人体需要摄入的营养素有六大类,四五十种,显然,没有一种食物是十全十美,包含全部营养素的,而食物品种一多,就可取长补短,满足机体的需要了。许多国家制订的膳食指导方针都有食物多样化这一条,日本的《健康饮食生活指南》提出每天进食食物品种是30种。

什么是食物金字塔

食物金字塔将食物分成五大类:①谷类与薯类;②蔬菜水果类;③动物类及蛋

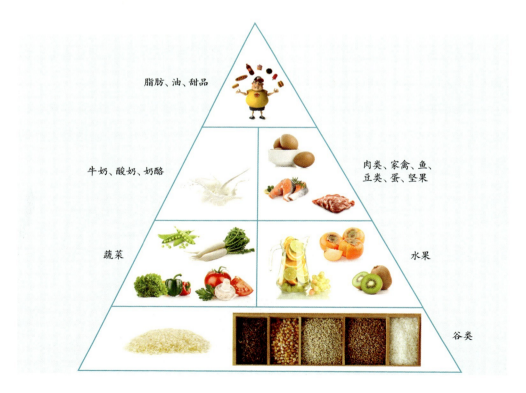

脂肪、油、甜品

牛奶、酸奶、奶酪

肉类、家禽、鱼、豆类、蛋、坚果

蔬菜

水果

谷类

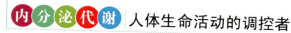

类；④豆类、奶类及其制品；⑤纯热能食物。

　　将上述各类食物按每人每天摄入量的高低构成一个三角形，三角形底部（塔底）宽，表示摄入量最高，往上摄入量逐步减少，顶部（塔尖）摄入量最少。三角形分为5层，底层是谷薯类食物，每人每天应吃300~500克；第二层为蔬菜和水果，每人每天分别应吃400~500克和100~200克；第三层为肉类，每人每天应吃畜、禽肉50~100克；鱼类50克；蛋类25~50克；第四层为奶类和豆类食物，每人每天应吃奶类及奶制品100克，豆类及豆制品50克；塔尖是油脂类，每人每天是25克。

一份健康饮食的食谱应该包括些什么

　　粮、豆：粮、豆之比为10：1；

　　蔬菜、水果：每人每天蔬菜、水果摄取量为300~500克，其比例为8：1；

　　奶及奶制品：奶及奶制品摄取量为200~300克；

　　肉、禽、鱼、蛋：100~200克。

　　以上4类食物作为支柱；另一类为适量的油、盐、糖。提倡多吃鱼类、奶类，不要过多食用畜肉类。

什么是糖类

　　糖类（简写成C）：就是我们吃的主食，即双糖（如蔗糖）和多糖（如淀粉）。大多数糖类在体内可被氧化分解生成葡萄糖，葡萄糖是体内主要的能量来源。糖类在谷物、面食、糕点、蔬菜、豆类和奶制品中都有。

什么是蛋白质

　　蛋白质（简写成P）是机体的重要组成部分，必不可少，但过多摄入不仅会使血糖升高、脂肪增多，而且也会加重肾脏负担。蛋白质主要来自瘦肉、鱼、虾、蛋清、乳

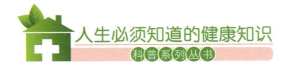

制品、豆类等。一般情况下，蛋白质的需求量是每人每天每千克体重0.8~1.2克，以体重为60千克者为例：

60×0.8克=48克

60×1.2克=72克

这位60千克体重者每天蛋白质需求量在48~72克。

哪些食物含脂肪多

脂肪（简写成F）主要来自动物脂肪和烹饪油，如鱼、肉、腰果、花生、豆油等。每人都需要一定量的脂肪来保持机体正常的功能，但脂肪过多是有害的，应限制摄入量，尤其是饱和脂肪酸和胆固醇。每天摄入的胆固醇量应小于300毫克，一个蛋黄约含200毫克，已经能满足人体的需要。

维生素不可缺少

每人都需要摄入一定量的维生素来维持正常机体的代谢。食物种类多样，饮食均衡一般不会缺乏维生素。含B族维生素多的食物有荞麦、燕麦、干豆、绿叶蔬菜、蛋类和动物内脏等。新鲜蔬菜水果中富含维生素C。维生素A存在于动物肝脏、蛋、深色蔬菜中。

何谓膳食纤维

膳食纤维是不能被人体吸收的多糖类物质，通常分为两大类：

可溶性膳食纤维：主要有豆胶、果胶、树胶、藻胶和植物性黏胶等。它们在胃肠道吸收水分后与葡萄糖形成黏胶，减慢葡萄糖的吸收，降低餐后血糖。可溶性膳食纤维还可与胆汁酸结合，降低胆固醇水平。

不溶性膳食纤维：又称粗纤维。包括纤维素、半纤维素和木质素等。在谷类、豆类的外皮，植物的茎、叶部含量高。它们在肠道内不被吸收，可形成网络，使食物与消化液不能充分接触，延缓葡萄糖的吸收，降低餐后血糖。同时，不溶性纤维能促进排便，还能增加饱腹感。

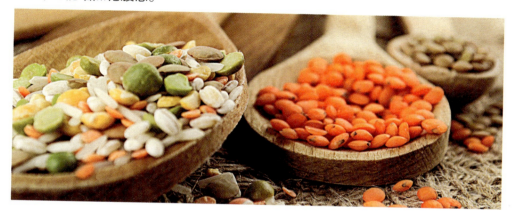

糖尿病

糖尿病患者如何科学饮食

饮食治疗是糖尿病最基本最重要的治疗方法，合理的饮食可有效控制血糖。

饮食分配、餐次安排：一日至少保证三餐，早、中、晚餐，热量按1/3、1/3、1/3或1/5、2/5、2/5的比例分配。在体力活动稳定的情况下，饮食要做到定时、定量。每餐要主副食搭配，餐餐有糖类、蛋白质和脂肪。易发生低血糖者，要求在三餐之间加餐，加餐量应从正餐的总量中扣除，做到加餐不加量。多数人的生活习惯是早晨吃的少一些，中午及晚上吃的多一些，饮食的分配可安排早餐占1/5，中、晚餐各占2/5。有些患者习惯于三餐食量相等，则可安排早、中、晚餐各占1/3。有的患者，特别是老年患者，食量小，难以将一餐的饮食吃完，可少食多餐。例如，将早餐的一部分安排在上午10点进食。中、晚餐也可作类似安排。饮食的安排可与治疗方法相配合。例如，有的患者在早餐前后的血糖较其他时间的血糖要低一些，则可将早餐饮食量增加一些，成为：早3/7，中2/7，晚2/7。有些患者在晚上睡前有饥饿感或易发生低血糖反应，则可将晚餐的一部分留至睡前进食。

食物的多样化：想要吃得健康，最好的方法就是增加食物的种类，食物品种尽可能的多，可以满足机体对各种营养素的需求，在限制总热量、合理搭配的前提下，饮食计划可以包括各种你喜欢的食物。

谷物类主食，米面搭配吃，若再添些薯类、小米、玉米、全麦粗面包等杂粮更理想；蔬菜最好每天有三四种，要包括绿叶蔬菜；水果以含糖量少的为主，如苹果、菠萝、草莓、猕猴桃等。多采用蒸、煮、烧、炖、焖、烩、凉拌的烹饪方法，避免食用油炸的食物。

用餐方式有讲究：用餐要专心致志，清楚自己所吃的每种食物，若心不在焉或边吃边聊，常常会在不知不觉中吃下过多的东西，而使饮食计划失效。同时，进食速度要慢，要细嚼慢咽。

糖尿病患者用调料品有限制吗

糖：限制含糖（加糖）食物，若与家人一起进餐，可于加油加糖之前盛出。

酱：少放酱汁。

盐：少吃盐是健康饮食之道。有些食物含有较多的盐，如腌肉、腊肉、奶酪、色拉油和快餐品，等等。摄入过量的盐是高血压的诱发因素。每日盐的摄入量应控制在6克以下。

油：要限量。宜用植物油，如菜油、豆油、葵花籽油、玉米油、橄榄油、芝麻油、色拉油，忌食动物油、猪皮、鸡皮、鸭皮、奶油。

豆制品能代替米面吗

豆制品有豆浆、豆腐脑、豆腐、豆腐干、豆腐乳等，其营养价值较高，可鼓励食用。但豆类食品不能替代米、面等主食，豆制品吃得过量同样会引起血糖升高。与米、面相比，豆制品较难消化，胃病患者并不合适，肾脏疾病的患者应少吃或不吃豆制品。

哪些食物富含膳食纤维

五谷类：米、大麦、玉米、燕麦、小麦、荞麦、裸麦、薏仁等；

豆类：黄豆、黑豆、红豆、绿豆等及其制品；

根茎类：番薯、马铃薯、芋头；

蔬菜类：芹菜、南瓜、酸菜、莴苣、花椰菜、豆苗、洋山芋及荚豆类；

水果类：橘子、葡萄、李子、葡萄干、无花果、樱桃、柿子、苹果、草莓；

其他：洋菜、果冻、蒟蒻。

糖类就是"糖"吗

如果将糖类进一步分析，就会发现葡萄糖、白糖、红糖、冰糖、蜂蜜等单、双糖食物经肠道吸收较快，升血糖的作用也迅速，食用这类食物对血糖控制不利，所以糖尿病患者应忌食精糖或含精糖的食物。

米、面、山药、土豆等食物所含的糖类是淀粉（属于多糖），多糖在肠道吸收的速率比单、双糖慢，升血糖作用相对较缓，糖尿病患者可根据饮食控制原则定量食用。

还有一类就是膳食纤维，它不但没有升血糖的作用，而且还能阻碍或延缓单糖的吸收，有助于血糖的控制。

糖尿病

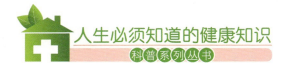
为什么膳食纤维能降低血糖

通常，只要我们一进食，血糖值就会暂时升高，而后依靠胰岛素的作用使细胞吸收糖，于是血糖值就开始下降。可是，糖尿病患者由于胰岛素的分泌量不足，无法完成降糖任务，因而血糖值升高。

多食用富含膳食纤维的食物可以延缓食物被消化吸收的速度，从而使血糖的上升速度变慢，所以糖尿病患者食用膳食纤维后血糖容易控制。目前对每天摄入多少膳食纤维最合适，尚无定论。美国糖尿病协会建议每日的膳食纤维摄入量为20~35克。

如何增加膳食纤维的摄入量

采用下列措施可增加膳食纤维的摄入：

在控制总热量的基础上，多进食含膳食纤维丰富的叶、茎类蔬菜和菌藻类食物，如白菜、芹菜、菠菜、冬苋菜、蕨菜、豆芽、木耳菜、海带、紫菜、蘑菇等。

主食少用精制食物，多用粗、杂粮如全麦片、标准粉、玉米渣、鲜玉米、荞麦面等；用魔芋面条、豆渣面条、荞麦面条、全麦粉面条代替普通精白粉面条。

将富含膳食纤维的食物与富含糖类的食物混合食用。

有条件者可每天食用膳食纤维制剂，如用琼脂泡水当茶饮。

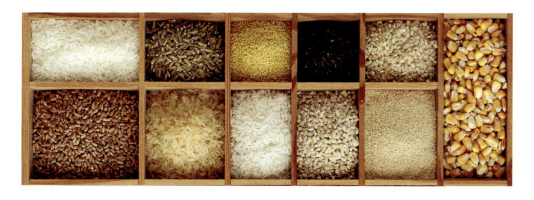

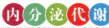
微量元素的作用

铬：可辅助改善糖耐量、调节血糖和血脂。牛肉、肝、蘑菇等中含量丰富。

锌：参与胰岛素的合成，与胰岛素发挥作用有关。肉类、海产品、家禽、麦麸等中含量丰富。

钙和磷：缺乏时易引起骨质疏松。牛奶、虾皮、鱼、海带、硬果类等中含量丰富。

镁：对防止糖尿病视网膜病变、高血脂、高血压和动脉粥样硬化有一定作用。粗粮、绿叶蔬菜、干豆、肉类、海产品中含量丰富。

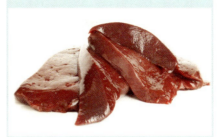
含锌食物

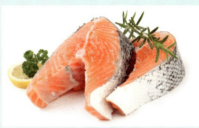
含钙和磷食物

糖尿病患者可以吃水果吗

当血糖控制较好时，糖尿病患者是可以吃一些含糖量低的水果的，如苹果、梨、橘子、橙子、草莓等，但量不宜过多。吃水果的时间应在两餐之间。

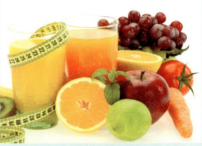
糖尿病患者需吃含糖量低的水果

糖尿病患者要戒烟吗

糖尿病患者吸烟无疑会对健康恢复不利。为了稳定病情，减轻糖尿病的心、脑、肾、眼、四肢、骨骼的病变，降低死亡率，糖尿病患者不能吸烟。

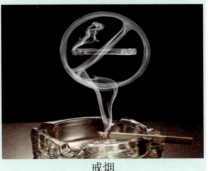
戒烟

糖尿病

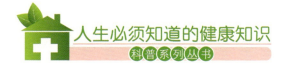

糖尿病患者能喝酒吗

饮酒不利于血糖的控制。酒精会产生很高的热量，空腹饮酒易导致低血糖，长期饮酒会引起肝功能受损，酒精还会降低脂肪在体内的消耗。因此，血糖控制不佳的糖尿病患者不应饮酒。血糖控制良好的患者可以适当饮酒，但是应设计严格的饮食计划。如每星期1~2次，不饮用烈性酒，每次啤酒200~375毫升（相当于易拉罐装的1罐）；或葡糖酒100毫升（相当于普通玻璃杯半杯）。血糖水平不稳定时，尽可能不喝酒。

糖尿病患者能喝饮料吗

提倡糖尿病患者多喝水，一般每天喝水6~8杯。不要喝含糖饮料，例如一个标准罐装可乐大约含200千卡热能，如果每天喝一罐，相当于每天至少吃20克蔗糖，因此糖尿病患者应选择喝热量较少的无糖饮料。

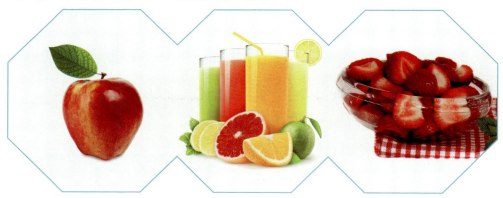

糖尿病患者能吃海鲜吗

海鲜的主要营养价值在于蛋白质含量高且易于消化，而大部分海鲜的脂肪和胆固醇含量较低，可以有效补充蛋白质，同时避免过多摄入脂肪和胆固醇。因此，只要不存在对海鲜过敏，无肝、肾功能障碍，无痛风症，糖尿病患者可以进食海鲜。

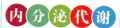
糖尿病患者吃海鲜需要注意什么

禁用任何可引起自身过敏的海产品。

一次进食大量海鲜（如吃海鲜大餐，或仅吃海鲜而无其他食物）是不合适的。

避免进食虾头、鱿鱼、蟹黄等高胆固醇的食物。

注意烹调卫生，避免进食被污染的或腐败的海产品，以防食物中毒。

消瘦的糖尿病患者就不需要控制饮食了吗

多数糖尿病患者体型偏胖，但也有一部分患者并不胖，甚至消瘦，他们是否就不需要控制饮食呢？当然需要控制饮食！糖尿病患者不分胖瘦，不控制饮食都会导致血糖失控。对于消瘦的患者，可以适当放宽热量的摄入，按照30~35千卡/千克体重，蛋白质按1.2克~1.5克/千克体重的比例给予。在增加热量摄入的同时，还要增加

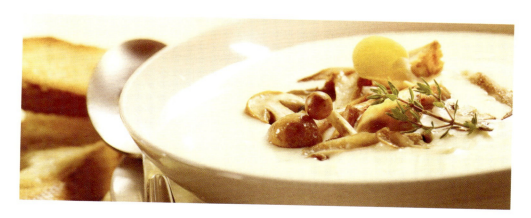

一定量的优质蛋白质，如瘦肉、鸡、蛋、奶制品等食物。同时要避免摄入过多的脂肪。补充充足的维生素和铁质，少量多餐，监测体重，一旦体重恢复至正常应将饮食量调至正常水平，不要导致超重而矫枉过正。

糖尿病

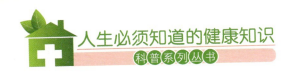

无糖食品就不会引起血糖升高吗

所谓"无糖食品"正确的说法应当是"未加蔗糖的食品"，市场上所谓的"无糖食品"中原有的糖类成分依然存在。比如"无糖奶粉"只是未混有蔗糖，而奶粉中的乳糖并没有减少，乳糖经消化后仍可分解成葡萄糖和半乳糖。又如"无糖蛋糕"、"无糖汤圆"也只是没有放入蔗糖的蛋糕和汤圆而已，做蛋糕和汤圆的面粉经消化后，依然会分解成葡萄糖。所以说糖尿病患者不要一看到"无糖"这两个字就认为是"不会升高血糖的"食品，应当仔细看看食物中的成分，因为奶中的乳糖、食物中的淀粉，最终都将转变成葡萄糖，所以说"无糖食品"，也不能多吃。

糖尿病患者如何安全度过节假日

糖尿病患者在聚会不断、美酒美食当前的节假日期间要注意以下4点：

第一，要按时、按量用药。即使外出，也要把药带上按时服用。

第二，要控制饮食。节日期间一日三餐要定时定量，少吃油腻煎炸食物，适量吃些鸡、鱼及瘦肉，多吃新鲜蔬菜，尽量少饮酒。

第三，要避免熬夜。保持充足的睡眠和良好的心情，不要因过节打乱正常生活规律，也不要因与家人团聚、打麻将、看电视等而过度劳累。要注意休息、劳逸结合、适度运动、增强抵抗力。

第四，要注意保暖。特别是手足、耳朵等末梢部位更要注意。

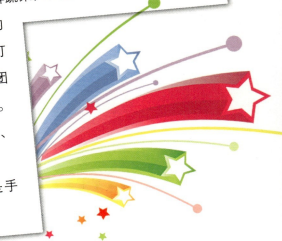

糖尿病患者外出饮食应该注意什么

当前去饭馆吃饭几乎成了生活的一部分，糖尿病患者忌经常在外饮食，若要外出饮食请注意：

赴宴时应告知他人自己的病情，千万不要隐瞒，这样才能在大家的帮助下控制好饮食；

不清楚菜量时，不妨询问服务员，可进行食物量的换算；

菜、饭要分开盛放，避免油、酱汁浸入饭中，而无形中摄入过多的油、糖、盐；

多选用绿叶蔬菜，以水代汤，以开水洗去油分或只吃菜，不喝菜汤；

限制食盐量，口味应清淡，要尽量不吃腌制食品，如咸鱼、咸肉、咸菜等；

尽量避免食用含糖量高的水果，应选择猕猴桃、苹果、西瓜、柚子等含糖量低的水果，且最多不超过100克；

注射胰岛素或服用降糖药要注意时间，以避免发生低血糖。

糖尿病患者控制饮食感到饥饿怎么办

由于对高血糖的恐惧，糖尿病患者往往过分控制饮食，以致进食热量不足，血糖水平虽然在下降，但患者感到神疲乏力、头晕、心慌、饥饿，往往会影响患者继续治疗的信心。这就需要计算一日摄入的总热量。如果摄入不足，那就需要增加饮食量。如果摄入的总热量合理，三大营养素比例也合理，只是食用易消化的食品多了，所以在饭后很快感到饥饿。如果是这种原因，可食用比较耐饿的食品，比如白菜、菠菜、冬瓜、黄瓜、韭菜、青椒、绿豆芽、海带等含糖量少的蔬菜。

养成饮食好习惯，血糖好控制

打破"多吃降糖药可以多吃饭"的错误观念；

糖尿病

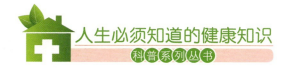
胰岛素治疗的患者也不能随便吃；

少吃多餐；

吃甜点心和咸点心没有区别，均会引起血糖升高；

吃"糖尿病食品"的量与吃普通食品的量要相等。"糖尿病食品"是用高膳食纤维的粮食做的，如：荞麦、燕麦，尽管这些食物消化吸收的时间较长，但最终还是会变成葡萄糖；

所谓"无糖食品"实质上是未加蔗糖的食品，仍然不能多吃；

以淀粉为主要成分的蔬菜应算在主食的量中，这些蔬菜如土豆、白薯、藕、山药、菱角、芋头、百合、荸荠、慈姑等；

除黄豆以外的豆类，如红小豆、绿豆、蚕豆、芸豆、豌豆，它们的主要成分也是淀粉，所以也要算作主食；

吃副食要适量；

不能用花生米、瓜子、核桃、杏仁、松子等硬果类食物充饥；

清淡饮食，少盐少油；

少吃含胆固醇的食物；

多吃富含膳食纤维的食物。

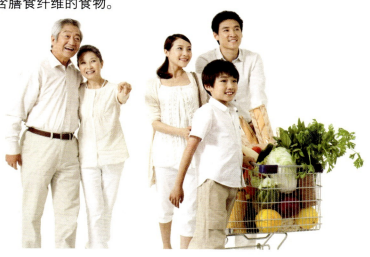

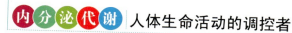
糖尿病患者如何安排每日饮食

糖尿病患者应在医生、营养师的帮助下建立一份自己乐意接受的健康食谱,健康食谱的设计分为三步:计算每日总热量;分配各种营养素的比例;根据食物交换份法选择自己喜欢吃的食物。下面就详细作一介绍。

如何计算每日总热量

糖尿病患者的总热量[千卡/(千克·天)]取决于年龄、性别、体重、体力活动的强度。详细计算方法如下:

体重	卧床	轻体力	中体力	重体力
消瘦	20～25	35	40	45～50
中等	15～20	30	35	40
肥胖	15	20～25	30	35

三大营养物质各占多少合适

糖类

糖类是人体热能的主要来源。当体内胰岛素缺乏时,糖的代谢受到影响,食入的糖不能被充分利用,就会聚集在血液中,并随尿排出。因此,糖尿病患者应限制饮食的含糖量。一般将其限制在每天200～400克,也就是250～450克主食,占总热量的50%～60%。

蛋白质

在糖尿病患者的饮食中,蛋白质的摄入量应比正常人高一些,因为糖尿病患者的蛋白质代谢紊乱,如果蛋白质再摄入不足,会出现负氮平衡,患者就会出现消瘦、乏力、抵抗力差、易感染、创口不易愈合、生长发育受阻等。蛋白质的摄入量成人应

糖尿病

按每日每千克体重0.8~1.2克计算，约占总热量的15%~20%。孕妇、乳母、营养不良及有消耗性疾病者，蛋白质可酌加至1.5克，个别可达2.0克，小儿2~4克。当出现尿毒症、肝昏迷时要限制蛋白质的摄入量。

脂肪

脂肪是人体结构的重要组成，起保护和固定内脏器官的作用。维生素A、维生素D、维生素E等需有脂肪存在才能被人体吸收。脂肪可增加饱腹感，同时，脂肪也可导致动脉粥样硬化。糖尿病患者每日进食脂肪为每千克体重1.0克，占总热量的30%~36%以下。要多选用植物油，少用饱和脂肪酸含量高的动物性脂肪，如羊、牛、猪油，少用胆固醇含量高的食物，如肝、肾、脑、蛋黄、鱼子等。

蛋白含量丰富的食物有哪些

蛋白质广泛存在于食物中，粮谷类食物如大米、面粉、玉米面的蛋白质含量虽然不是很高，但因它们是主粮，是膳食蛋白质的主要来源。动物性食物的蛋白质含量较高，而且质量较好，蛋类和奶类食物的蛋白质是所有食物蛋白质中质量最好的。

各类食物中蛋白质的含量（按每100克食物计）			
食物名称	蛋白质含量（克）	食物名称	蛋白质含量（克）
瘦猪肉	16.7	大米	7.1
瘦牛肉	20.3	面粉	10.0
瘦羊肉	17.3	玉米面	3.6
猪肝	21.3	黄豆	36.3
鸡肉	21.5	花生仁	26.2
虾皮	39.3	鲜蘑菇	2.9
大黄鱼	17.6	菠菜	2.4
带鱼	18.1	油菜	1.9
鲤鱼	20.0	红薯	1.8
鸡蛋	14.7	大白菜	1.1
鸭蛋	8.7	黄瓜	0.8
牛奶	3.3	胡萝卜	0.6

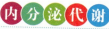
糖尿病

什么是优质蛋白

　　根据蛋白质中所含的氨基酸种类和数量可将蛋白质分为完全蛋白质、半完全蛋白质和不完全蛋白质三类。完全蛋白质也叫优质蛋白质，其中的必需氨基酸的比例与人体组织的氨基酸构成比较相似，易被人体所利用。动物性食物如蛋、乳、肉、鱼中的蛋白质均为优质蛋白质。

哪些食物含脂肪较丰富

　　绝大部分食物中都含有脂肪，含脂肪较多的食物有烹调用的动、植物油、油炸食物、加油脂制作的糕点、畜禽肉制品和一些坚果类食物。

糖尿病患者宜食用植物油，少食动物油

　　我们的食用油可分两大类，一类是动物油，如牛油、猪油、羊油等，含饱和脂肪酸多，可使血清胆固醇升高。另一类是植物油，包括：花生油、豆油、芝麻油、菜籽油、玉米油等，植物油除椰子油外，含不饱和脂肪酸较多，有降低血清胆固醇的作用。因此糖尿病患者易食植物油，少食动物油。既然植物油能降低血清胆固醇，是不是吃得越多就越好呢？不是。如果大量食用植物油，只会越吃越胖，使糖尿病难于控制。

脂肪摄入过多对糖尿病患者有什么害处

糖尿病患者中有1/3~1/2存在血脂异常增高，若摄入过多脂肪会加重原本异常的糖脂肪代谢，对糖尿病患者十分不利，它使糖尿病患者提前出现许多并发症，如动脉硬化、高血压、冠心病。糖尿病患者的脂肪摄入量应比正常人低，把脂肪的摄入量由30%降至10%，有助于糖尿病病情的控制。

如何根据食物交换份法选择各种食物

什么是食物交换份法？

食物交换份法是将食品分成六大类：主食类（或称谷类、米面类）、蔬菜类、水果类、鱼肉类（含豆制品）、乳类（含豆奶）和油脂类。根据不同类的食物产生相同的热量，将食物分成交换份，每个食物交换份可产生80~90千卡热量。产生相同热量的食物可以相互交换，随意组成食谱，例如，当你想多吃水果时，可以减少一份主食，增加一份水果。下面是每日1000~2000千卡总热量的食物交换份举例。

不同热量饮食内容的交换份（单位）举例					
热量	主食类	蔬菜类	鱼肉类	乳　类	油脂类
总千卡 总交换份	份约 质量	份约 质量	份约 质量	份约 容量	份 植物油
1000 12	6 150g	1 500g	2 100g	2 220mL	1 1汤匙
1200 14.5	8 200g	1 500g	2 100g	2 220mL	1.5 1.5汤匙
1400 16.5	9 225g	1 500g	3 150g	2 220mL	1.5 1.5汤匙
1600 18.5	10 250g	1 500g	4 200g	2 220mL	1.5 1.5汤匙
1800 21	12 300g	1 500g	4 200g	2 220mL	2 2汤匙
2000 23.5	14 350g	1 500g	4.5 225g	2 220mL	2 2汤匙

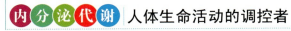

六大类食物每一个交换份的食物质量举例见下列表格。

食物交换份——主食类（谷类、米面类）	
质量（克）	食物举例
25	大米、籼米、小米、卷面、干玉米、绿豆、赤豆、芸豆、银耳、苏打饼干、面粉、通心粉、荞麦面、干粉条、藕粉
30	切面
35	淡馒头
37.5	咸面包
75	茨菰（慈姑）
125	山药、土豆、藕、芋艿
150	荸荠
300	凉粉

注：1个主食类食物交换份可产生90千卡热量，其中含有糖类9克，蛋白质2克，脂肪0.5克。

食物交换份——蔬菜类	
质量（克）	食物举例
500	白菜、青菜、鸡毛菜、菠菜、芹菜、韭菜、莴笋、西葫芦、冬瓜、黄瓜、苦瓜、茄子、番茄、绿豆芽、花菜、鲜蘑菇、金瓜、竹笋、鲜海带
350	马兰头、油菜、南瓜、甜椒、萝卜、茭白、豆苗、丝瓜
250	荷兰豆、扁豆、豇豆、四季豆、西兰花
200	蒜苗、胡萝卜、洋葱
100	豌豆

注：1个蔬菜类食物交换份可产生80千卡热量，其中含有糖类15克，蛋白质5克。

食物交换份——水果类	
质量（克）	食物举例
750	西瓜
300	草莓、杨桃
250	鸭梨、杏、柠檬
225	柚、枇杷
200	橙、橘子、苹果、猕猴桃、菠萝、香梨、桃子、樱桃
120	柿子、鲜荔枝
100	鲜枣

注：1个水果类食物交换份可产生90千卡热量，其中含有糖类21克，蛋白质1克。

食物交换份——鱼肉类（含豆制品）	
质量（克）	食物举例
15	猪肋条肉
20	太仓肉松、瘦香肠
25	瘦猪肉、猪大排、猪肝、猪小排
50	鸡肉、鸭肉、瘦牛肉、瘦羊肉、猪舌、鸽子、鲳鱼/鲢鱼、豆腐干、香干
55	鸡蛋、鸭蛋（中等大小）
70	猪肚、猪心
75	黄鱼、带鱼、鲫鱼、青鱼、青蟹
100	鹌鹑、河虾、牡蛎、蛤蜊肉、兔肉、淡菜、比目鱼、鱿鱼、老豆腐
200	河蚌、蚬子、豆腐、豆腐脑

注：1个鱼肉类食物交换份可产生380千卡热量，其中含有蛋白质9克，脂肪5克。

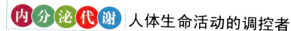

糖尿病

食物交换份——乳类（含豆奶）	
质量（克）	食物举例
15	全脂奶粉
20	豆浆粉、干黄豆
25	脱脂奶粉
110	酸牛奶、淡全脂牛奶（半瓶）
200	豆浆

注：1个豆乳类食物交换份可产生90千卡热量，其中含有糖类6克，蛋白质4克，脂肪5克。

食物交换份——油脂类	
质量（克）	食物举例
9	豆油、菜油、麻油、花生油
12.5	核桃仁
15	花生米、杏仁、芝麻酱、松子
30	葵花子、南瓜子

注：一个油脂类食物交换份可产生80千卡热量，其中含有脂肪9克。

特殊糖尿病人群的饮食安排

糖尿病儿童的饮食应如何安排

计算每日总能量：

儿童、青少年处于生长发育的高峰期，必须保证充足的营养供给，可以按照以下公式计算，随年龄增长进行调整：

每日总热卡=1000+年龄×（70~100）

以下因素决定70~100的具体数值：

年龄：年龄较小的数值大；

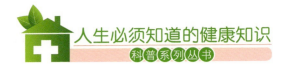

胖瘦程度：越胖数值越小；

活动量的大小：活动量大应适当增加能量的摄入。

根据每日总热量，计算每日主食的量	
能量（千卡）	主食量（生重，克）
1200	150
1300	175
1400	200
1500	225
1600	250
1700	275
1800	300
1900	325
2000	350

蛋白质的量

蛋白质占总热量的15%~20%。儿童摄入蛋白质的量为2~3克/（千克·天），青少年应是1.2~1.5克/（千克·天），年龄越小相对需要量越多。应供给充足的优质蛋白质，如牛奶、鸡蛋、瘦肉、鱼类、豆类等食物。优质蛋白质占总蛋白质的比例应达到50%以上，以利于他们的生长发育。

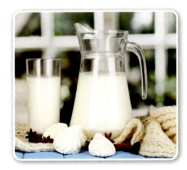

糖类的量

多数1型糖尿病患者注射胰岛素，因此，糖类不必过分限制，一般占总能量的50%~55%，以淀粉为主，可适当摄入部分粗粮，一般占总主食量的30%左右。但仍应限制单糖和双糖等精制糖的摄入。

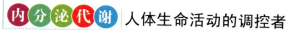

脂类的量

对糖尿病患儿，脂肪供给不能过量，一般占总能量的30%，最多不宜超过35%。每日总胆固醇的摄入量应控制在300毫克以内。限制富含饱和脂肪酸和胆固醇的食物，如动物油、动物内脏、肥肉、油炸食品、奶油糕点、棕榈油、椰子油、鱿鱼、鱼子、蟹黄等的摄入。

维生素和微量元素：

应有丰富的天然维生素和无机盐的摄入，防止维生素和微量元素缺乏症。

膳食纤维：

儿童糖尿病患者每日应摄入20~30克的膳食纤维（包括可溶性和不溶性膳食纤维）。

餐次安排：

糖尿病患儿的餐次安排是每日5~6餐，其中3餐正餐，2~3餐加餐，以防止低血糖的发生。应注意的是，儿童糖尿病患者的胰岛素或者口服降糖药物的需要量是经常变化的，因此膳食安排也应该经常调整。要教给孩子尽快学会制订膳食计划，鼓励他们多吃谷类、蔬菜类食品，而对于充满"诱惑"的甜食、零食、冷饮建立正确的认识，以不影响健康为宜。

糖尿病孕妇的饮食应注意什么

糖尿病孕妇的饮食存在着矛盾：一方面糖尿病孕妇的血糖必须控制好，这给她

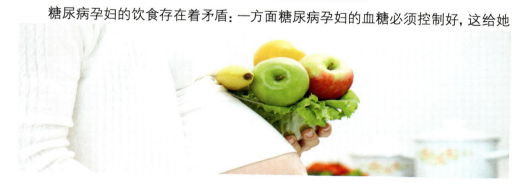

糖尿病

们的饮食治疗提出一个很高的要求；另一方面糖尿病孕妇又面临着自身和胎儿对营养物质大量需求的问题，所以她们的治疗必须兼顾两个方面。在怀孕的前3个月糖尿病孕妇的饮食控制原则与一般糖尿病患者无异。怀孕3个月以后胎儿生长速度很快，患者对热量特别是蛋白质的需要量大增，每天主食可掌握在300克左右，甚至可达400克。每天每千克体重摄取蛋白质1.5~2克为宜。因为糖尿病孕妇可能会有"加速饥饿状态"，也就是说每顿吃不多，但是容易饿的情况，所以更强调少食多餐，每天吃4~6顿比较好。同时注意食物中钙、铁、碘等元素的补充，多吃蛋类、乳类和新鲜蔬菜。

　　值得提醒的是，有些糖尿病孕妇过分强调营养，结果吃得太多太好，体重增加过多，这样对血糖控制，特别是产后血糖的控制不利。糖尿病孕妇要勤测体重，使整个怀孕期间体重的增加量控制在10~12千克。

老年糖尿病患者的饮食应注意什么

　　老年糖尿病患者有其特殊的生理、病理特点，其饮食控制也不同于中年人。饮食治疗目的是为了降低血糖、血脂、血压和维持正常体重，但其安排方法有所不同。老年人对低血糖的耐受性差，极易发生低血糖，故饮食控制不宜过于严格。对于胃肠消化功能差的患者，可采用少量多餐。老年糖尿病患者多合并有心、脑、肝、肾损害，饮食宜清淡，少食肥甘厚味，宜低脂、低盐、戒酒等。由于肾损害，老年患者的蛋白质丢失较中年人明显增多，且因消化功能差，微量元素的吸收不足，故老年患者多见骨质疏松、肌肉萎缩、抵抗力差，且往往易合并感染、骨折等，所以需增加蛋白，特别是优质蛋白。

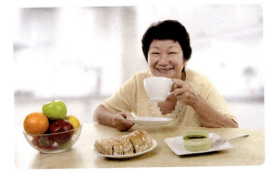

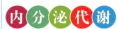
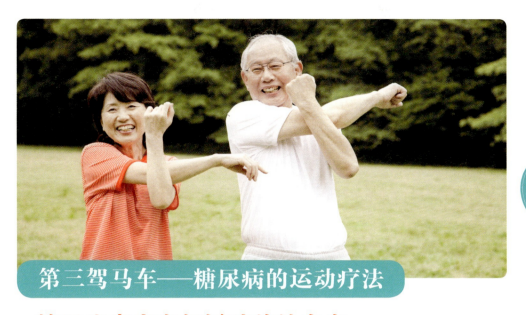

第三驾马车——糖尿病的运动疗法

糖尿病患者参加运动益处多多

　　参加运动可以增强胰岛素的作用，有利于控制血糖；调整血脂代谢；降低血压；控制体重；预防心脑血管疾病，改善心肺功能；防治骨质疏松；增强身体灵活度；放松紧张的情绪。

运动前需要做哪些准备

全面体检

　　在开始运动之前，应该筛查潜在的并发症，除外潜在的疾病或损伤，排除危险因素，以确保运动安全。检查内容有：血糖、糖化血红蛋白、血脂、血压、心率、心电图或运动试验、肺功能检查、肝功能、胸片、眼底、尿常规或尿微量白蛋白、下肢血管彩超，足部、关节以及神经系统的体检等。

制订运动计划

　　糖尿病患者的运动强度要有一定的限制，不能盲目地进行剧烈运动，因为剧烈

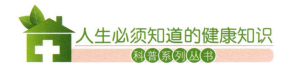
运动可以使体内升糖激素水平升高，使血糖升高；同时，过量的运动还可使脂肪分解产生酮体，在胰岛素不足时，导致酮症酸中毒。也不能运动量过小起不到锻炼身体的效果。因此要制订科学可行的运动计划。

科学的糖尿病运动治疗计划首先要有容易实现的目标：无论短期目标还是长期目标，都要容易实现。

短期目标：也许只是完成20分钟不间断的散步或有氧器械运动，一个月内减掉2.5千克或是穿上一条紧身裤子或裙子。给自己制定一些很小、容易实现的目标，增强自己的信心。

长期目标：设想你自己正处于最佳身体状态。对于患有2型糖尿病的人，终极目标之一就是永久把血糖水平控制在一个正常的范围之内。具体目标：确定一个具体的体重、脂肪百分含量或是腰围为目标。一旦你确定了长、短期目标，把它写下来！

接下来就是坚持不懈，不断完善你的运动计划了。

运动前的血糖水平

空腹血糖大于13.9毫摩尔/升，且出现酮体时，应避免运动。如果血糖高，但未出现酮体，应谨慎运动。如果血糖小于5.6毫摩尔/升，应摄入额外的糖类后方可运动。

其他

应选择合脚、舒适的运动鞋和袜，运动场地要平整、安全、空气新鲜。携带糖果及糖尿病卡，以便自救。

有糖尿病慢性并发症的患者避免做哪些运动

增殖性糖尿病视网膜病变的患者，若进行大强度运动，可能诱发玻璃体出血，或牵扯性视网膜脱离。应避免做剧烈的运动。

早期或临床糖尿病肾病的患者，可适当进行低、中等强度的运动，避免高负荷的运动。

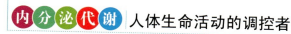

糖尿病周围神经病变的患者，出现保护性感觉丧失时应避免负重运动和需要足部反复活动的运动项目，并注意运动时鞋子的舒适，在运动前、后要常规检查足部。

存在自主神经病变的糖尿病患者在剧烈运动后更容易发生低血压或高血压，容易发生无症状性心肌缺血，所以要避免剧烈运动。由于这些患者在体温调节方面存在障碍，故避免在过冷或过热的环境中运动，并注意多饮水。

糖尿病足的患者应采取力所能及的运动方式，以利于血糖的控制。以健侧肢体活动为主，患侧肢体不要承重吃力，或以坐位或床上运动为主，不宜站立时间过长。

运动类型、时间、频率、强度的选择

运动的类型——有氧运动和无氧运动

（1）哪些运动是有氧运动？

有氧运动指大肌肉群的一种有节奏、连续性的运动，可消耗葡萄糖、动员脂肪，使心肺活动量增强。常见的运动形式有步行、慢跑、游泳、爬楼梯、骑车、打球、跳舞、打太极拳等。

（2）哪些运动是无氧运动？

无氧运动指对特定肌肉的力量训练，是突然产生暴发力的运动，如举重、摔跤、铅球或百米赛跑，可增加局部肌肉的强度，但无法促进心肺系统的功能，反而可引起血氧不足，乳酸生成增多，造成气急、气喘、肌肉酸痛等。

糖尿病患者适宜做哪种运动？

糖尿病患者可进行中低强度的有氧运动		
轻度运动	中度运动	稍强度运动
购物、散步、做操、太极拳、气功等	快走、慢跑、骑车、爬楼梯、健身操等	跳绳、爬山、游泳、球类、跳舞等

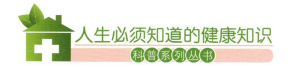
正常体重的患者应选择轻度运动，如散步、做饭、清扫、购物、拔草、步行、下楼梯、广播操、平地骑车等；偏胖体型的患者应选择中等强度的运动，如慢跑、上楼梯、坡路骑车、快步走、滑雪、滑冰、打台球、登山等；偏瘦体型的人应选择长跑、跳绳、打球、游泳、击剑等活动。

躺在床上如何运动？

如果糖尿病患者因病不能起床活动，可以进行卧床运动。卧床运动有以下几种方法。

调息运动法：全身放松，入静，缓慢呼吸，先呼后吸，以呼为主，自然吸气。顺其自然，以舒服为度，呼吸可深可浅。

意念运动法：闭目调息，想着做体操、打太极拳、做八段锦、打球等自己平时喜欢的活动。

四肢或全身运动法：双手十指交叉握拳做松紧活动，双足十趾伸屈运动，双手腕、双足腕活动，四肢伸屈活动，挺胸、收腹运动。

坐着活动：下肢单肢或双肢颤抖，脚趾抓鞋底，自我全身按摩。

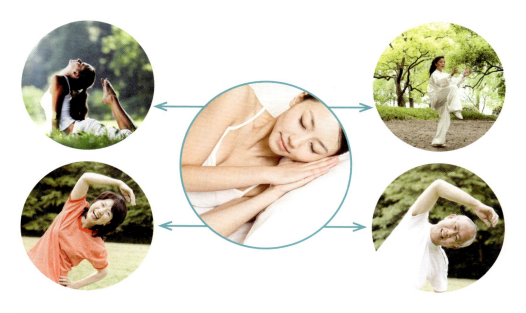

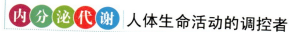
什么时间进行运动?

在饭后(从吃第一口饭算起)1~2小时左右开始运动,因为此时的血糖较高。

每次运动多长时间合适?

每次运动持续时间为30~60分钟。包括运动前的准备活动和运动后的恢复整理。注意在达到应有的运动强度后应坚持20~30分钟,这样才能起到降低血糖的作用。

每周运动多少次?

糖尿病患者每周至少应坚持3~4次中、低强度的运动。

需要达到多大的运动强度?

运动的强度决定运动的效果,患者应根据自己的体型选择合适的运动强度,既达到运动效果,又确保安全的心率(安全心率即最大心率的70%~80%,一般人最大心率=220-年龄)。一般来说,糖尿病患者所选择的运动强度应是最大运动强度的60%~70%。

如何判断运动强度是否达到了?

有两种判断指标:

第一是根据心率,心率(次/分钟)=(220-年龄)×(60%~70%)。

第二是根据自身感觉,即周身发热、出汗,但不是大汗淋漓。

哪些情况不能做运动治疗

- ◆ 患有各种急性感染。
- ◆ 伴有心功能不全、心率失常,且活动后加重。
- ◆ 严重糖尿病肾病。
- ◆ 严重糖尿病足。
- ◆ 严重的眼底病变。
- ◆ 存在新发血栓。

- ◆ 有明显酮症或酮症酸中毒。
- ◆ 严重的糖尿病神经病变。
- ◆ 频繁发生的脑供血不足。
- ◆ 频发的低血糖。

运动中的注意事项有哪些

正式运动前应先做低强度热身运动5~10分钟。

运动过程中注意心率变化及感觉，如轻微喘息、出汗等，以掌握运动强度。

若出现乏力、头晕、心慌、胸闷、出虚汗、腿痛等不适，应立即停止运动，原地休息。若休息后仍不能缓解，应及时到附近医院就诊。

运动时要注意饮一些白开水，以补充汗液的丢失和氧的消耗。

运动即将结束时，再做5~10分钟的恢复整理运动，并逐渐使心率降至运动前水平，而不要突然停止运动。

怎样预防运动中的低血糖

尽量避免在胰岛素或口服降糖药作用最强时运动，如在短效胰岛素注射后1/2~1小时，应减少运动量。

尽量避免在需要剧烈活动的部位（大腿部）注射胰岛素，可以选择腹部注射。

尽量不空腹运动。如果空腹血糖>120毫克/分升，可以做适量运动。如果空腹血糖<120毫克/分升，最好在运动前吃点食物，吃后10分钟再开始热身。

进行中等以上运动量且持续时间较长时，应在运动前或运动中适当加餐。长时间高强度的运动，在运动中需加餐，运动后也应增加进食。

在运动前后各测一次血糖，及时发现低血糖，同时了解是哪种运动、多大运动量会发生低血糖，以便调整以后的运动。

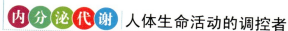

第四驾马车——口服降糖药与注射胰岛素

概述

口服降糖药分类

胰岛素促泌剂 (磺脲类, 非磺脲类)

代表药：格列苯脲 (优降糖) ; 格列齐特 (达美康) ; 格列吡嗪 (美吡达) ; 格列吡嗪控释片 (瑞易宁) ; 格列喹酮 (糖适平) ; 格列美脲 (亚莫利) ; 瑞格列奈 (诺和龙) ; 那格列奈 (唐力) 。

不良反应：低血糖 ; 胃肠道症状如恶心、上腹部不适等。

禁忌证：对本药过敏者 ; 肝、肾功能不全者 ; 有计划妊娠者或孕妇。

双胍类

代表药：二甲双胍 (格华止) 。

不良反应：胃肠道症状如食欲下降、恶心、腹泻等。

禁忌证：肝、肾功能不全者 ; 消化道反应剧烈, 不能耐受者 ; 孕妇。

α - 葡萄糖苷酶抑制剂

代表药：阿卡波糖 (拜唐平、卡博平) , 伏格列波糖 (倍欣) 。

不良反应：腹胀、腹泻、排气增多。

噻唑烷二酮类

代表药：罗格列酮 (文迪雅) ; 吡格列酮 (卡司平) 。

不良反应：水肿、体重增加。

禁忌证：对本药过敏者, 心力衰竭者。

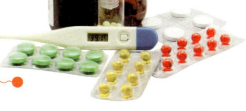

糖尿病

口服降糖药物				
药品名称	剂量（最小～最大）	每天服药次数	体重增加	低血糖
二甲双胍	500～2000毫克	2～3	无	无
增加胰岛素分泌的药物				
格列美脲	1～6毫克	1	++	++
格列本脲	1.25～15毫克	1	++	+++
格列吡嗪	2.5～30毫克	3	++	++
那格列奈	60～720毫克	3	++	
瑞格列奈	0.5～6毫克	3	++	+
噻唑烷二酮类				+
罗格列酮	4～8毫克	1	++	
吡格列酮	15～30毫克	1	++	+
α-糖苷酶抑制剂				+
阿卡波糖	50～300毫克	3	无	无

胰岛素的分类

（1）超短效胰岛素：起效时间10分钟，持续时间4～6小时。

代表药：门冬胰岛素注射液（诺和锐）、赖脯胰岛素注射液（优泌乐）。

（2）短效胰岛素：起效时间半小时，持续时间6～8小时。

代表药：胰岛素注射液、诺和灵R注射液、优泌林R注射液、甘舒霖R注射液。

（3）中效胰岛素：起效时间1～2小时，持续时间18～24小时。

代表药：诺和灵N注射液，优泌林N注射液，甘舒霖N注射液。

（4）预混胰岛素：起效时间半小时，持续时间16～24小时。

代表药：诺和灵30R注射液、诺和灵50R注射液、优泌林70/30注射液、甘舒霖

30注射液、诺和锐30注射液、优泌乐25注射液。

（5）长效胰岛素：起效时间2~3小时，无峰值，长达30小时。

代表药：甘精胰岛素注射液（来得时）、地特胰岛素、精蛋白锌胰岛素注射液。

如何合理使用口服降糖药

（1）口服降糖药适用于单纯饮食控制血糖水平仍高的2型糖尿病。

（2）应遵医嘱服药，同时作记录。记录内容包括药名、剂量及增减情况、服法、服药后反应、血糖及尿糖检查结果、饮食情况等。

（3）如有低血糖反应、胃肠不适、皮肤过敏等，应及时就诊。

（4）如果长期服用某一降糖药无效，须及时换用另一种药物。

（5）注意肝、肾功能。口服降糖药多在肝脏内代谢，由肾脏排泄，存在肝、肾功能不全的糖尿病患者应慎用或禁用。

（6）老年糖尿病患者尤其要注意药物的安全性。

糖尿病用药原则是什么

在医师的指导下，先从小剂量开始，逐渐加大剂量，至有效剂量，然后再过渡到维持量。

必须根据自身病情轻重、年龄大小、肝肾功能状况选择适宜的降糖药物治疗，避免造成不良效果。

降糖药物最大的副作用是低血糖，当发生低血糖时，必须及时处理，同时细心调整剂量，或改换其他制剂。

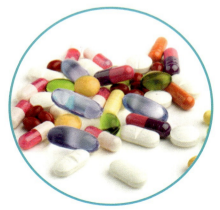

糖尿病患者都要用降糖药吗

糖尿病患者都要进行饮食治疗和运动治疗,是不是都要吃药、打针?1型糖尿病患者当然要打针,但2型糖尿病患者就不一定了,据统计,2型糖尿病患者约有20%暂不需要使用降糖药物,单凭饮食和运动疗法就能取得满意的疗效。

磺脲类药物

常用的磺脲类药物有哪些

常用的磺脲类药物有:格列本脲、格列齐特、格列吡嗪、格列喹酮、格列美脲。磺脲类药物的降糖机理是刺激胰岛β细胞释放胰岛素。

哪些患者适合用磺脲类药物

在18岁以后被诊断为2型糖尿病的患者;

新诊断的非肥胖的2型糖尿病患者;

2型糖尿病患者服用双胍类、噻唑烷二酮类、α-糖苷酶抑制剂效果不满意或不能耐受。

哪些患者不宜使用磺脲类药物

1型糖尿病患者。

酮症酸中毒、高渗性昏迷患者。

有严重感染、高热、外科手术、妊娠、分娩者,宜用胰岛素治疗。

存在各种严重心、肾、肝、脑部等急慢性并发症者,宜用胰岛素治疗。

有黄疸、造血系统受抑制、白细胞缺乏症及对磺脲类药物过敏或毒性反应者禁用。

体型肥胖的糖尿病患者，应以控制饮食及运动为主，药物为辅。因为磺脲类降糖药可增加胰岛素分泌，使患者体重增加，所以不作为肥胖患者的首选药。

口服磺脲类药物有什么不良反应

低血糖；

增加肝肾代谢负担，肝肾功能不全的患者慎用；

少数患者发生皮疹、多形性红斑；

水肿。

服用磺脲类药物期间如何预防低血糖的发生

磺脲类降血糖药引起的低血糖不像胰岛素引起的低血糖一样被人们熟知，其特点是反应持久、难以纠正、死亡率高。因此对老年、体弱、营养不良、进食量减少、活动量增多的患者，应适当减少磺脲类降糖药的剂量，以免发生低血糖。

哪些药物能增加磺脲类药物的作用

磺脲类与某些药物同时使用时，降血糖作用增强，所以注意适当减少剂量，以免出现低血糖。增加磺脲类药物作用的药物有：水杨酸及其盐类、氨基比林、保泰松、磺胺药、胍乙啶、利血平、可乐定、心得安、四环素、氯霉素、消炎痛等。

哪些药物能降低磺脲类药物的作用

肾上腺糖皮质激素、肾上腺素、去甲肾上腺素、麻黄素具有对抗胰岛素的作用。

利尿剂如双氢克尿塞、速尿等，具有排钾的作用，降低细胞内外钾离子的浓

糖尿病

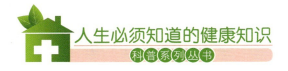

度，影响胰岛素的分泌。

雌激素及口服避孕药，此类药对抗磺脲类药降血糖作用，可能是由于该类药使周围组织对胰岛素的抵抗增强。

若糖尿病患者需服用上述药物时，要随时调整降糖药的剂量，以便使血糖保持在相对稳定的水平。

双胍类口服降糖药

常用的双胍类药物有哪些

目前常用的双胍类药物有：苯乙双胍和二甲双胍。

（1）苯乙双胍（降糖灵）：每片25毫克，每天25~150毫克。治疗开始时，可以每次服25毫克，每日2~3次，餐前服用。降糖灵的最大用量是每日150毫克，但是目前国内主张每日75毫克为宜。大剂量的降糖灵容易产生酮症、乳酸酸中毒和严重的胃肠道反应。降糖灵因其副作用明显在欧美国家已被淘汰。

（2）二甲双胍（格华止）：每天250~2000毫克。治疗开始时每次餐前服用250毫克，一日两次，以后根据血糖水平情况逐渐增加到每日1500毫克，该药的最大用量是每日2000毫克。

哪些患者可以选用双胍类药物

双胍类药物是2型糖尿病的首选药物，特别是肥胖且用饮食控制不满意者，既能控制血糖，又能降低体重，减轻胰岛素抵抗。

1型糖尿病患者胰岛素用量较大，可试用双胍类药物，从而减少胰岛素的用量。

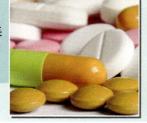

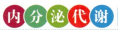

哪些患者不宜使用双胍类药物

1型糖尿病。双胍类可与胰岛素联合应用，不宜单独使用。

妊娠及哺乳期患者。

肝、肾功能受损者。

糖尿病患者发生严重感染、急性心肌梗死、严重创伤及手术期间。

糖尿病发生急性代谢紊乱，如酮症酸中毒或高渗性昏迷。

使用双胍类药物的误区

很多患者认为双胍类药物对肝、肾功能副作用大，不愿使用这类药物。其实不然，双胍类药物是目前全球治疗糖尿病的首选药物。此类药物本身不会导致肝、肾功能损害，对于肝、肾功能正常的患者，能够正常代谢这类药物，可以放心服用。如已存在肝、肾功能异常，服用这类药物会加重肝、肾代谢的负荷，不推荐使用。

α-糖苷酶抑制剂

常用的α-糖苷酶抑制剂有哪些

α-糖苷酶抑制剂能竞争性抑制麦芽糖酶、葡萄糖淀粉酶及蔗糖酶，阻断1，4-糖苷键水解，延缓淀粉、蔗糖及麦芽糖在小肠分解为葡萄糖，降低餐后血糖。主要药物有阿卡波糖（拜唐平、卡博平）、伏格列波糖（倍欣）等。

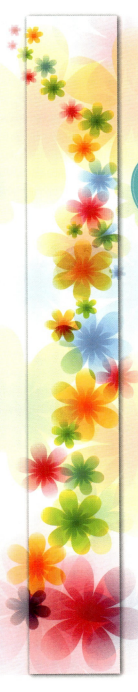

糖尿病

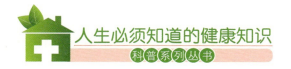
哪些患者可以选用口服α-糖苷酶抑制剂

通过饮食和运动治疗餐后血糖控制不佳的2型糖尿病患者。

单用二甲双胍或磺脲类药物餐后血糖控制不佳的2型糖尿病患者。

单用胰岛素餐后血糖控制不佳的2型糖尿病患者。

对于1型糖尿病患者,可配合胰岛素治疗,能减少胰岛素用量,使血糖水平稳定。

口服α-糖苷酶抑制剂有什么不良反应

常见腹胀、腹痛、腹泻、胃肠痉挛性疼痛、顽固性便秘等胃肠道反应。如果出现上述症状,减量后不适反应可以逐渐消失。与餐同服,可以减轻胃肠道的不良反应。

服用α-糖苷酶抑制剂时出现低血糖怎么办

单用α-糖苷酶抑制剂,不会出现低血糖,在和磺脲类降糖药或胰岛素合用时会出现低血糖。由于肠道内α-糖苷酶已被抑制,蔗糖等双糖及淀粉等不能迅速吸收,因此,出现低血糖时首选静脉注射葡萄糖,条件不允许时亦可口服葡萄糖。

苯丙氨酸衍生物（格列奈类药物）

什么是格列奈类药物？目前常用的格列奈类药物有哪几种

格列奈类药物是苯丙氨酸衍生物,为非磺酰脲类促胰岛素分泌剂,可增加胰岛素的分泌量。

目前有瑞格列奈(诺和龙)和那格列奈(唐力),用于控制餐后高血糖。

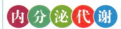
糖尿病

口服格列奈类药物应注意什么

本药应于餐前即刻服用。进餐时服药，不进餐时不服药。

不用于1型糖尿病患者。

有肝、肾功能损害者禁用。

孕妇、乳母及12岁以下儿童禁用本药。

不用于糖尿病酮症酸中毒患者。

口服格列奈类药物有什么不良反应

低血糖。

肝功能异常：极少数患者可出现肝功能损害，多为轻度和暂时性。

过敏反应：如瘙痒、发红、荨麻疹等，极少发生。

胃肠道反应：如腹痛、腹泻、恶心、呕吐和便秘等，通常较轻微，较罕见。

噻唑烷二酮类药物

目前常用的噻唑烷二酮类药物有哪些？

目前常用的噻唑烷二酮类药物有罗格列酮和吡咯列酮，噻唑烷二酮类药物可以增强胰岛素的敏感性，特别是在肝脏的敏感性。

如何服用罗格列酮？

这类药物只需要每天服1次，可以单独用，也以和二甲双胍或磺脲类合用。

有哪些不良反应？

很少有胃肠道反应，个别患者出现下肢水肿，水肿的发生率约为5%。有心脏疾病、心功能不全的患者慎用。

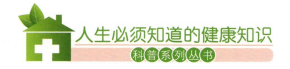
胰岛素

胰岛素治疗的适应证有哪些

1型糖尿病：由于自身胰岛β细胞功能受损，胰岛素绝对分泌不足（小于正常人10%），必须依赖外源性胰岛素治疗以维持生命和生活。

口服降糖药失效的2型糖尿病患者：一般有较长时间糖尿病病史，长期服用多种口服降糖药，血糖仍控制不佳，测定自身胰岛素分泌水平很低，提示自身胰岛β细胞功能衰竭。

妊娠糖尿病、糖尿病合并妊娠的妇女：在妊娠期和哺乳期，如果单用饮食控制血糖不能达标时，需要用胰岛素治疗。

糖尿病患者并发急性感染、慢性重症感染（结核、病毒性肝炎等）、外伤、手术、急性心脑血管疾病等情况时应暂时用胰岛素治疗，待病情平稳后再改回原来的治疗方案。

糖尿病患者出现肝、肾功能不全，或对口服降糖药过敏，不能接受口服降糖药治疗者。

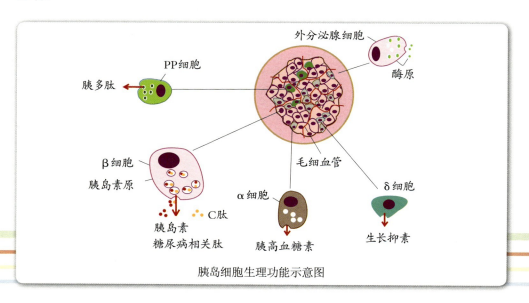

胰岛细胞生理功能示意图

出现严重的糖尿病慢性并发症和急性并发症。

明显消瘦的2型糖尿病患者,用胰岛素治疗有助于食物的吸收和利用,促进体重增加。

胰岛素治疗的目的是什么

胰岛素治疗糖尿病的目的,不仅仅是在急性代谢紊乱时快速有效地控制代谢紊乱,降低病死率,更重要的目的在于长期较好地控制血糖,阻止或延缓糖尿病慢性并发症的发生和发展,降低并发症的致死致残率。

胰岛素分哪几类

胰岛素按来源分有动物胰岛素、人胰岛素和人胰岛素类似物。动物胰岛素是从猪或牛胰脏中提取的;人胰岛素是基因工程合成的;人胰岛素类似物是通过生物技术将人的胰岛素的个别氨基酸改变,使它更适合做基础胰岛素或餐时胰岛素。

胰岛素按作用时间分为超短效、短效、中效、长效和预混胰岛素。

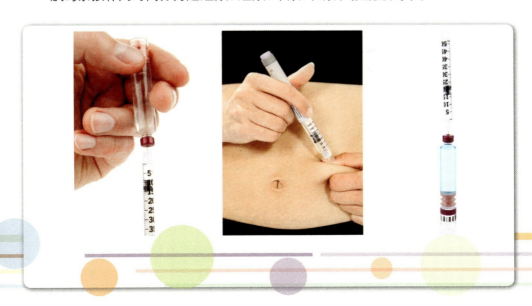

各类胰岛素						
作用时间	名称	商品名	来源	起效时间	达峰时间	持续时间
超短效	门冬胰岛素 赖脯胰岛素	诺和锐	人胰岛素类似物	10～15分钟	1～2小时	4～6小时
		优泌乐	人胰岛素类似物	10～15分钟	1～1.5小时	4～5小时
短效	短效胰岛素	普通胰岛素	猪、牛	30分钟	1～3小时	6小时
	短效胰岛素	诺和灵R	人	30分钟	1～3小时	8小时
	短效胰岛素	优泌林R	人	30分钟	2～4小时	6～8小时
中效	精蛋白锌胰岛素	甘舒霖N	人	2～4小时	6～12小时	18～24小时
		诺和灵N	人	1.5小时	4～12小时	24小时
		优泌林N	人	1～2小时	8～10小时	18～24小时
预混	预混胰岛素	诺和灵30R	人	30分钟	2～8小时	24小时
		诺和灵50R	人	30分钟	2～3小时	10～24小时
		优泌林70/30	人	30分钟	2～12小时	18～24小时
		诺和锐30	人胰岛素类似物	10～20分钟	1～4小时	14～24小时
		优泌乐25	人胰岛素类似物	15分钟	1～3小时	16～24小时
长效	甘精胰岛素	来得时	人胰岛素类似物	2～3小时	1～3小时	长达30小时

使用胰岛素应注意哪些方面

（1）胰岛素有多种制剂，注射前应注意药品质量、有效期、效价。调节胰岛素的量要准确无误，每天按规定时间注射。要注意注射时间与进餐时间的配合。

（2）注射预混胰岛素前，应将胰岛素笔反复颠倒几次，使悬浊液混匀，但严禁

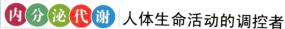

强力振摇，以致产生泡沫造成抽取药量不准。

（3）胰岛素给药时，注射部位可能有红肿、痒或发热等局部过敏反应，通常数周后可消失，不必惊慌。

（4）使用胰岛素治疗期内不应随意中断治疗，调整胰岛素用量、更换胰岛素的剂型和品种时，要在医生的指导下进行，以免病情失控或发生低血糖。

（5）在胰岛素治疗期内，注意观察低血糖反应。一旦出现心慌、出汗、疲乏等症状时，最好当时测血糖，如果是低血糖，可饮糖水、果汁等，如30分钟内未缓解或加重时，应与医生联系。患者外出时应随身携带些糖果、饼干和疾病卡，以便及时得到他人的帮助。

（6）要经常监测血糖、尿糖、酮体，调整胰岛素剂量，注意剂量个体化。

使用胰岛素有哪些不良反应

低血糖：多发生在胰岛素注射后药效最强的时候，也可因注射胰岛素后没有及时进餐而引发。

过敏反应：各种动物胰岛素制剂因含有一定量的杂质，因此有抗原性和致敏性。牛胰岛素的抗原性最强，其次为猪胰岛素，人胰岛素最弱。人体多次接受胰岛素注射1个月后，血液中可出现胰岛素抗体。过敏反应通常表现为局部反应，先是注射部位瘙痒，继而出现荨麻疹样皮疹，全身性荨麻疹少见，可伴恶心、呕吐、腹泻等胃肠道症状。

皮下脂肪萎缩或增生：由于长期皮下注射胰岛素所致，使用人胰岛素较少见。因此应经常更换注射部位，以免吸收不良。

胰岛素性水肿：在胰岛素治疗过程中，有的患者会出现双下肢轻度水肿，可能与胰岛素促进肾小管回吸收钠有关。一般经过一段时间后可自行消失，不必处理。

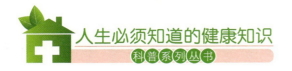
2型糖尿病患者需要打胰岛素吗

随着病程的延长，2型糖尿病患者自身的胰岛功能逐渐衰竭，分泌的胰岛素越来越少，不足以供给机体正常代谢的需要，这时就要使用胰岛素了。另外，当出现急性代谢紊乱、感染、急性心脑血管意外等或需要做手术时，也需要暂时用胰岛素治疗，当病情平稳后还可换回原有治疗方案。所以，当医生建议2型糖尿病患者使用胰岛素时，患者应积极配合。

使用胰岛素会成瘾吗

胰岛素是一种激素，是人体的一种正常成分，使用胰岛素不会成瘾，更不会使病情加重。大量的临床资料表明，在糖尿病的早期，短期使用胰岛素，能使患者胰岛β细胞得以最大限度地修复和保护。在有些情况下（如感染、应激、手术）使用胰岛素也是暂时的，当病情平稳后完全可以改为口服药物，患者不必担心使用胰岛素后就撤不下了。

怎样贮存胰岛素

胰岛素制剂在高温环境下易于分解，因此贮存时应避免受热及阳光照射，而且也不能冰冻。胰岛素必须保存于2~8℃冰箱中，可保持活性不变2~3年。在阴凉避光处，可以存放一个月，不宜放在阳光下或温度较高的地方，以防失效。

旅行出差时胰岛素应存放在保温包中随身携带，不要放在行李中，更不能放在托运的行李中。如果旅行不超过1个月，也可不放于冰箱，但应避免药瓶暴露于阳光下。

如何注射胰岛素

注射前的准备

确定吃饭时间，在注射胰岛素后的15~30分钟内应及时就餐。

准备好酒精棉球、注射装置和胰岛素。

再一次核对胰岛素剂型。

胰岛素注射

选择注射部位：通常在三个部位注射胰岛素，即上臂、大腿及腹部。其中在腹部注射吸收最均衡、迅速。注意：在胰岛素注射时可多个部位循环使用，不应短时间内在同一注射点多次注射。

消毒：从内向外消毒注射部位。

注射：轻捏皮肤，以45°~90°角度刺入皮下层（针头的大部分进入皮肤），推药前应回抽针栓，无回血时方可推注，以防误入静脉内引起低血糖。缓慢将胰岛素注入，注射完后快速拔出针头，用一干棉球轻压注射部位，无需按摩。

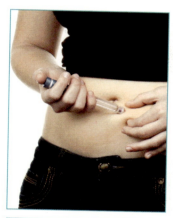

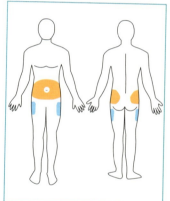

糖尿病

使用胰岛素后出现低血糖怎么办

在使用胰岛素的过程中，可能会出现低血糖症状，如心慌、出冷汗、软弱无力、颤抖，应立即检测血糖，如果血糖小于4毫摩尔/升，应及时进食糖、饮料等，如发生严重低血糖，出现神志不清时，应立即送医院急诊。

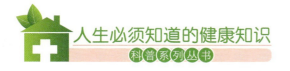
胰岛素与其他药物合用时需要注意增减剂量

如果感冒了要吃吲哚美辛等感冒退热药,会增强胰岛素的作用,要适当减少胰岛素的剂量。如果需要口服噻嗪类利尿剂、呋塞米、避孕药、三环类抗抑郁药、糖皮质激素,如强的松、地塞米松,都会对抗胰岛素的作用,导致血糖升高,需要适当将胰岛素加量。

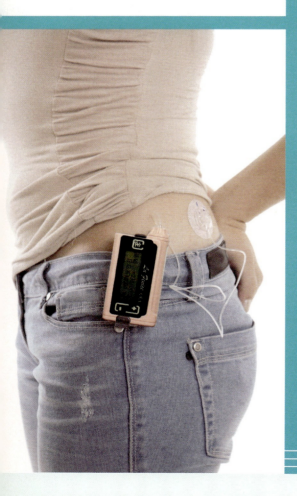

什么是胰岛素泵

胰岛素泵是一个盒型装置,通过一条与人体相连的软管向体内持续输注胰岛素的装置。它模拟人体胰腺分泌胰岛素的生理模式,俗称"人工胰腺"。内装有一个含短效胰岛素的储药器,外有一个显示屏及一些按钮,用于设置泵的程序,灵敏的驱动马达缓慢地推动胰岛素从储药器经输注导管进入皮下。输注导管长度不一,牢固地将泵与身体连接起来。

胰岛素泵的基本用途是模拟胰腺的分泌功能,按照人体需要的剂量将胰岛素持续地推注到患者的皮下,保持全天血糖稳定,以达到控制糖尿病的目的。

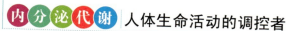

与常规胰岛素治疗相比，胰岛素泵有哪些优势

胰岛素泵能够模拟正常胰岛素的分泌，夜晚输出微量胰岛素，减少了夜间低血糖，后半夜增加胰岛素输入降低凌晨的高血糖，使空腹血糖及白天血糖正常化，并减少了一天胰岛素用量。

不需要每天多次注射。

调节灵活简便，增加了糖尿病患者进食的自由度，使生活多样、灵活，改善了生活质量。

胰岛素泵适用于哪些人

采用普通胰岛素多次注射血糖控制不好者。

血糖波动大，难以用胰岛素多次皮下注射方法使血糖平稳的脆性1型糖尿病患者。

生活极不规律，经常上夜班，不能按时就餐的特殊职业者，如警察，在铁路、航空、公路等交通运输部门工作的人员，经常出差的糖尿病患者。

妊娠期糖尿病患者和欲怀孕的糖尿病患者。

器官移植后持续高血糖的患者，严重创伤持续高血糖者可短期内使用。

用胰岛素泵对初发的1型、2型糖尿病患者进行短期胰岛素强化治疗，有利于胰岛β细胞的自身修复。

糖尿病

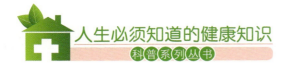
第五驾马车——糖尿病病情的监测

自我血糖监测

　　自我血糖监测对血糖控制必不可少。血糖监测能够更全面地反映患者血糖的水平，尤其能够及时发现低血糖，是选择降糖药物和调整剂量的第一手资料。能够及时评估治疗的效果，有效指导饮食和运动，同时也能鼓励患者主动参与糖尿病的管理。

　　血糖控制在怎样的范围比较理想？

　　空腹血糖在7毫摩尔/升以下，而餐后2小时在10毫摩尔/升以下，表示血糖控制达标。空腹血糖在6毫摩尔/升以下，而餐后2小时在8毫摩尔/升以下，表示血糖控制满意。

　　不同时段血糖的意义有什么不同？

　　空腹血糖：主要反映在基础状态下，没有饮食负荷的血糖水平，是糖尿病诊断的重要依据，同时较好地反映患者基础胰岛素的水平及肝脏葡萄糖输出的情况。

　　餐后2小时血糖：是反映胰岛β细胞储备功能的重要指标，即进食后食物刺激β细胞分泌胰岛素的能力，正常人餐后1小时胰岛素的释放量是空腹的5~10倍。

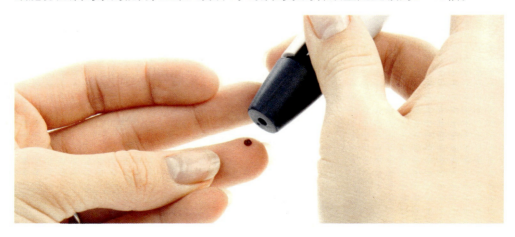

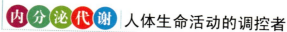

睡前血糖：反映胰岛β细胞对进食晚餐后高血糖的控制能力，是指导夜间用药的依据。为了解夜间是否需要加餐或使用胰岛素，应监测睡前血糖。

随机血糖：了解特殊情况下血糖的情况。及时捕捉低血糖的瞬间（约10分钟之内），当怀疑有低血糖发生时要及时测血糖。

如何制定血糖自我监测时间表？

下述情况，测定血糖的次数应在每天4次以上。

每天注射胰岛素2次以上或使用胰岛素泵，尤其是在调整胰岛素剂量、调换胰岛素种类时；改变饮食计划、运动方案或降糖药物时；血糖控制不稳定者；糖尿病妊娠或妊娠期糖尿病患者；患其他疾病，如感染、心肌梗死、中风等；手术前后；老年患者或无法察觉低血糖的患者，如严重的神经病变者。

每天测定血糖的时间定在空腹，早、中、晚三餐后2小时。有时，为能更准确地了解血糖波动情况，在三餐前和凌晨2点到4点之间也应各测血糖一次。当出现血糖过高或低血糖症状时，应随时测定。

如果血糖较为稳定，不必每天测定血糖，可按上述方法每月抽查2~3天即可。如果无血糖仪，应该测定尿糖，监测时间表与血糖相似。

怎样选择血糖仪？

在选购时应掌握4大要素：

准确度，应尽量与静脉血的测试值相近，否则就可能出现贻误病情的悲剧。

看服务，应了解血糖仪的售后服务工作，试纸的供货情况，防止出现"有炊无米"的情况。

看机器运行情况，比如采血针是否便利，需血量要少，机器读数的时间要短，显示屏的数字要大、清晰，电池的更换与购买要方便，机器要小巧易于携带等。

看价格，在血糖仪选购中价格不是最重要的，关键是质量，但一般比较好的血糖仪价格都在千元上下，对很多家庭也是一笔不小的开支，需要综合衡量。

糖尿病

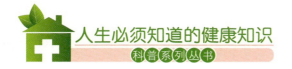
如何正确使用血糖仪？

用温水洗净双手，采血时将手臂短暂下垂，让血液流至指尖，用拇指顶紧要采血的指间关节，用75%的酒精消毒，待干后再用采血笔在指尖一侧刺破皮肤。

刺皮后勿加力挤压，以免组织液混入血样，造成检测结果偏差。

采血针应一次性使用，使用过的试纸及采血针要妥善弃置。

通常血糖仪的保存温度应在-40~70℃之间。相对湿度应在85%以下。避免将仪器存放在电磁场（如移动电话、微波炉等）附近。

试纸应干燥、避光和密封保存。每次取出试纸后都应立即盖紧筒盖，以免试纸受潮，也可避免试纸筒盖内的干燥剂因暴露在空气中而失效。未开封的试纸应确保在有效期内用完，已开封的试纸要在3个月内使用完。

哪些原因会导致血糖测不准？

操作错误。各种血糖仪的操作程序都大同小异，患者检测时一定要先详细阅读使用说明，熟练掌握血糖仪的操作。例如，有些血糖仪是滴血后再插进血糖仪测定的，如果滴血后等待时间过长才放进血糖仪，就会导致错误的结果。消毒后有残留的酒精，检测时挪动试纸条等都会影响检测结果，有些血糖仪在检测时发生移动或倾斜也会影响结果。

更换试纸时没有及时更换条码卡，导致血糖仪代码与试纸代码不一致，这是血糖测不准的最常见的原因。

采血量不足，特别是老人和儿童，经常难于取到足够的血滴，因此会检测失败或测得偏低的结果，这时需更换试纸重新测定，也可以选购需血量很少的机型。血量不要太多，若溢出了测定区，有时也会导致失败结果。另外，采血时过度挤压会使检测受到影响。

血糖仪要定期检查，清洁保养；不要使用过期的试纸；定期校准血糖仪；避免电池电力不足。

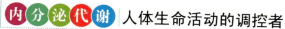

如何正确记录血糖日记?

糖尿病患者在监测完血糖后一定要记录血糖日记,这样可以帮助了解自己的血糖变化规律,复诊时还可以帮助医生调整治疗方案。患者不仅要记录血糖值还要记录影响血糖值的相关内容:血糖测定的结果(要注明空腹、餐前、餐后、睡前或夜间);测血糖的日期、时间;正在服用的药物或胰岛素种类、剂量、频次;影响血糖的因素,如进食的食物种类、数量、运动量、生病或其他特殊情况;发生低血糖的时间,与药物、进食或运动的关系,发生时的症状、体征。

糖尿病

糖尿病患者需要定期检查哪些项目

每半年至1年检查的项目:血常规、尿常规、便常规、肝肾功能、血胆固醇、HDL胆固醇、LDL胆固醇、甘油三酯、尿白蛋白排泄率或尿白蛋白/肌酐,心电图、眼底检查。

每3~6个月检查的项目:糖化血红蛋白HbA1C。每月查项目:体重。每天检查项目:血压(高血压患者)、血糖。

为什么要化验尿常规?

糖尿病和肾脏病关系密切,尿常规检查可以帮助医生了解患者是否存在血尿、蛋白尿、管型尿、低渗尿等情况,尿微量白蛋白检查有助于及时发现肾损伤。

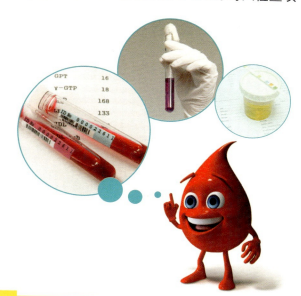

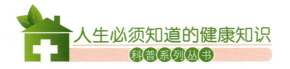
如何判断血糖是否得到控制？

空腹血糖和餐后血糖可反映某一具体时间的血糖水平，但是受进食、运动等因素的影响。糖化血红蛋白是血液中的血红蛋白与血糖结合的产物，可以稳定可靠地反映检测前3～6个月的平均血糖水平，国际糖尿病联盟明确规定糖化血红蛋白是糖尿病监控的"金标准"。

糖尿病的外科治疗

什么是胃肠转流术

胃肠转流术是作为减肥手术首先提出的，后来发现其可明显改善患者的胰岛素抵抗及血糖水平而引进糖尿病治疗。该手术改变食物的流向，让食物不经过十二指肠和空肠上段，直接进入空肠中下段，刺激L细胞产生类胰岛素物质，最终达到治疗2型糖尿病的目的。

胃肠转流术都有哪些方式

目前，外科沿用的手术方式主要包括：胃转流手术（GBP），空回肠旁路术（JIB），胆胰转流术（BPD），垂直捆绑胃成形术（VBG），腹腔镜可调节胃捆绑术（LAGB），回肠间置胃袖套状成型术（Ⅱ-SG）/回肠间置胃袖套状成型转流术（Ⅱ-DSG），胃空肠旁路术（GJB）/十二指肠空肠旁路术（DJB）等，以及由上述基本手术方式衍生出来的手术。

为什么胃肠转流术可以治疗糖尿病

胃肠转流术治疗2型糖尿病的确切机制未完全明了，可能与以下机制有关。

术后胃肠激素的变化：术后体内胃肠激素，如抑胃肽、胰高血糖样肽、Ghrelin、

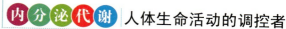
肽YY、瘦素、脂连素和胰岛素样生长因子-1等发生一系列变化,促进血糖下降。

手术直接作用:手术创伤恢复了β细胞的正常急性胰岛素反应,增加胰岛素分泌。

体重减轻:术后食物在胃肠道不能彻底消化分解,患者出现体重减轻,对糖尿病患者特别是伴肥胖症者血糖控制有重要作用。

哪些患者适合做胃肠转流术

2型糖尿病;

胰岛功能处于代偿不完全期,空腹血清胰岛素、C-肽数值>参考值下限,并且餐后胰岛素、C-肽最高数值>空腹数值2倍者;

腹型肥胖伴糖尿病或胰岛素抵抗者,腹围男性>90厘米,女性>80厘米;

糖尿病病史<10年,且年龄<65岁。

哪些患者不适合做胃肠转流术

空腹血清胰岛素、C-肽数值低于参考值下限,餐后胰岛素、C-肽数值<2倍空腹数值者;

糖尿病自身免疫性抗体ICA、GAD阳性;

临床确诊为1型糖尿病者或LADA;

合并严重器质性疾病不能耐受手术者或合并较严重的糖尿病并发症,不能耐受手术者;

糖尿病病史>15年或年龄>65岁者。

糖尿病

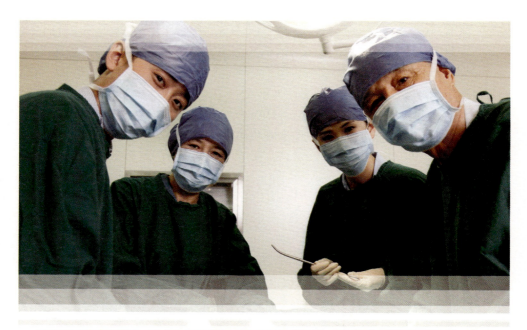

胃肠转流手术后是否就可以"万事大吉"

胃肠转流手术治疗后，患者仍需长期坚持科学的生活行为方式干预，对血糖、糖化血红蛋白、尿糖、体重和腰围、血压、血脂、原有并发症和合并症、血常规、微量元素、电解质等进行检测，必要时辅以相应的药物治疗。

胃肠转流手术有哪些风险

手术死亡风险：根据国外多数资料报道，胃肠转流手术死亡率一般在1%以下。

手术并发症风险：糖尿病患者在接受手术时许多人已经出现全身各系统、各器官的慢性并发症，手术的创伤打击引发应激状态，易导致手术后的恶性事件发生。尤其病程较长的糖尿病患者往往合并冠心病、高血压、脑血管疾病及糖尿病肾病等并发症，手术耐受性较差，手术意外和麻醉风险加大，糖尿病患者围术期合并症发生率及病死率较非糖尿病患者高5倍。

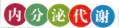

哪些因素增加手术的风险

临床研究证实：年龄>65岁、糖尿病病程超过10年、空腹血糖>13.9毫摩尔/升、合并心脑血管疾病、高血压、糖尿病肾病、手术时间>90分钟及全身麻醉等均是增加手术风险的重要危险因素。

干细胞移植
——治疗糖尿病的一种尝试

什么是干细胞

干细胞（SC）是一类具有自我复制能力的多潜能细胞，在一定条件下，它可以分化成多种功能的细胞，医学界称为"万用细胞"。

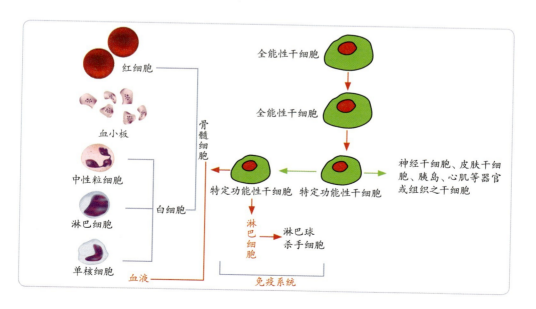

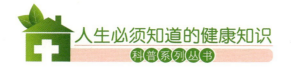
什么是干细胞移植手术

干细胞移植治疗是把健康的干细胞移植到患者体内，以达到修复或替换受损细胞或组织，从而达到治疗的目的。干细胞移植治疗范围很广，一般能治疗神经系统疾病、免疫系统疾病等。

干细胞移植的具体步骤

首先抽取糖尿病患者骨髓100～150毫升（根据患者体重而定），然后在无菌条件下分离纯化干细胞，最后经股动脉介入将纯化的干细胞定向植入胰腺。

哪些人可以做干细胞移植

1型糖尿病患者；非肥胖的2型糖尿病患者。

为什么干细胞移植可以治疗糖尿病

可能的机制有：

干细胞对胰岛β细胞的修复：干细胞通过对胰岛的修复，可使胰岛产生新的胰岛β细胞；通过对胰岛β细胞的直接修复，使其具有分泌胰岛素的功能；通过干细胞所产生的因子，刺激胰岛β细胞再生。

干细胞对其他胰岛素分泌细胞的修复：在人体内除了胰岛β细胞分泌胰岛素外，在身体其他器官和组织中还存在一些胰岛素分泌细胞，也有分泌胰岛素的作用。通过干细胞对这些细胞的修复及再生作用，可以提高体内胰岛素的分泌量，起到降血糖的作用。

干细胞对胰岛素抵抗的作用：通过干细胞的移植，可以增加细胞内运糖蛋白的敏感性，促进胰岛受体与胰岛素的结合，降低胰岛素的抵抗作用。

糖尿病的中医治疗

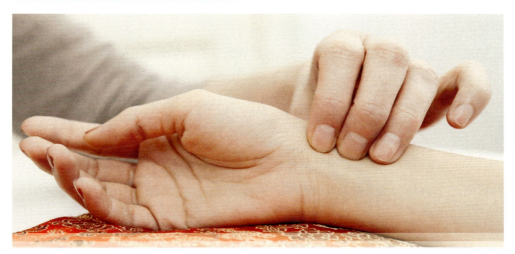

中医如何认识糖尿病

　　糖尿病相当于中医之"消渴"病。中医认为消渴病之所以发生，不外乎先天不足、饮食不节、劳逸失度、外感六淫、内伤七情等因素，耗伤肺胃肾之阴，导致阴虚燥热而发为消渴病。阴虚与燥热为其主要病机，其中阴虚为本，燥热为标，两者相互影响，互为因果。肾水虚竭，上不能济心火而烁肺，发为上消；中不能润泽脾胃，成为中消；下则肾火自亢，灼烁阴液，必为下消。

中医如何治疗糖尿病

首先要控制饮食

　　中医认为糖尿病的发生和饮食有关，饮食控制的好坏直接影响治疗的效果。孙思邈是世界上最早提出饮食治疗的先驱，他曾提出糖尿病患者"慎者有三，一饮酒、二房事、三咸食及面。"唐王焘还提出了限制米食、肉食及水果等。他们均强调，不节饮食"纵有金丹亦不可救！"

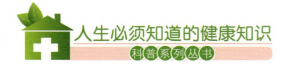
必须配合运动

《诸病源候论》提出，消渴患者应"先行一百二十步，多者千步，然后食"。《外台秘要》亦强调"食毕即行走，稍畅而坐"，主张每餐食毕，出庭散步。说明适当运动是防治糖尿病的有效措施之一，这一点和现代医学的认识是完全一致的。

糖尿病患者的运动方式和运动强度的选择要适当。应在医生指导下循序渐进。"以不疲劳为度"，"不能强所不能"。

注重调摄情志

糖尿病的发生和发展都和情绪有一定关系。因此要教育糖尿病患者正确对待生活和疾病，"节喜怒"、"减思虑"。保持情志调畅、气血流通，以利病情的控制和康复。

适当的中药治疗

传统的中医治疗糖尿病是根据临床症状进行三消论治。随着现代医学诊断技术的发展，不能仅停留在分析三消水平上，应该纳入包括现代医学检查项目在内的，所有能反映病情多方位的指标，用中医的辨证和西医的辨病相结合。

在临床治疗上，对初诊患者首先把糖尿病的自我保健措施教给他，要求饮食控制1~2个月，配合运动疗法。若血糖下降明显即可维持下去，如控制不满意则给予中药治疗。常用的降糖中药有黄芪、山药、苍术、葛根、玉竹、黄连等。须按照中医的辨证方法处方施治。

中医如何认识和治疗糖尿病并发症

中医认为，肺、脾、肾三脏虚损是消渴（即糖尿病）的内因，脾虚易生痰，而痰是导致糖尿病的重要病理基础，也是糖尿病诸多并发症的主要原因。痰邪挟瘀留于体内，随气升降，无处不到，或阻于肺，或停于胃，或蒙心窍，或郁于肝，或动于肾，或流窜经络，或痰留邪阻而气血不行，则变证丛生。

若痰阻于肺，可见糖尿病并发肺部感染、肺结核等，出现咳嗽、咯痰等症；若痰阻于心脉，可见糖尿病并发冠心病，表现为胸闷、心痛、口唇紫绀，重者心痛彻背，背痛彻心；若痰阻于经络，蒙蔽清窍而为半身不遂，口眼歪斜，神志昏迷，可见糖尿病合并脑血管病变。若经脉痹阻，血不归经，则见视网膜病变眼底出血；若经络失养，不通则痛，则见糖尿病合并神经病变，表现肢体发凉、麻木疼痛。若痰浊上蒙清窍，可出现合并高血压之头晕、目眩等；若瘀血内停，痰湿泛溢肌肤，可见糖尿病肾病之水肿等症状。

糖尿病并发症在治疗上宜辨病与辨证相结合，采用化痰祛湿、降糖降脂之法，以图治病求本。常见症型与治法如下：

痰浊中阻：患者头晕、目眩、耳鸣、恶心、呕吐痰涎、脘腹满闷、形体肥胖、气短乏力、肢麻、舌体胖、舌质淡、苔薄白、脉缓或濡滑、血糖增高、血压正常。治宜燥湿祛痰，药用半夏白术天麻汤加减：半夏、白术、天麻、陈皮、生姜各15克，茯苓25克，泽泻50克，大枣4枚，紫苏20克。

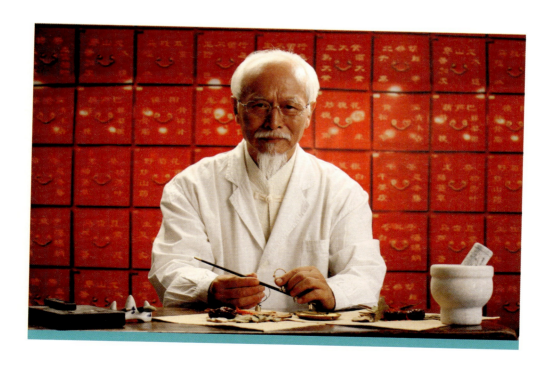

糖尿病

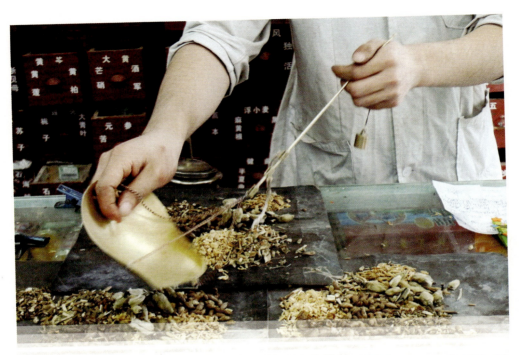

　　痰热内扰：患者头晕、心悸、失眠、烦躁、大便干、口干渴不欲饮、形体肥胖、舌暗红、苔薄黄、脉弦滑数、血脂血糖增高。治宜清热化痰为主，药用黄连温胆汤加减：黄连、半夏、陈皮各15克，竹茹、枳实各20克，甘草15克，赤芍、白芍各20克，炒枣仁30克，知母20克，生地50克，枸杞25克。

　　气阴两虚：患者口渴多饮不显著、四肢酸软无力、头晕肢麻、舌暗红、苔薄黄、脉沉细无力、血糖增高、血压正常。治宜益气养阴，化痰通络，参芪温胆汤加减：黄芪、党参各25克，半夏、陈皮各15克，茯苓25克，枳实9克，苍术、竹茹各12克，生山药20克，麦冬15克，鸡血藤、丹参、花粉各30克。

哪些糖尿病患者可以用中医中药治疗

糖尿病前期

　　糖耐量异常的患者一部分会长期保持糖耐量异常状态，一部分会逐渐恢复正常，还有一部分会逐渐发展成为糖尿病。我国每年有10%左右的糖耐量异常的患者进展为糖尿病。糖耐量异常进展为糖尿病之前称为"糖尿病前期"，虽然还不是糖尿病，但同样存在高血糖损害和慢性并发症逐渐发生的可能性。对这部分人群，在认真进行饮食管理与运动治疗的基础上，使用中药调理，可以对血糖和血脂进行有效干预，可以降低50%的糖尿病发生率。

轻中度2型糖尿病

临床上时常可以见到轻中度的2型糖尿病患者，尤其是血糖不太高的老年患者，在饮食和运动的基础上可以单纯应用中医药治疗，就可以将血糖控制在满意的范围。

血糖控制良好但症状缓解不明显

临床上常常可以见到经过综合治疗后血糖控制良好的患者仍然存在一些症状，如口干又不想喝水、疲乏无力、体弱多汗等气阴两虚的表现，西医没有更好的治疗方法，这时可以充分发挥中医的优势，采用益气养阴、填补肝肾、清热利湿等对症治疗的方法可取得良好疗效。

协助降低血糖减少西药的剂量

西药降糖的疗效肯定，但存在不同程度的不良反应。有些患者为了将血糖控制在合理的范围内，使用的西药剂量比较大，而长期大剂量的使用西药必然给身体带来一定的损害。这时如果加用中药治疗，在方药合理的情况下可以逐渐减少西药的使用剂量，协助平稳降糖。

预防和治疗早期慢性并发症

糖尿病慢性并发症常见有肾病、眼底疾病和神经系统疾病等，发病机制尚未完全明了，目前西医还缺乏切实有效的防治措施，在综合治疗血糖控制良好的基础上配合中医辨证论治，可取得良好效果。实验证实，在西药治疗的基础上尽早加入中药辨证治疗可以明显降低糖尿病并发症的发生率。如采用补肾固摄等方法治疗，可以使患者尿蛋白排出减少，保护肾功能，减少糖尿病肾病的发生率；在糖尿病视网膜

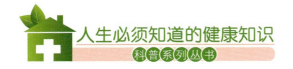

病变早期采用补益肝肾、活血通脉等方法治疗,可以促进眼底出血渗出的吸收,提高患者的视力,延缓其发展;采用补益肝肾、舒筋通脉的方法治疗,能够明显缓解肢体凉、麻、痛的神经病变症状。

非药物疗法在糖尿病防治中有何作用

非药物疗法属于中医传统疗法中的一种,在糖尿病的治疗中,针灸、按摩、拔罐较常用。针灸一般用于血糖控制良好,而糖尿病周围神经病变症状较重的患者。对血糖水平较高,合并皮肤溃疡或发热的患者,针灸、按摩、拔罐等理疗法绝对禁用。按摩具有舒筋活血、化瘀通络的作用,常用于糖尿病并发症的预防和治疗。拔罐具有解毒活血作用,可用于中医辨证属痰瘀较重的实证型糖尿病患者。常用的保健按摩方法有:

头部推拿

推拿头部既可以引起神经兴奋,又可以抑制神经,从而达到调节平衡的作用,通过神经反射来调节大脑皮层高级神经中枢和自主神经的相对平衡。常用手法如下:

(1)迎香按摩:拇指或中指尖部压在迎香穴上,双手微微颤动,徐徐用力。每次连续300~500次,频率每分钟3次以上。

(2)风池按摩:大拇指尖部压在风池穴上,其他四指自由摆动,微微用力。此法可舒筋活络,使气血通畅。每次连续200~300次,频率每分钟100次。

(3)头部按摩:用手指紧紧按着头的顶部,微微颤动用力。它的主要作用可松弛大脑皮层,改善大脑血液循环。每次连续做300~500次,频率每分钟100次,速度要快而有力。

(4)其他:在攒竹、太阳、睛明、承浆、百会、胰点(耳)、神门(耳)、内分泌(耳)处用按、点、推、叩、振、颤等手法按摩。

腹部推拿

推拿腹部结肠, 主要运用推、拿、摩、点等手法进行治疗。推拿腹部可以促进腹部血液循环和胃肠蠕动, 加速消化与吸收, 进而改善胰脏的营养, 使胰脏血液供应不足得到纠正, 利于胰岛素功能的恢复。双手平放在腹部, 按顺时针做环形推拿, 每次5~10分钟, 频率每分钟60~90次。

四肢推拿

手法以向心推拿为主, 运用推、按、点、揉等手法, 改善四肢微循环, 促进组织代谢, 加速细胞对糖的吸收利用, 临床观察证明有降低血糖、减少尿糖、改善症状的作用。

（1）上肢推拿: 一只手放在另一臂的内侧, 从手腕部起推到腋部, 每次3~5分钟, 每分钟70~100次。

（2）下肢推拿: 双手从大腿内侧的根部往下推到脚腕部, 再从足后跟部往上回推, 每次5~10分钟, 每分钟50~80次。本法具有促进血液循环、改善心脏供血、活血化瘀、软化血管等作用。

（3）按足三里: 用双手的拇指尖部, 按在足三里穴处, 徐徐用力, 每次1~3分钟。本法具有促进胃肠消化和吸收、增强体质等作用。

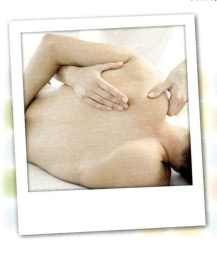
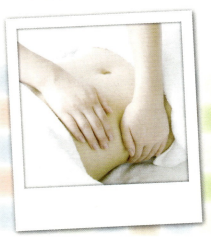

糖尿病

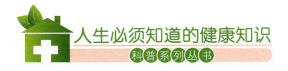
 # 糖尿病并发症

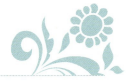

举例糖尿病并发症
——在不知不觉中发生

　　老李早晨起来时感觉看东西不清楚，照镜子发现自己一个眼睛大，一个眼睛小。到医院检查诊断为糖尿病颅神经病变。医生说这是一种糖尿病的慢性并发症，一般情况下，这种病变要在患糖尿病若干年后出现，老李很奇怪，平日身体挺好的，不知道自己得糖尿病呀，怎么就得上了糖尿病的并发症。

　　老李的情况比较普遍，多数糖尿病患者是在其他科室看病时"偶然"发现有糖尿病的，其实这些疾病都是由于糖尿病没有得到控制引起的，根源都在糖尿病身上。换句话说，如果早点发现糖尿病，把血糖控制好，就不会有这些病了。为什么糖尿病在早期不容易被发现？因为在糖尿病的早期，症状往往很轻微，即使有症状，也仅仅表现为乏力、体重下降等，往往容易被忽视，等扛不过去了，才不得不到医院，往往已经发展到有并发症了，这时已经错过了治疗的最好时期。所以要定期检查血糖，尤其对于糖尿病的高危人群。早期发现糖尿病，及时控制，有助于阻止并发症的发生。

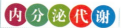

什么是糖尿病的并发症

　　糖尿病并发症是由于血糖控制不好所导致的病变,它们都是糖尿病在发生发展过程中发生的,病变可涉及一个脏器,也可涉及多个脏器、多个系统。

糖尿病易导致哪些急性并发症

　　糖尿病酮症酸中毒:是糖尿病最常见的急性并发症,常由于各种感染、中断降糖治疗引起,表现为糖尿病症状加重、意识障碍、胃肠道反应、呼吸改变、电解质紊乱等,危及患者生命,必须立即就诊治疗。

　　低血糖:是由多种原因引起的血糖浓度过低。表现为心慌、出汗、饥饿、无力、手抖、视力模糊、面色苍白,严重时可导致意识障碍,甚至出现生命危险。

糖尿病易导致哪些慢性并发症

大血管病变

　　心血管病变:冠心病是糖尿病主要的大血管合并症。

　　脑血管疾病:糖尿病脑血管病的患病率高于非糖尿病患者群,其中脑梗死的患病率为非糖尿病患者的4倍。

微血管病变

　　糖尿病视网膜病变:长期高血糖可导致白内障、青光眼、视网膜病变的发生,最终导致视力下降,甚至失明。

　　糖尿病肾病:是糖尿病微血管病变的一种重要表现,1型糖尿病患者中约有40%死于该病,2型糖尿病患者中该病的发生率约为20%,其发病率仅次于心脑血管疾病。

　　糖尿病足:是常见的糖尿病慢性并发症,包括溃疡和截肢,是糖尿病患者致死致残的重要原因。

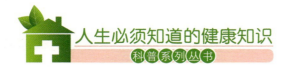
其他并发症

高血压、血脂紊乱：高血糖导致血脂紊乱，高血糖和血脂异常都会导致动脉粥样硬化和高血压。长期的动脉粥样硬化是导致心脑血管疾病的元凶。

糖尿病胃肠病变：长期高血糖状态，导致周围和自主神经病变，出现吞咽困难、烧心、恶心、呕吐、腹泻、便秘等症状。

感染：患糖尿病时机体对病菌抵抗力下降，容易发生口腔、呼吸系统、皮肤、泌尿系统炎症。

性功能障碍

上述并发症严重时可危及患者生命，对此一定要重视。

什么是糖尿病性大血管病变

糖尿病性大血管病变是指主动脉、冠状动脉、脑基底动脉、肾动脉及周围动脉等动脉粥样硬化。其特点是内皮破损，中层（平滑肌）细胞增殖而增厚，脂类（胆固醇酯、磷脂、甘油三酯等）沉积成斑块和弹力层的碎裂。这些大血管病变在非糖尿病患者中也可发生。但与非糖尿病患者相比，糖尿病患者动脉硬化发病较早、发展较快、病情较重、病死率高。糖尿病患者动脉硬化、冠心病和脑血管病的患病率均较非糖尿病人群高4~5倍。70%~80%糖尿病患者死于糖尿病的大血管病变。其中糖尿病合并冠心病、心肌梗死、急性脑血管病及糖尿病肾病肾衰是糖尿病的三大主要死亡原因。

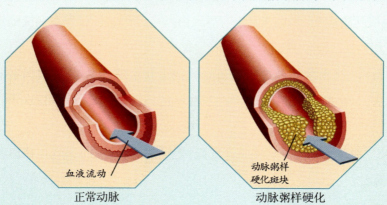

血液流动

正常动脉

动脉粥样
硬化斑块

动脉粥样硬化

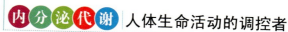
什么是糖尿病性微血管病变

微血管一般指微小动脉和微小静脉之间,管径直径在100微米以下的毛细血管和微血管网,是人体血液循环中最基层的结构单位,是血液与组织细胞间进行物质交换的场所。

糖尿病的微血管病变是比较特异的,其主要特征是基底膜增厚并有透明样物质沉积。近年来发现,糖尿病患者的微循环有不同程度的异常,基底膜病变常与微循环异常相互影响,促使微血管病变的加重和发展。

微血管病变主要表现在视网膜、肾、心肌、神经组织及足趾。临床上常以糖尿病性视网膜病变、糖尿病肾病和糖尿病性神经系统病变为反映糖尿病性微血管病变的主要指标。

为什么说糖尿病本身并不可怕,可怕的是其并发症

WHO统计:因糖尿病引起的失明比一般人多10~23倍,由糖尿病引起的截肢比一般人多20倍,糖尿病患者出现冠心病及脑中风比一般人多2~3倍,由糖尿病导致的肾功能衰竭比一般肾病多17倍。糖尿病并发症所导致的病死率仅次于心血管病、脑血管病和肿瘤的病死率。中老年糖尿病患者常死于冠心病、心肌梗死、脑中风。青少年糖尿病患者常因并发肾功能衰竭而死亡。此外,糖尿病并发重症感染、酸中毒、高渗性昏迷等,也是主要致死原因。可见,糖尿病本身并不可怕,可怕的是其并发症。

怎样预防糖尿病并发症

糖尿病慢性并发症的防治是一项长期的"系统"工程,在无并发症阶段以预防

糖尿病

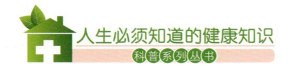

并发症为目标，积极消除并发症的危险因素；在并发症初期的可逆阶段应积极治疗，使病变尽早好转；在不可逆阶段，应积极去除加重因素，延缓并发症的进展和恶化，争取长期维持器官残余功能。总之，对糖尿病并发症，要尽可能做到早诊断、早治疗，一分预防胜过十分治疗。

低血糖症

什么是低血糖症

正常人空腹血糖波动在一个较小的范围内，即3.9~6.1毫摩尔/升。当各种原因使血浆血糖浓度<2.8毫摩尔/升或全血葡萄糖<2.5毫摩尔/升，同时出现心悸、多汗、手抖、烦躁、抽搐，以致昏迷等一系列的临床综合征，即谓之低血糖症。

糖尿病患者发生低血糖的原因有哪些

引起低血糖的常见原因有：

在使用降糖药（胰岛素或口服降糖药）时不进食、进食过少、进食不规律、不按

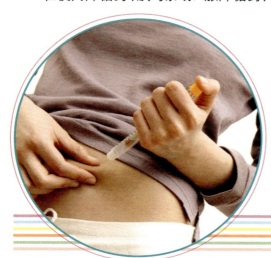

时进餐（如忘记或推迟进餐）等。

长时间剧烈运动，尤其是空腹进行剧烈运动。

降糖药物（包括胰岛素和口服降糖药）用量过大，或增加剂量前后没有及时监测血糖。

饮酒过量，特别是空腹饮酒。

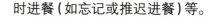

低血糖症的诊断标准是什么

有糖尿病病史。

有低血糖的表现。

血浆血糖浓度<2.8毫摩尔/升或全血葡萄糖<2.5毫摩尔/升。

服糖后症状好转。

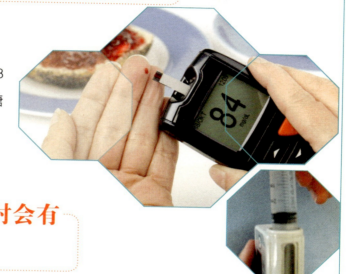

糖尿病

低血糖发生时会有哪些症状

低血糖发生时会感到焦虑或烦躁、视力模糊、嘴唇或舌头发麻或有针刺感、饥饿、心脏剧烈地跳动、面色苍白及出汗、头痛、头昏眼花(眩晕)、双手发抖、双膝无力。

低血糖症对糖尿病患者会造成哪些危害

发生低血糖时,患者体内的肾上腺素、生长激素、胰升糖素等分泌增多,从而引起反应性高血糖,即苏木杰效应,往往表现为低血糖后的血糖升高,对糖尿病患者的血糖控制产生不良影响。

多次反复的低血糖可使糖尿病患者的脑细胞受损;长期持续的低血糖状态将导致脑组织不可逆性损害,如反应迟钝,甚至留有痴呆等后遗症。

低血糖使糖尿病患者,尤其是老年患者的心脏供能、供氧受到障碍而产生心律失常,甚至可导致急性心肌梗死。

低血糖治疗不当时可诱发脑水肿或脑血管意外。

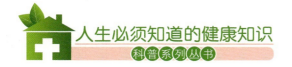
什么是相对性低血糖

患者原来的血糖较高，注射胰岛素后在短时间内血糖下降过快或下降幅度过大，尽管所测血糖仍在正常范围甚至稍高于正常值，患者仍出现心慌、出汗、手抖、饥饿等低血糖症状，这种情况称相对性低血糖，与血糖下降的速度有关。

什么是反应性低血糖

反应性低血糖多发生在2型糖尿病的早期，尤其是肥胖型患者。其特点是在餐后3~5小时后出现心慌、出汗、饥饿感。反应性低血糖发生是由于进餐后胰岛素分泌高峰延迟。当患者进餐后，血糖逐步达到高峰，此时的胰岛素水平却未达到高峰；当血糖逐渐下降时，胰岛素的高峰来临了，其峰值可高于正常人水平。此时体内的葡萄糖已大部分消耗，出现了胰岛素的相对过多，故而产生了反应性低血糖。

磺脲类口服降糖药引起的低血糖的特点

服用磺脲类口服降糖药是引起低血糖症的主要原因，该类药物引起的低血糖反应，一般症状较隐蔽，易被误诊或漏诊而错过最佳治疗机会。且低血糖反应持久，短期难以纠正，增加了治疗上的困难，以致死亡率高。

什么是无症状性低血糖

当血糖低于2.8毫摩尔/升时，患者没有低血糖的表现，称无症状性低血糖，也称不自觉性低血糖。这种情况常见于老年糖尿病患者，由于缺乏自我意识，不易被发现，常常到非常严重时才被发现，所以常常是发现时已经难以纠正。

出现了低血糖怎么办

轻度：立即口服50%葡萄糖液或果汁、糖水和糖类食品。

重度：给予50%葡萄糖液50~100毫升静脉注射。由于胰岛素或口服降糖药所致的低血糖症，应持续静脉滴注10%~20%葡萄糖液至少48小时。输液期间应不断监测血糖并调整用量，把血糖浓度控制在稍高于正常范围。

病情危重者按危重症抢救。

消除引起低血糖症的诱因，如口服降糖药过量、胰岛素过量或使用不当等。

糖尿病

针对低血糖，日常生活中应注意哪些

糖尿病性低血糖症是可以避免的。关键在于如何采取防范措施，以有利于糖尿病病情的稳定。主要防范措施如下：

高度警惕觉察不自觉低血糖的发生，强调自我检测血糖的重要性。

体力活动增加时应及时加餐或酌情减少胰岛素用量。

随时携带病历卡片，以备发生低血糖时供急救参考。

外出时，随身携带一些食品（如糖果、饼干等），以备急用。

有些患者病情不稳定，常发生夜间低血糖。因此，要特别注意在晚上睡前加一次餐。应加一些含蛋白质多的食物。这样的加餐方法，既可防止餐后引起的高血糖，又可预防低血糖的发生。

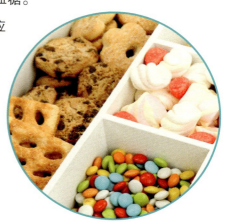

患者及其家属，应了解并掌握低血糖的一些基本知识，做到定期复查血糖、尿糖。一旦出现低血糖的先兆，及时进食和饮糖水。

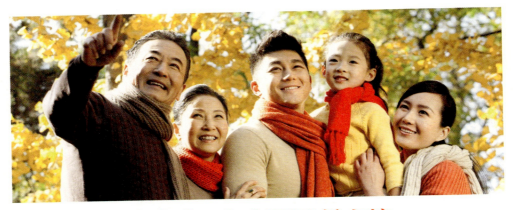

老年糖尿病患者，如何预防低血糖

老年糖尿病患者对低血糖的反应不如其他年龄患者敏感，因此，预防低血糖的发生很重要，应掌握以下几点预防措施：

控制糖类要适当，不要过分限制。

发生急性胃肠炎时，应减少降糖药剂量，及时查血糖、尿糖。

需用β－受体阻滞剂时，最好用有选择性β1受体阻滞剂，如倍他乐克，不要用副作用较多的心得安，以免增加低血糖发生的危险。

晚上加服降糖药时须特别慎重，因为低血糖多在夜间或凌晨发生。

对肝、肾功能不全者，应注意降糖药可能在体内蓄积的作用，以预防低血糖的发生。

老年患者的血糖指标可适当放宽，空腹血糖7~8毫摩尔/升，餐后2小时血糖<10毫摩尔/升，以利于预防低血糖的发生。

糖尿病酮症酸中毒

内科急诊室收治和抢救了一名糖尿病合并酮症酸中毒的患者。该患者是一名高级工程师，确诊为糖尿病有3年，靠口服降糖药和控制饮食维持。最近，为攻关一个科研项目,经常加班,又得了一场重感冒,几天来一直感到不适,但未能引起他的重视。这天中午他在单位食堂随便吃了点东西,因降糖药在家里而未能服用。晚7时30分,在电脑前工作时突然昏倒。经检查,该患者血糖高得惊人,确诊为酮症酸中毒。

　　类似这种病例近来明显增多。原因之一是糖尿病趋于年轻化,在岗的中年糖尿病患者显著增多;二是这些人中有不少人自恃年轻,病情不太严重,工作又很忙,因而忽略了自我保健,导致严重后果。

什么是糖尿病酮症酸中毒

　　糖尿病酮症酸中毒是由于体内胰岛素严重不足而引起的一种急性代谢并发症。在胰岛素应用之前是糖尿病的主要死亡原因,胰岛素问世后其病死率大大降低,目前仅占糖尿病患者病死率的1%。但如遇有严重应急情况或治疗不当时,本症仍能直接威胁患者的生命。

糖尿病酮症酸中毒是如何发生的

　　如果身体缺乏胰岛素,就不能利用葡萄糖产生能量,为了保证有足够的能量,身体开始使用脂肪,大量的脂肪组织在肝脏被分解,产生了维持生命活动所必需的能量。但是,与此同时,也制造出一些我们称之为酮体的物质,酮体的组成有乙酰乙酸、β-羟丁酸和丙酮。当酮体的产生超过外周组织所能利用的量时,血液中的酮体水平就会升高,此时,尿中就会出现酮体,这就是我们在临床说的"糖尿病酮症"。如果仍然不能得到治疗,即给予胰岛素治疗,这种代谢紊乱会进一步加剧,血中酮体浓度继续升高,由于酮体中的乙酰乙酸和β-羟丁酸都是酸性物质,这样就增加了血液中酸的浓度,当体内酸碱平衡调节能力不能中和这些酸性物质时,就会出现血pH值下降,导致酮症酸中毒的发生,这是非常严重的情况,因为这些酸性物质经血液循环进入脑组织,会使脑细胞受到严重损害,导致昏迷,甚至威胁生命。

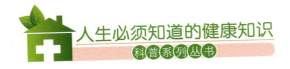

正常情况下尿中也会出现酮体

酮体升高是身体脂肪代谢旺盛的体现,并不是糖尿病的"专利",所以血糖正常的情况下也可以出现酮症。当正常人尿中出现酮体时,要考虑下面一些因素:

饥饿。人在饥饿的时候,体内葡萄糖产生的能量不足,脂肪分解加速,从而出现了酮症,这种酮症称为饥饿性酮症。

呕吐。由于进食后,食物还未进行消化就呕吐出来,体内葡萄糖的来源减少,于是脂肪分解加强而出现酮尿症。

过度体力活动,增加能量消耗,出现暂时性葡萄糖供给不足,促使脂肪分解加速,产生过多酮体而从尿中排出。

高热时体内葡萄糖消耗增多,脂肪分解加快,尿中出现酮体。

饮食结构不合理,如饮食中脂肪酸的总量超过葡萄糖总量1.5倍以上,就会产生酮体。

糖尿病患者尿中出现酮体时就一定是病情加重吗

不是。糖尿病患者也可出现饥饿性酮症;只有当尿中出现酮体,同时血糖明显升高(尿糖+~++++)时,才提示糖尿病病情加重,需要立即就诊。

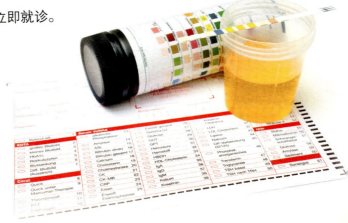

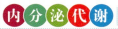

糖尿病酮症酸中毒有哪些临床表现

从糖尿病酮症酸中毒的发病过程来看，糖尿病酮症酸中毒包括两个阶段，即糖尿病酮症阶段和酸中毒阶段。在酮症期，患者表现为原有糖尿病症状的加重，如显著乏力、口渴、多尿。化验检查尿糖强阳性、尿酮体阳性、血糖增高，多为16.7~33.3毫摩尔/升（300~600毫克/分升）。

如果病情继续发展，血中二氧化碳结合力会降低，可至13.5~9.0毫摩尔/升以下，血pH值下降至7.35以下，就发展到了酸中毒阶段，这时患者表现为食欲减退、恶心、呕吐、常伴头痛、嗜睡或烦躁、呼吸加深加快有酮味（烂苹果味），由于严重脱水，出现尿量减少，血压下降，甚至休克，最终发生昏迷。

在糖尿病酮症酸中毒的众多临床表现中，腹痛是较常见，却是最易被忽视的症状。

腹痛可能是糖尿病病情加重的信号

有些糖尿病酮症酸中毒患者（尤其是儿童），在发生酮症酸中毒时常有腹痛，医生检查时表现为腹肌紧张，并有压痛，容易被误认为外科急腹症。所以，糖尿病患者出现胃肠道不适时要检查血糖、尿常规。

糖尿病酮症酸中毒时为什么会出现腹痛？

酸中毒的毒性产物引起腹膜脱水，导致腹腔内脏微循环障碍，提示刺激腹膜神经丛，引起腹肌紧张，形成假性腹膜炎，出现腹痛。

酸中毒导致细胞内缺钾，酸碱失去平衡，水电解质紊乱，引起胃扩张和麻痹性肠梗阻而致腹痛。

哪些因素常常诱发糖尿病酮症酸中毒

通过上面讲述，大家对糖尿病酮症酸中毒的发生已经有了充分的认识，就不难理解酮症酸中毒的诱发原因了，那就是凡能引起体内胰岛素严重不足的情况均能诱发酮症酸中毒。1型糖尿病多由于胰岛素中断或不足，或胰岛素失效；而2型糖尿病

糖尿病

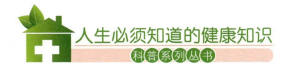
则常常在各种应急状态下发生。具体存在以下几种情况：

自行停止胰岛素注射；

发生急性感染或原有慢性感染急性发作，以呼吸道感染（感冒、发烧、咳嗽）、消化道感染（恶心、呕吐、腹泻）和泌尿系感染（尿频、尿痛）最为常见；

暴饮暴食、酗酒；

出现严重的疾病，如肝炎、心肌梗死、心脑血管意外、急性胰腺炎、甲状腺功能亢进症等；

外伤、骨折、手术、麻醉、妊娠；

精神创伤、精神紧张、过度激动、过度劳累等。

多数糖尿病患者对糖尿病酮症的认识比较模糊，认为只有糖尿病进展到晚期或1型糖尿病（胰岛素依赖型）才会发生。其实，2型糖尿病（非胰岛素依赖型）患者，如果忽视自我保护，在上述诱因的作用下，也会发生酮症酸中毒。

如何早期发现糖尿病酮症酸中毒

糖尿病酮症酸中毒的病程一般从数天到数周，少数年轻人可在发病后几小时即发生昏迷，有下列表现时应该注意考虑酮症酸中毒的可能：

糖尿病症状加重，如极度口渴、多饮、多尿和消瘦；

出现食欲不振、恶心、呕吐及腹痛等，但往往没有腹泻；

呼出的气体中有烂苹果气味；

头晕、头痛、神志模糊、嗜睡及极度乏力。

此时患者应该测血糖，当血糖大于13毫摩尔/升时，应该测尿酮体。没有条件自我监测尿酮体的患者应该立即去医院检测尿酮体。

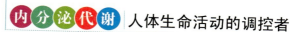

尿中酮体阳性怎么办

糖尿病患者如果尿液检查出酮体，同时尿糖强阳性，这是发生糖尿病酮症酸中毒的早期危险信号。需要立即去医院诊治。但在去医院以前和去医院的过程中，患者应积极做下面几件事情：

继续原有胰岛素注射治疗，不要因为进食少而停止胰岛素注射。

大量饮水，以盐水最佳。

停用双胍类降糖药，如苯乙双胍（降糖灵）、二甲双胍。

每2小时监测一次血糖和尿酮体。

糖尿病酮症酸中毒的救护措施

糖尿病酮症酸中毒病情复杂、严重、发展快，最好将患者送至医院急救，以免造成严重后果。治疗原则是应用速效胰岛素纠正糖代谢紊乱，纠正酸中毒及水电解质代谢紊乱，治疗诱因。

静滴速效胰岛素。静脉小剂量补充速效胰岛素是最常用的糖尿病酮症酸中毒的救护措施。近年来，胰岛素泵也被用于糖尿病酮症酸中毒的抢救中，由于胰岛素泵能模拟人体生理性的胰岛素分泌模式，因此能够更有效的降低血糖。用胰岛素泵的优点还在于：减少多次注射胰岛素的痛苦，缩短住院时间，减少低血糖的发生率等。

纠正脱水。能口服的尽量口服饮水，严重情况给予静脉补液。

昏迷患者头侧位，及时清除呕吐物，保持呼吸道通畅和口腔清洁。有缺氧情况者给予吸氧。

详细记录患者的出入量，如饮水量、进食量、呕吐量、尿量、便量，报告给医生，提供诊断治疗依据。

在治疗前后均要进行多种化验检查，以调整胰岛素的用量、输液量及种类。

糖尿病

糖尿病酮症酸中毒纠正后可能出现的问题

(1)糖尿病酮症酸中毒患者经治疗后可出现持续酮尿,一般在24小时内尿酮可消除。但在数日内仍常间歇有少量至中等量的尿酮体出现,夜间比白天更多见。在睡觉前加用小量胰岛素,并加用高蛋白、低糖饮食数日后,酮尿即可消失。

(2)有的患者经治疗后,全身酸中毒虽然减轻,但发生轻度呼吸性碱中毒,出现持续过度呼吸症状,一般不需处理,可自行好转。

(3)偶有患者在治疗后1个月左右,每日需要300单位以上的胰岛素方能控制病情,表现为对胰岛素抵抗(该类患者可能先有胰岛素抵抗,而后发生酸中毒)。

(4)偶有患者治疗后出现肝脏肿大、肝区压痛,甚至门脉压增高而发生腹水,可能与肝糖原贮积量大、肝细胞肿胀有关。这种情况是自限性的,几周后即可恢复正常。

(5)由于晶体的改变,出现远视或近视,在1~2周内视物不清。

(6)仍有患者在治疗后1周左右踝部水肿,这可能是由于失水、失钠后,在恢复过程中过多地补充而致水、钠潴留的结果。

(7)糖尿病酮症酸中毒治疗后周围神经炎和自主神经炎可出现或加重。

如何预防糖尿病酮症酸中毒

糖尿病的治疗不是一两片药可以解决的,血糖的控制与生活方式密切相关,建议糖尿病患者在日常工作生活中,注意以下几个方面。

注意饮食:饮食调节对于糖尿病患者最为重要。工作繁忙,应酬多的糖尿病患者最容易出问题,其中最突出的就是宴会过多。

按时服药:糖尿病对降糖药的要求很严,必须准时按量服用或注射(胰岛素),并准时按量服用降糖药。应用胰岛素的患者,因其他疾病出现时不能随意减少或中止胰岛素的治疗,应尽快找医生处理,调整胰岛素用量。最好能购置一台血糖测量

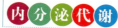
仪，经常自测血糖可使降糖药应用得更准确、合理。

注意休息：过度劳累或长期精神紧张，可引起血糖增高，因此，糖尿病患者再忙也不要忘记休息，必须保障足够的睡眠。

适当运动：运动可增加机体对糖原的利用，有助于降低和稳定血糖，是治疗糖尿病的方法之一。因此，糖尿病患者再忙也要坚持每天锻炼20分钟，运动强度不宜过大，以散步、慢跑、打拳、羽毛球和乒乓球等项目为宜。

重视感染：糖尿病患者必须高度重视感染，即便是感冒、小疖肿、小外伤（特别是足部）也不放过，一定要认真治疗直到痊愈。因为糖尿病患者的感染不易治愈，甚至诱发严重的酮症酸中毒。

糖尿病

糖尿病高渗性昏迷

什么是糖尿病高渗性昏迷

糖尿病高渗性昏迷是糖尿病的急性严重并发症之一，其发病率为糖尿病酮症酸中毒的1/10～1/6。临床以严重脱水、极度高血糖、血浆渗透压升高、无明显的酮症、伴有神经损害为主要特点。多见于老年糖尿病患者和以往无糖尿病史或仅有轻度糖尿病而不需胰岛素治疗者。

糖尿病高渗性昏迷的发病率比糖尿病酮症酸中毒要低，但病死率高达40%～60%，如不积极救治，患者多在24～48小时内死亡。故早期诊断、正确救治，可降低病死率。

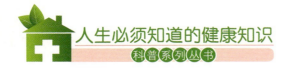

什么情况会导致糖尿病高渗性昏迷

（1）一切引起血糖升高的因素均可诱发本症。例如：

各种感染和应激因素如手术、脑血管意外等，尤其是感染居糖尿病高渗性昏迷各种诱因的首位。

各种引起血糖增高的药物如糖皮质激素、各种利尿剂、苯妥英钠、心得安等，尤其是利尿药如双氢克尿噻、速尿等，不仅加重失水，而且有抑制胰岛素释放和降低胰岛素敏感性作用。

糖或钠摄入过多，如大量静脉输葡萄糖、鼻饲高营养甚至大量喝橘汁也可诱发本症。

影响糖代谢的内分泌疾病如甲亢、肢端肥大症等。

（2）一切引起失水、脱水的因素。如各种利尿剂；水入量不足，如饥饿、限制饮食或呕吐、腹泻，特别是老年人由于其渴感中枢不敏感，水入量差更易引起缺水；神经科或神经外科脱水治疗的患者；透析治疗包括血液透析或腹膜透析的患者；烧伤患者。

（3）肾功能不全尿毒症。包括急慢性肾功能衰竭、糖尿病肾病等，由于肾小球滤过率下降，对血糖的清除率下降，再加上脱水而使血糖显著增高。

糖尿病高渗性昏迷有什么特点

发生糖尿病高渗性昏迷的患者体内尚有一定的胰岛素分泌，但仍存在相对不足，当出现诱发因素时原有的病情加重、尤其是应激状态下体内胰岛素的拮抗激素分泌增加，加重了葡萄糖的利用障碍。同时肝糖原分解和糖异生增加，使血糖极度升高，尿量显著增加，体内水分严重丢失，导致脱水，可出现脑细胞功能障碍，表现为一系列精神神经症状，甚至昏迷。

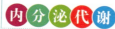

糖尿病高渗性昏迷能引起哪些并发症

心血管并发症：补液过度可致心力衰竭，补液不足时休克不易纠正，血钾过低则会引发心脏停搏。

乳酸性酸中毒：由于严重脱水，血容量不足，导致组织缺氧，促使乳酸产生过多、利用减少，以致发生乳酸性酸中毒。

动静脉栓塞：由于脱水、低血压、血液浓缩、血黏度增加，易形成血栓。

脑水肿。

其他：胃扩张，弥漫性血管内凝血，肾功能衰竭等。

并发症

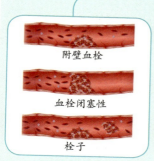

附壁血栓

血栓闭塞性

栓子

动静脉栓塞

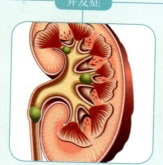

肾功能衰竭

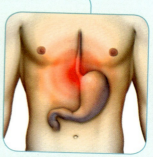

胃扩张

糖尿病高渗性昏迷的治疗原则是什么

治疗重点在于大量补液，治疗目的在于积极纠正高渗脱水状态，恢复血容量，合理使用胰岛素，使血糖降至最佳水平。

重视消除诱因及治疗伴发症。

要设专人护理，详细记录病情。

糖尿病

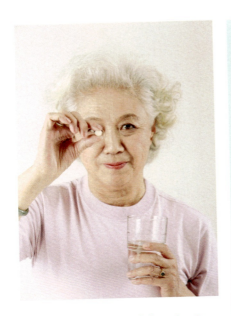

怎样预防糖尿病高渗性昏迷

老年糖尿病患者要加强自我保健的意识，有效治疗糖尿病及糖耐量减低，严格控制血糖。如果有口渴、多饮、多尿加重，或出现消化道症状如恶心、呕吐等，须立即就诊、正规治疗。

要注意饮水，防止脱水。注意限制进食含糖饮料。

防止各种感染、应激等情况。

老年糖尿病患者不用或慎用脱水和升高血糖的药物。

糖尿病乳酸性酸中毒

什么是糖尿病乳酸性酸中毒

糖尿病乳酸性酸中毒是因糖尿病患者葡萄糖氧化过程受阻滞，增强了葡萄糖酵解，产生大量乳酸，如乳酸脱氢酶不足，乳酸不能继续氧化成丙酮酸，使乳酸的合成大于降解和排泄，体内乳酸聚集而引起的一种糖尿病急性代谢性合并症。

糖尿病乳酸性酸中毒的临床表现有哪些

轻症：仅有乏力、恶心、食欲降低、头昏、嗜睡、呼吸稍深快。

中至重度：可有恶心、呕吐、头痛、头昏、全身酸软、口唇发绀、呼吸深大，但无酮味、血压下降、脉弱、心率快，可有脱水表现，意识障碍、四肢反射减弱、肌张力下降、瞳孔扩大、深度昏迷或出现休克。

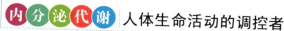

怎样预防糖尿病乳酸性酸中毒

糖尿病患者长期糖代谢异常,易存在乳酸增多的倾向,故强调预防乳酸性酸中毒的发生是十分重要的,主要预防措施如下:

(1)糖尿病患者应严格控制病情,是预防乳酸性酸中毒的关键措施。

(2)凡有肝、肾功能不全者,最好不用双胍类药物(降糖灵、降糖片)。

(3)遇有休克、缺氧或肝、肾功能不全者发生酸中毒时,应警惕本病的可能性。

(4)尽量不用果糖、山梨醇,采用葡萄糖,以免诱发本病。

(5)尽可能避免用乙醇、甲醇、木糖醇、水杨酸盐、异烟肼等药物,慎用心得安,因可诱发本病。

糖尿病并发感染

糖尿病易并发哪些感染

皮肤感染:糖尿病患者皮肤易遭到细菌和真菌感染。细菌感染常表现为毛囊炎、疖痈、蜂窝组织炎等,需及时使用抗生素治疗,必要时进行外科手术。糖尿病患者真菌感染常表现为足癣、手癣、妇女外阴部白色念珠菌感染等。

糖尿病容易并发下肢坏疽:由于长期的代谢紊乱,糖尿病患者下肢多有神经病变和血管病变,尤其是足部容易发生感染,而且感染不易控制,容易扩散,甚至造成下肢坏死,导致截肢等严重后果。故应注意避免因趾甲修剪过短,足部受伤以及穿鞋不合脚等而致的感染。

呼吸系统感染:糖尿病患者很容易得急性或慢性支气管炎、肺炎、肺气肿、肺结核等。糖尿病合并肺炎一般较严重,特别是老年人容易并发中毒性休克,死亡率高,控制不良的糖尿病比控制良好的糖尿病又高于3倍。

泌尿系统感染:这是糖尿病患者较常见的感染。其发生率仅次于呼吸道感染,

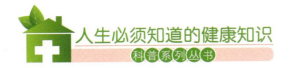
尤其以女性及老年人较为多见，常见症状有尿频、尿痛、尿急、发热、全身不适等。有时患者明明有泌尿系统感染，却完全没有症状，这种情况值得警惕。

其他感染：糖尿病患者还可能出现牙周病、恶性外耳道炎、肝胆系统感染等。此外，糖尿病患者手术后感染的危险性比较高，发生败血症的机会也比一般人高。

为什么糖尿病易并发感染

患者的糖、蛋白质、脂肪代谢紊乱，血糖控制不稳定，使机体抵抗力减弱，加之营养不良及脱水故更易感染。

高血糖有利于某些细菌生长。

糖尿病的并发症有利于感染的发生，例如神经源性膀胱导致大量尿潴留，经常导尿易并发泌尿系感染；周围神经病变使疼痛感觉消失，当皮肤受损伤时不能得到保护，也不易发现，容易造成感染。

为什么糖尿病容易合并胆囊炎

糖尿病属于内分泌疾病，胆囊炎为消化道疾病。近年来二者的关系愈来愈密切，糖尿病合并胆囊疾病的发病率也有不断增高的趋势。

为什么糖尿病易合并胆囊炎呢？由于糖尿病患者常常合并血管病变，因而胆囊也可能因供血不良而缺血；糖尿病患者的胆囊多数张力较低、收缩力差，有胆囊排空障碍，易发生胆汁存留，所以糖尿病患者胆囊的体积常较非糖尿病者大，这一点经研究已得到证实。

糖尿病患者抵抗力低，为胆囊及胆道系统感染提供了条件。研究证明，糖尿病患者发生胆石症者是非糖尿病者的2倍；另外，约1/3胆石症患者在胆道手术同时发现有糖尿病。一旦糖尿病患者发生了胆囊病变，则胆囊坏疽、穿孔、气肿性胆囊炎等并发症出现的速度快且较严重。

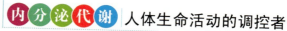

为什么糖尿病易并发外阴炎

正常人的阴道中可有少量白色念珠菌生长,但无症状;而糖尿病患者阴道的糖量增多,pH值为5.5~6.5,白色念珠菌在此环境中繁殖迅速。大量繁殖的念珠菌使阴道发生炎性改变,不断刺激外阴部,而并发为外阴炎。许多女性患者因外阴瘙痒症状而求治于妇产科医生,经进一步检查血糖而被诊断为糖尿病。

糖尿病并发外阴炎的临床表现是什么

临床主要表现为:外阴局部痒、痛、灼热感。症状反复发作时,可见皮肤轻度增厚,并可伴有多处皱裂。阴道内和阴道口可见豆渣样和奶酪样白带。

怎样局部治疗糖尿病并发外阴炎

除了控制糖尿病以外,还需注重外阴的局部治疗。其方法如下:

(1)局部清洗:①有溃破或化脓时,可用1:5000高锰酸钾液热坐浴,每日2次。②苦参方。苦参、蛇床子、黄柏各15克,明矾6克。水煎熏洗,每日1次,10次为1个疗程。③蛇床子散。蛇床子、川椒、明矾、苦参、百部各15克,煎汤熏洗后坐浴。每日1次,周次为1个疗程(外阴破溃者去川椒)。

(2)局部外涂:①以制霉菌软膏及栓剂效果最好,睡觉前外涂为佳。②可使用3%克霉唑软膏及复方康纳乐霜。但注意复方康纳乐霜除含有制霉菌素及新霉素等抗生素外,尚含有少量皮质醇类药物,急性期止痒效果好,但不宜经常性大量使用。③可用磺胺或抗生素油膏外涂,每日2次。④樟丹蛤粉等量香油调匀外用,每日2次。⑤珍珠散。珍珠、青黛、雄黄各3克,黄柏9克,冰片0.03克。共研细末外搽。

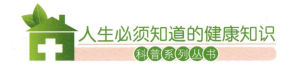
男性糖尿病患者并发前列腺炎常见吗

糖尿病与前列腺炎是相互影响的。至于糖尿病为什么容易出现前列腺炎，主要是因为糖尿病容易引起膀胱病变，膀胱末梢神经受损后会导致逼尿肌收缩功能下降，致使排尿困难，从而诱发前列腺炎。而糖尿病患者一旦并发了前列腺炎便如同"雪上加霜"，使血糖的控制难度增加，这主要是因为炎症容易引起血糖变化，而血糖控制不好又会影响前列腺炎的治疗。

糖尿病并发前列腺炎对机体有什么影响

（1）糖尿病并发前列腺炎可能全无症状，但能引起持续或反复发作的泌尿生殖系感染。

（2）前列腺长期反复炎症对性功能有不同程度的影响，有62%的患者出现程度各异的性功能障碍。在早期，性欲减退较为明显，常作为首发症状。由于前列腺长期炎症刺激和充血，腺体萎缩、分泌功能障碍，从而导致难以治愈的阳痿症。遗精在本病患者中也很常见，多伴有神经衰弱，使高级神经中枢得不到休息。部分患者有射精痛和血精。在部分不育症中，慢性前列腺炎是个很重要的原因。

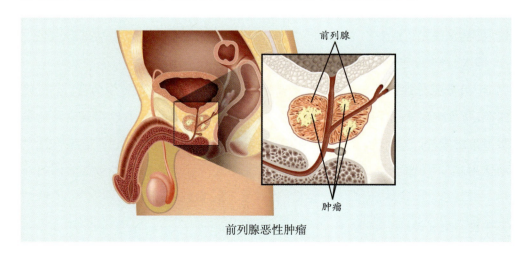

前列腺

肿瘤

前列腺恶性肿瘤

糖尿病并发肺结核

肺结核对糖尿病有什么影响？

糖尿病并发肺结核较单纯肺结核病情严重得多。肺结核可使糖代谢紊乱加重；代谢紊乱又加速了结核病的发展，二者相互影响，形成了恶性循环。

暴发型结核病在糖尿病患者中较为多见。极易出现肺空洞，播散结核菌；活动性肺结核又可加速糖尿病的恶化，使病情难以控制。

抗痨药物影响降糖药的效果，如异烟肼（雷米封）可干扰正常糖代谢，利福平有对抗降糖药的作用，所以应适当增加降糖药的用量。

糖尿病并发肺结核的临床特征是什么？

糖尿病并发肺结核的临床症状可大致归纳为两种情况：

先有糖尿病，后有肺结核或两病同时出现，肺结核多呈急骤发病，类似于肺化脓或急性肺炎。病变进展迅速，症状难以控制。

先有肺结核，后有糖尿病者则症状比较缓和，类似肺结核复发或加重。

糖尿病并发肺结核常见的症状为咯血，肺部结核病灶干酪液化，干酪样物质咯出形成空洞，尤以多发性空洞多见，痰中结核菌的阳性率也比单纯肺结核者的高。

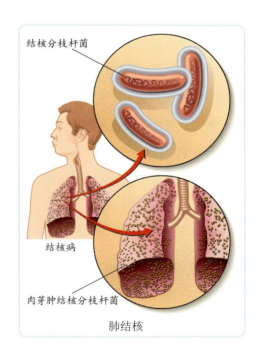

结核分枝杆菌

结核病

肉芽肿结核分枝杆菌

肺结核

治疗糖尿病并发肺结核的原则是什么？治疗中应注意哪些问题？

糖尿病并发肺结核的治疗，必须两病同时治疗才能奏效。在饮食控制、口服降

糖尿病

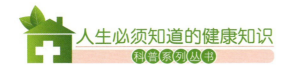
糖药或注射胰岛素等控制血糖的同时，应用抗结核药物，采用早期、联合、规律、适量、全程的抗结核治疗原则，抗结核治疗的疗程适当延长。

常用抗结核药物可能引起哪些不良反应？

抗结核药物的不良反应发生率排序为胃肠道反应、肝损害、关节损害、神经系统反应、过敏反应、血液系统反应、肾损害等，其中以胃肠道反应所占比例较大，肝损害最为主要，其他不良反应少见。常规治疗时一般不发生严重肝损害。肝损害除药物因素外，还与患者自身肝脏有无潜在疾患有关。

糖尿病并发肺结核的预后如何？

目前认为，糖尿病并发肺结核的预后首先取决于糖尿病是否被控制；其次，取决于结核病的轻重程度、患者体质强弱、治疗迟早等。

如果糖尿病已被控制，结核病不太严重，早期能积极治疗，则预后良好。否则，如果糖尿病控制不理想，即使结核病较轻微，病变进展恶化的可能性依然存在。如果肺结核已很严重，即使糖尿病已被控制，预后仍然较差。

此外，预后还取决于酮症发生与否。青年、体重轻、糖尿病未被控制者，易发生酮症酸中毒，结核病易发生、发展，病情难以控制，则预后不佳。一般而言，已被控制的糖尿病患者，并用抗结核药物，其效果与常人无异。

糖尿病并发高血压

糖尿病为什么易并发高血压

糖尿病与高血压均为多种环境因素、生活方式和遗传因素共同作用引起的疾病，二者之间有很多因素是重叠的，它们既是引起糖尿病的原因，也是引起高血压的原因。

糖尿病患者可能伴有糖尿病肾病，可使血压升高。

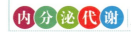

糖尿病患者往往伴有自主神经损害,造成体位性低血压,即卧位时高血压,直立时低血压。

高血糖使血管内皮受损,正常情况下血管内皮细胞持续释放一氧化氮(NO),这是一种非常强的血管扩张剂,它可以拮抗血管收缩。糖尿病血管内皮损伤后,一氧化氮减少,血管张力升高、血管收缩,血压易升高。

糖尿病可引起动脉硬化,当累及肾动脉后造成严重的高血压,甚至肾脏功能不全。

糖尿病并发高血压有什么危害

并发高血压的糖尿病患者极易发生以下疾病:

脑血管意外;冠心病及高血压性心脏病;糖尿病性肾脏病变;糖尿病性眼底病变,常可导致失明;周围动脉硬化及坏疽。

糖尿病合并高血压患者为什么
要慎用噻嗪类利尿药

糖尿病患者服用噻嗪类利尿药后,可以使血钾降低,胰岛素分泌减少,胰岛素抵抗增加,从而使得血糖升高,加重糖尿病病情。因此,糖尿病合并高血压的患者使用噻嗪类利尿药一定要谨慎。如果病情确实需要使用,要同时口服氯化钾缓释片,以避免低血钾的发生。

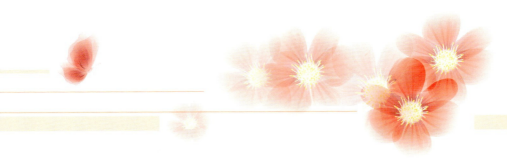

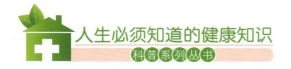
适合糖尿病患者的食疗降压方有哪些

糖尿病合并高血压的患者可选用一些食疗方,作为辅助治疗。

山楂茶配方:山楂15克,茶叶20克。制作与用法:共研粗末,煎水代茶饮之。每日1剂。适应证:用于糖尿病合并高血压,胆固醇高者。

天麻橘皮茶配方:天麻10克,鲜橘皮20克。制作与用法:上2味水煎,代茶频频饮之。 适应证:用于糖尿病合并高血压。

降压茶配方:罗布麻叶6克,山楂15克,五味子5克。制作与用法:沸水冲泡,盖闷片刻,代茶频频饮之。适应证:用于糖尿病合并高血压,高血脂者。

海带决明汤配方:海带20克,草决明子15克。制作与用法:上2味水煎,至海带熟烂,弃草决明子,食海带饮汤。适应证:用于糖尿病合并高血压,症见头晕头痛,易怒急躁,血脂偏高,血压升高者。

冬瓜青鱼汤配方:冬瓜皮500克,青鱼250克,食用油、调味品各适量。制作与用法:先用油将洗净的青鱼段煎至金黄色,冬瓜皮,加调味品炖汤。吃鱼喝汤,每日2次。适应证:用于糖尿病合并高血压,症见易怒、目赤、尿赤、血压升高者。

香油拌菠菜配方:菠菜250克,香油、食盐各少许。制作与用法:将洗净的菠菜在沸水中烫泡3分钟,用香油、食盐等进行调味。可每日三餐作菜吃。适应证:用于糖尿病合并高血压,症见胸闷、大便干燥、血压升高者。

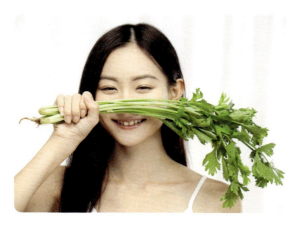

鲜芹菜汁配方:鲜芹菜250克。制作与用法:将洗净的芹菜放入开水烫2分钟,切碎绞汁,饮之。每日2次。适应证:用于糖尿病合并高血压,症见头痛眩晕,颜面潮红,易兴奋的血压升高者。

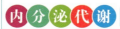

糖尿病并发心脑血管疾病

无情的事实
——举例糖尿病性心脑血管疾病

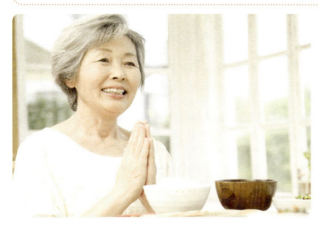

李阿姨，59岁，患糖尿病10多年了，刚得糖尿病时到医院服用过降糖药物，血糖可以降下来。近3年就不太关心血糖的情况，因为血糖高也没有太多的感觉，降糖药物也是想起来就吃，想不起就不吃。最近总觉着没有力气，左胳膊疼痛，到医院检查发现有急性心肌梗死（广泛），立即住到心内科监护病房，当天晚上10点，突然出现呼吸心跳停止，抢救无效死亡。

这是一个非常惨痛的病例，也是一个非常无情的事实。李阿姨是由于伴发急性心肌梗死和急性脑干梗死离开人世的。在糖尿病患者中，70%以上的死亡是由于心脑血管病变。糖尿病患者发生心血管疾病的危险是非糖尿病者的4倍，发生脑血管疾病的风险是非糖尿病者的5倍。

什么是糖尿病性心脏病

糖尿病性心脏病是指糖尿病患者所并发的或伴发的心脏病，糖尿病性心脏病所包括的范围较广，包括在糖尿病基础上并发或伴发的冠状动脉粥样硬化性心脏病，心脏微血管疾病及心脏自主神经病变。

糖尿病

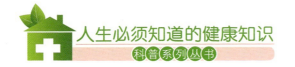
糖尿病性心脏病患者早期可能无临床症状，有的表现为头晕、失眠、多汗、心悸等。也有的容易疲劳，过度活动后出现气促、胸闷、发绀等。糖尿病患者常发生无痛性心梗，没有胸闷、胸骨后疼痛，需要及时做心电图和心肌酶谱检查。

糖尿病性冠心病比非糖尿病性冠心病要严重

目前已将糖尿病列为冠心病的等危症，即高血糖对于人体的威胁相当于发生过一次心肌梗死。这是糖尿病的大血管病变和微血管病变共同作用的结果。高血糖不仅促进冠状动脉粥样硬化的形成，而且导致心肌细胞代谢障碍，因此糖尿病冠心病患者心脏的损害比非糖尿病冠心病患者严重。糖尿病患者容易发生心脏自主神经功能的异常，其特点是休息时心跳快，活动时变化不大，表现为快而固定的心动过速。因此，当其剧烈运动时，心率不能适应生理的需要而相应增快，使心肌缺血缺氧更为严重，容易发生意外。

糖尿病性脑血管病有什么特点

糖尿病患者发生脑血管病的风险是非糖尿病者的5倍。其临床特点是脑梗死、脑血栓形成等缺血性病变多见，而脑出血较少。另外在糖尿病脑血管病变中，中小动脉梗塞及多发性梗塞多见，椎–基底动脉系统比颅内动脉系统多见。

糖尿病并发脑血管病时有哪些先兆

糖尿病性脑血管病的先兆迹象是多种多样的，多数患者表现为：

(1)头晕突然加重。

(2)肢体麻木或半侧面部麻木。

(3)突然一侧肢体无力或活动失灵，且反复发生。

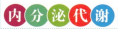

（4）突然性格改变或出现短暂的判断力或智力障碍。

（5）突然或暂时性讲话不灵，吐字不清。

（6）突然出现原因不明的跌跤或晕倒。

（7）出现昏昏沉沉嗜睡状态。

（8）突然出现一时视物不清或自觉眼前一片黑蒙，甚者一时性突然失明。

（9）恶心、呃逆或喷射性呕吐，或血压波动。

（10）鼻出血，尤其是频繁性鼻出血，常为糖尿病性高血压脑出血的近期先兆迹象。

上述这些先兆迹象虽然无特异性，但千万不要忽视，应及时就诊，以免耽误治疗。

怎样预防糖尿病性心脑血管疾病

改善生活习惯：戒烟，限制饮酒。饮食有节，宜清淡，避免过咸。适当进行体育活动。减轻精神负担，保持心情舒畅。慎起居、注意寒温适宜。

控制危险因素：积极治疗糖尿病、高血压，采取有效措施降低血脂，控制肥胖等。

糖尿病性下肢血管病变

王大爷，患糖尿病8年，2周前脚趾间发痒，抓破后自己擦了脚气药膏，脚趾逐渐发红，脚趾间出脓水，以后肿胀逐渐发展到脚面。到医院就诊，诊断为糖尿病足。医生说这是血糖控制不好引起的，这种病情往往发展得非常快。如果不迅速采取治疗措施，恐怕脚就保不住了。

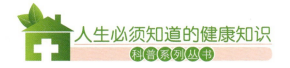
什么是糖尿病足

糖尿病足是糖尿病的慢性并发症，是指糖尿病患者由于合并神经病变及各种不同程度末梢血管病变而导致下肢感染、溃疡形成和／或深部组织的破坏 。

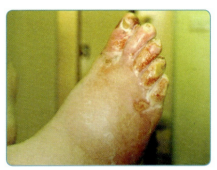

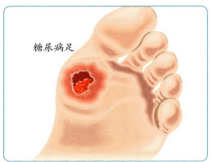

糖尿病足

为什么会出现如此严重的足病

在临床上，糖尿病患者由于长期受到高血糖的影响，下肢血管硬化、血管壁增厚、弹性下降，血管容易形成血栓，并集结成斑块，而造成下肢血管闭塞、支端神经损伤，且糖尿病并发症使患者手脚感觉迟钝，视力减退，不易及早发现足部损害。高血糖使患者抵抗力降低，足部感染发展迅速且难以控制。极小的损伤就可引发糖尿病患者足部水肿、发黑、腐烂、坏死，形成坏疽。

疼痛是人体的一种保护性感觉

当我们的脚或手被针刺时会下意识地躲开，这是一种不用经过大脑就会产生的行动，称之为反射。大家可不要轻视这种反射，这是一种保护性的感觉，即人体对疼痛和不适的感觉，它可以使我们避免伤害。

糖尿病足是如何发生的

糖尿病足的早期仅表现为神经病变，即对疼痛、冷热等感觉的减退和消失。糖尿病患者如果发生周围神经病变，就丧失了这种保护性的感觉，机体就不能对伤害性刺激进行识别，这是发生足部溃疡和截肢的先兆。

糖尿病足的发病过程就是从神经病变→微小创伤→溃疡→愈合不良→坏疽的过程。常形容糖尿病足病变的发展为"瀑布效应"，以说明病情发展的迅速。

如何预防糖尿病足

糖尿病足随着病情的进展，治疗费用越来越高，治疗效果越来越差。因此，糖尿病足重在预防。首先要关注瀑布效应的初期，也就是及时发现保护性感觉的丧失。糖尿病神经病变导致患者对疼痛不敏感甚至消失，如张某，男，47岁，糖尿病10年，打火机丢失，行走3小时后在鞋中发现，为此他失去了大脚趾；林某，女，67岁，糖尿病12年，穿带瓷片的鞋行走，引起足底大面积溃疡。

如何及早发现疼痛觉的减退

患者应该到医院作足部感觉的检查，包括冷、热、疼痛、触觉、位置觉等。这里，介绍一种关于轻触觉的检查，这是早期发现糖尿病神经病变的一项检查。具体操作很简单，患者不妨在家中作这项检查，如果发现问题，应该到医院做进一步检查。

步骤：使尼龙丝与脚部皮肤垂直，让尼龙丝与检查部位接触1~2秒，加力刚好使尼龙丝弯曲，检查部位见右图。结果判断：任何一处无感觉都应看作阳性。

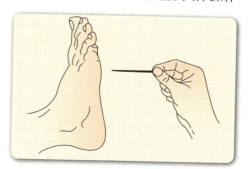

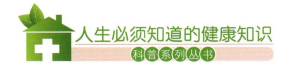
对于存在保护性感觉丧失的患者，必须采取有效的预防方法

每天洗脚。用温水及肥皂清洗足部。勿将脚部浸泡超过5分钟。

防止皲裂。皮肤干燥者，清洗后涂润肤膏，不要涂在脚趾间。

洗脚后仔细检查：有否水疱、皲裂、脚癣、鸡眼。

不要赤脚在室内行走和赤脚穿鞋行走。

穿鞋前检查鞋内，确信没有异物后再穿。

防烫伤。用热水袋、电热毯取暖，若温度过高而下肢感觉神经麻痹，极易被烫伤。因此不要用热水袋或电热毯温暖足部。

不要采取交叉盘腿或一下肢压在另一下肢上的坐姿，这样容易影响被压下肢的血液循环。

防冻伤。

至少每年到医院检查一次糖尿病足部并发症。

糖尿病患者在剪趾甲时要格外注意，否则会剪出糖尿病足

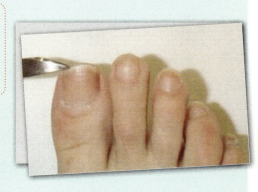

确保能看得很清楚，直着修剪，剪去尖锐的部分，避免边上剪得过深。不要让趾甲长得过长；不要到公共浴室修脚。

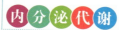

糖尿病患者如何选择鞋

轻便合脚，采用鞋带或尼龙搭扣。

特定的深度，鞋垫可以更换。

宽敞的足趾空间，圆形鞋头、足趾部有足够宽度和深度，避免挤压。

透气良好，面料选用弹力合成纤维面料或优质软皮。

鞋内平整光滑，鞋内衬很少或没有接缝，防止摩擦损伤。

减震的鞋底，多采用平跟橡胶鞋底，鞋后部有一定的自然弧度。

应该在下午或黄昏选购鞋。用尺子度量出脚和鞋的尺码，这样避免因为脚步的感觉差异而购买了过宽或过紧的鞋子。需穿着袜子试鞋，两只脚同时试穿。对于新鞋，从每天穿1~2小时开始，逐渐增加穿着时间，确保及时发现潜在的问题。

糖尿病患者如何选择袜子

选购软的棉质袜，吸汗、透气性好；选择浅颜色，如白色的袜子；避免穿尼龙袜及弹性过强的袜子；换袜，不要穿有破洞的袜子，袜子穿破应弃之。

怎样治疗糖尿病足

高血糖、高血压、血脂异常以及吸烟都是糖尿病足的危险因素，因此，糖尿病足的治疗包括治本：严格控制血糖、血压和血脂；治标：及时正确处理下肢及足部的病变，局部的小溃疡要及时治愈，避免扩大，更不能形成溃疡。一般采用中西医结合的治疗，西药抗感染，控制血糖，提高抵抗力；中药活血化瘀，促进血液循环，促进伤口的愈合。

糖尿病

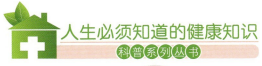
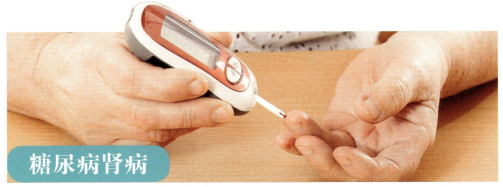

糖尿病肾病

张某，女，65岁，糖尿病病史10年，口服降糖药控制血糖，空腹血糖在9~10毫摩尔/升，餐后2小时血糖控制在12~15毫摩尔/升。2年前，因双下肢水肿到医院就诊。

检查尿常规：尿蛋白++，诊断糖尿病肾病，开始用胰岛素治疗。1个月前，出现乏力、食欲差，检查血肌酐750微摩尔/升。

诊断：糖尿病肾病，尿毒症期。准备做血液透析治疗。

什么是糖尿病肾病

糖尿病肾病是糖尿病特有的肾脏并发症，有30%的1型糖尿病患者，在病程15~20年后会出现糖尿病肾病，大约有20%的2型糖尿病患者，在明确诊断时已经存在糖尿病肾病，病程5年后肾脏并发症的发生会显著增高，20年以上者几乎100%患有糖尿病肾病。上面的病例是在糖尿病病史8年时发现糖尿病肾病，2年后，出现肾功能衰竭，糖尿病肾病是威胁糖尿病患者生存的严重并发症之一。

哪些原因会导致糖尿病肾病的发生

遗传因素和高血糖是糖尿病肾病发生的病因，它们之间的相互作用导致糖尿病肾病的发生与发展。当然，其他因素，如酗酒、吸烟、高血脂、高血压等对糖尿病肾病的发展也起着促进的作用。

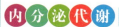

糖尿病肾病有哪些临床表现

蛋白尿：这是糖尿病肾病的第一个标志。早期行尿微量白蛋白检查可以确诊，晚期出现大量蛋白尿后，就有可能很快发展到肾功能衰竭。

水肿和肾病综合征：大约有50%的患者出现水肿，这是糖尿病肾病从尿中失去大量蛋白，久而久之引起的低蛋白血症所致，但亦应注意其他疾病引起的水肿。

高血压：是糖尿病肾病的常见症状。高血压的出现加速了糖尿病肾病患者肾功能的恶化。

肾功能衰竭：糖尿病在出现持续性蛋白尿后，在数年内，可以发展到肾功能衰竭（尿毒症）。

蛋白尿是如何发生的

正常情况下，尿中的蛋白质含量极低，用常规方法难以检出。当肾脏出现病变，如肾小球滤过膜通透性增加，或者肾小球滤过膜的静电屏障作用降低，就使得肾小球滤液中的蛋白质增加，超过肾小管重吸收阈值，尿中的蛋白质浓度就会上升。形象地说就是肾小球滤过膜上出现了"小孔"，蛋白从小孔中漏出，形成了蛋白尿。在糖尿病肾病的早期，只有小分子蛋白质，如白蛋白能漏出，称为选择性蛋白尿。随着病变的发展，尿蛋白量增多，并且一些大分子蛋白质从肾小球漏出，称为非选择性蛋白尿，这时，尿常规检查可以发现有尿蛋白，预示病变在加重。

糖尿病肾病的分期

根据糖尿病肾病的发展，一般把糖尿病肾病分为5期。

Ⅰ期和Ⅱ期，患者没有症状，常规检查尿蛋白为阴性，尿微量白蛋白也在正常范围。所以，一般不易被发现。

糖尿病

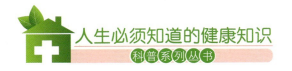
随着尿白蛋白的增高，就进入了Ⅲ期糖尿病肾病。在此期，患者也没有症状，常规检查尿蛋白为阴性，唯一能发现的就是尿白蛋白水平超过正常范围。

在Ⅲ期以前，均属于糖尿病肾病的早期，这意味着经治疗可使病情逆转。

如果尿蛋白继续增多，就进入了Ⅳ期糖尿病肾病。尿常规检查有尿蛋白，患者出现一系列临床表现，例如水肿、乏力、血压升高等，此时肾功能仍处于正常。

如果出现肾功能衰退，就进入了Ⅴ期糖尿病肾病。

通过对糖尿病肾病发展过程的了解，大家都会清楚地感觉到，糖尿病肾病重在预防，早期糖尿病肾病的防治尤为重要。上面谈到的病例，在发现糖尿病肾病时已经处于Ⅳ期，也就是说这个患者错过了治疗糖尿病肾病的最佳时期。

怎样早期发现糖尿病肾病

糖尿病肾病极具隐蔽性，在其发生早期往往毫无症状而不易被察觉，一旦患者出现临床症状时，往往已进入中晚期甚至已发展为肾衰竭，而失去逆转的可能性。因此，如何早期发现糖尿病肾病，是很多糖尿病患者关心的问题。

微量白蛋白尿是糖尿病损伤肾脏的最早期和最重要的临床证据，糖尿病患者应该将尿微量白蛋白检测作为长期常规检查项目，每3~6个月检测一次，这是目前能

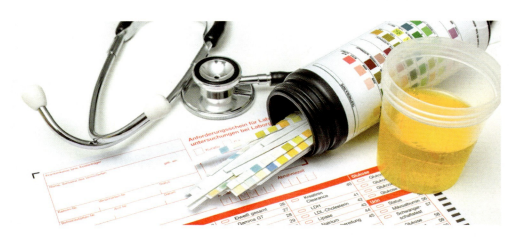

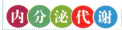

尽早发现早期糖尿病肾病的主要手段。一般认为6个月内连续尿检有3次尿白蛋白排出量在20~200微克/分（30~300毫克/24小时），排除其他可能引起尿白蛋白排泄量增加的原因，如泌尿系感染、心力衰竭、运动、原发性高血压、酮症酸中毒等，即诊断为早期糖尿病肾病。

如何预防糖尿病肾病

首先，要及时发现早期糖尿病肾病。对于2型糖尿病患者，在诊断为糖尿病时，往往已经存在糖尿病肾病，所以，糖尿病患者（尤其是2型糖尿病）需要经常检查肾功能、尿蛋白定性、24小时尿蛋白定量，并注意测量血压，做眼底检查。如果尿常规检查显示尿蛋白为阴性，需要检查尿微量白蛋白。接着，就是要积极治疗早期糖尿病肾病，早期糖尿病肾病的治疗措施可总结为以下几点：努力降糖，积极降压，低盐、优质低蛋白饮食，避免使用对肾脏有毒害的药物及造影检查，积极治疗泌尿系感染。

糖尿病肾病防治措施之一——严格控制血糖

长期高血糖是引起糖尿病微血管病变的主要原因。分析上面的病例，该患者血糖控制得差，这是其糖尿病肾病病情加重的主要原因。世界糖尿病联合会（IDF）在2005年制定的2型糖尿病全球诊疗指南中规定：将空腹血糖控制在6.0毫摩尔/升以下，餐后2小时血糖控制在8.0毫摩尔/升以下，糖化血红蛋白控制在6.5%以下，这样就可以把并发症发生的风险降到最低。临床观察发现，用胰岛素泵使血糖较长时期控制到正常水平，可使尿微量白蛋白排泄减少，肾体积及肾小球滤过率恢复正常。

糖尿病肾病防治措施之二——有效控制高血压

高血压不仅加速糖尿病肾小球损害的进展，而且加重糖尿病性视网膜病变。英国大规模的临床研究显示，随着血压的升高，糖尿病微血管并发症以及心血管并发症的发生率明显增高。有效控制高血压不仅可减少微血管并发症的发生，同时也可以预

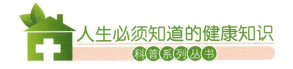

防心血管并发症的发生。2型糖尿病患者的血压应该控制在130/80毫米汞柱以下。

控制血压有药物治疗和非药物治疗：非药物治疗指生活方式的干预，如通过锻炼减轻体重、限制食盐的摄入、限制饮酒等，都可以使血压有一定程度的下降。目前用的降压药物包括：血管紧张素转换酶抑制剂（ACEI）、血管紧张素受体阻断剂（ARB）、钙通道阻滞剂（CCB）、利尿剂、β受体阻滞剂等。大量的临床研究显示，在糖尿病肾病的早期，使用ACEI类药物能够减少尿微量白蛋白的水平，逆转糖尿病肾病的发展。糖尿病肾病患者的降压药物首选ACEI类药物或ARB类药物。常见的ACEI类药物有卡托普利、依那普利、福辛普利或苯那普利等。这类药物容易引起咳嗽，对于不能耐受咳嗽的患者可以选择血管紧张素受体阻断剂（ARB）类药物。目前降压治疗主张联合用药，所以多数患者需要多种降压药物联合治疗。

建议：糖尿病患者在每次就诊时应该测血压，使用汞柱式血压计，并且选择合适的袖带。坐下5分钟后测量，手臂放置在心脏水平，来测量血压。怀疑因在就医环境中紧张导致的"白大衣"高血压，患者在家中测量血压，必要时可以做24小时动态血压检测。另外，糖尿病患者最好自己学会测血压。

糖尿病肾病的防治措施之三——优质低蛋白饮食

所谓优质，指动物蛋白质，因为动物蛋白质的必需氨基酸含量高，利用率高，营养价值好。在动物蛋白质中，牛奶蛋白是最好的，其次为禽蛋蛋白、鱼类蛋白、瘦肉蛋白。植物蛋白为劣质蛋白，如豆制品、米、面等所含的蛋白，若摄入过多，尤其是植物蛋白分子颗粒较大，可加重肾的滤过损伤，加速肾小球毛细血管的硬化，应该限制，以免增加肾脏负担。有研究结果显示：优质蛋白质为主的饮食对尿白蛋白的降低更为显著，对糖尿病患者的血糖无不良影响。因此，对早期糖尿病肾病的防治，除控制糖代谢紊乱外，选用优质蛋白质饮食也是不可缺少的措施。在早期糖尿病肾病，可予优质蛋白（动物蛋白）每日0.8克/千克体重。

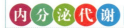

对于伴有高血压的患者，应进低盐饮食，每日钠盐最好低于2克。

糖尿病肾病的防治措施还包括：避免使用对肾脏有毒害的药物及造影检查。如果存在泌尿系感染，在控制血糖的同时积极治疗泌尿系感染。

糖尿病肾病患者可以参加运动吗

患者如出现下列任何情况：中度以上的水肿，中度高血压，肉眼血尿或少尿，每日尿量在400毫升以下，或出现严重并发症如晚期糖尿病肾病时，需卧床静养。如患者的症状和体征减轻或消失，则可以适当活动。

患者经治疗后，若病情稳定，可根据自己的病情及身体条件，选择适合自己的运动方式，如散步、打太极拳、练气功等。运动量的大小、时间的长短应视各人的情况而定，一般以自己不感到劳累为宜。

糖尿病肾病导致急性肾衰的主要诱因是什么

糖尿病肾病不仅能导致慢性肾衰，亦常可引起急性肾衰。多数专家认为导致急性肾衰的主要诱因为：①使用各种造影剂，易于突发急性肾衰。②感染诱发急性肾衰者约占60%以上。③具有肾毒性药物的不恰当使用，如氨基糖苷类等抗生素。④水盐不足，如呕吐、腹泻、过量使用利尿剂等使体内水盐丢失过多。⑤手术和创伤。⑥急性心衰、心肌梗死亦可诱发急性肾衰。

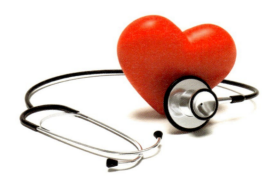

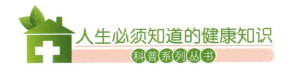
腹膜透析对晚期糖尿病肾病患者有何益处

腹膜透析：糖尿病肾病腹膜透析1年存活率为80%～90%。其优点是：①避免了血管径路问题；②心血管系统比较稳定，血压控制较好；③视网膜病变能得到稳定的改善；④可经腹腔注射胰岛素，使血糖得到较好控制；⑤中分子物质清除率高；⑥腹透操作较方便，患者可自行处理。其缺点：①腹透每日丢失蛋白质10克，要注意蛋白质的补充；②易发生腹腔感染，感染后易影响透析效果。

对不能做肾移植的晚期糖尿病肾病，连续腹膜透析的效果比血透更好。考虑腹透时透析液中葡萄糖被部分吸收，应用高渗透析液时可诱发高渗性昏迷，故使用胰岛素时要注意调整剂量，同时避免出现低血糖。但糖尿病患者腹透时并发腹膜炎的可能性较非糖尿病者要高，应密切注意积极地防止感染。

糖尿病肾病能治愈吗

在糖尿病肾病早期，肾小球受损较轻，如严格地将血糖控制在正常范围可以改善肾小球基膜的滤过环境，降低肾小球滤过压，从而使微量白蛋白尿排出减少，甚至可使病变恢复正常。

糖尿病肾病进入中晚期后，肾功能严重受损，加之患者绝大多数都伴有高血压，此时即使血糖、血压控制满意，并辅以其他方面的治疗，可以使糖尿病肾病患者的尿蛋白排出有不同程度的改善，延缓病情的进展，但却难以使肾脏病变恢复及肾功能逆转，此时，病变是不可逆的。

糖尿病肾病患者的预后与糖尿病病情控制的好坏，严重持续性蛋白尿和肾脏病变的进展程度以及糖尿病性高血压，血液高凝状态有密切关系，若这些因素被积极控制，可延缓发生肾衰竭。

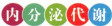
糖尿病性视网膜病变

糖尿病的眼部并发症有哪些

白内障

白内障是晶状体混浊的疾病，晶状体呈灰白色。其原因可以分为获得性和先天性，大多与年龄有关。糖尿病患者中，与高血糖引起的晶状体的代谢改变有关，可以是单侧的影响一只眼睛，也可以是双侧的影响双眼。

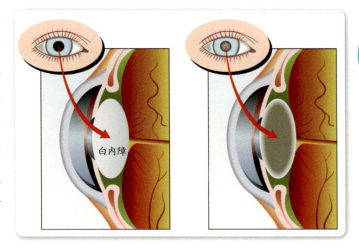

合并白内障的糖尿病患者读书、看电视、驾驶甚至行走等日常活动都很困难。治疗白内障的目的是改善患者的视力和生活质量，可以通过外科手术治疗。

糖尿病性视网膜病变

糖尿病性视网膜病变是一种血管病变，是糖尿病数年后视网膜毛细血管的退化。其病变的特征是眼底出血、脂质渗出、新生血管形成和结缔组织增生，它是糖尿病患者致盲的主要原因。糖尿病性视网膜病变的患病率与糖尿病病程、血糖的控制有关，经常出现于长期血糖控制差的糖尿病患者。

视网膜中央静脉闭塞

视网膜中央静脉闭塞是血栓引起的视网膜中央静脉闭塞，出现在动静脉交叉处，此处动脉和静脉有共同的血管外膜鞘。高血脂和血小板聚集也会使闭塞增加。闭塞会导致毛细血管压力增加，从而引起出血和视网膜液体的渗出。

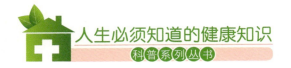
新生血管性青光眼

新生血管性青光眼（NVG）是个相对常见和严重的疾病，是虹膜新生血管的形成——虹膜上有新生血管生长的结果。它是慢性视网膜缺血造成的。激光治疗是NVG的治疗方法，50%的病例会导致痛性失明。激光治疗能通过预防缺血的视网膜产生VEGF（血管内皮生长因子），从而阻止引流角血管生长。

糖尿病为什么会引起视网膜病变

糖尿病造成机体损害的原因是高血糖对微小血管的损伤，视网膜血管更易遭到糖尿病的袭击，因此糖尿病性视网膜病变是并发症中最常见的。高血糖使视网膜毛细血管的内皮细胞受损，导致毛细血管失去正常的屏障功能，出现渗漏现象，造成周围组织水肿、出血，继而毛细血管闭塞导致视网膜缺血、组织坏死，新生的血管非常容易破裂，一旦破裂，就引起视网膜的大量出血和玻璃体的大量积血，导致失明。

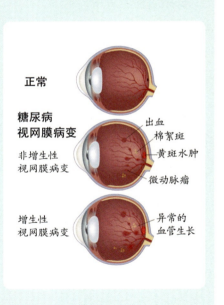

正常

糖尿病
视网膜病变

非增生性
视网膜病变

出血
棉絮斑
黄斑水肿
微动脉瘤

增生性
视网膜病变

异常的
血管生长

糖尿病性视网膜病变有什么特征

糖尿病性视网膜病变在早期常无任何症状。当出现黄斑水肿时，可出现视物模

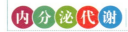
糊。当新生血管破裂出血时可影响视力。做眼底检查可以清楚地看到视网膜病变，所以糖尿病患者需要定期检查眼底。

哪些因素会加重糖尿病性视网膜病变

吸烟、饮酒会加重糖尿病性视网膜病变。所以，希望有这些不良习惯的患者引以为戒，以免造成严重的后果。

糖尿病性视网膜病变会导致失明吗

糖尿病性视网膜病变是世界三大主要致盲疾病之一，糖尿病比非糖尿病的失明者多25倍。临床发现糖尿病患者年龄越大，失明的发生率越高。

如何保护糖尿病性视网膜病变患者的视力

糖尿病患者常规每年检查1次眼底。有视网膜病变者，应每年复查数次。糖尿病孕妇要注重眼底检查。一旦查出有增殖性糖尿病性视网膜病变，应采用激光治疗，可防止新生血管的出血，从而减少失明的发生。如果患者出现玻璃体出血，为了挽救视力，可施行玻璃体切除术。

糖尿病神经病变

例1 王阿姨2005年7月在医院诊断为糖尿病。平时口服二甲双胍和糖适平，空腹血糖一般在7~8毫摩尔/升，餐后2小时在10~12毫摩尔/升。近1个月感到手脚怕冷、发凉、发麻，有带手套、袜套的感觉。经医生诊断为糖尿病周围神经病变。

例2 老李早晨起来时感觉看东西不清楚，照镜子发现自己一个眼睛大，一个眼睛小。到医院检查诊断为糖尿病颅神经病变。

糖尿病

什么是糖尿病神经病变

糖尿病神经病变是一种累及神经系统的糖尿病慢性并发症,在糖尿病慢性并发症中发病率最高。

什么是神经系统

神经系统包括中枢神经系统和周围神经系统。中枢神经系统包括脊髓和脑;周围神经系统包括脑神经和脊神经。

糖尿病神经病变最常见的类型是什么

糖尿病神经病变可以累及中枢神经系统和周围神经系统。

周围神经系统

对称性多发性周围神经病变:多为两侧对称的远端感觉障碍,下肢比上肢重,是最常见的类型。例1就是这种情况。

非对称性多发性单神经病变:侵犯肢体远端,以运动障碍为主。

颅神经病变:临床可见眼肌麻痹,发病急,预后较好,例2属于这种病变。

自主神经病变:包括血管运动障碍,胃肠功能紊乱,排汗功能、泌尿生殖系统功能异常等。

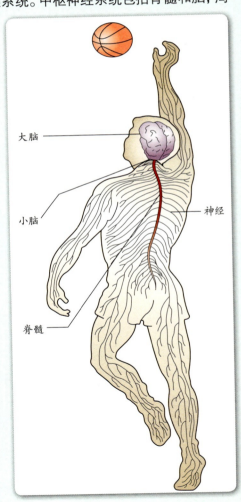

大脑

小脑

脊髓

神经

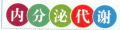

中枢神经系统

脊髓病变：糖尿病引起的脊髓病变较少见，包括脊髓性共济失调、脊髓软化、脊髓性肌肉萎缩等。

脑部病变：糖尿病与动脉硬化有密切关系，脑梗死比脑出血更为多见。

糖尿病神经病变的临床表现有哪些

由于病变所累及的部位、神经种类、功能以及程度的不同，临床表现可多种多样。

(1)周围神经病变 主要侵害下肢，表现为两下肢麻木，伴有针刺样及烧灼样感觉。个别患者可有自发性疼痛，通常是从小腿部开始，表现为闪电痛或刀割样疼痛，多在夜间加重，经一夜卧床休息后疼痛减轻，寒冷也可促使疼痛加重。检查时可发现四肢远端有对称性"袜子"、"手套"型感觉障碍，麻木或感觉过敏。

(2)自主神经病变

胃肠功能紊乱：胃排空蠕动减慢，可有食欲减退、胃胀、呃逆、呕吐，腹泻便秘交替，或间歇性原因不明的腹泻，且常发生于清晨。

泌尿生殖系统功能障碍：排尿费力、尿潴留、阳痿。

排汗功能受影响：如患者常有双下肢及躯体下半部少汗，而头部及上半身多汗（就餐时尤为明显）的现象。

直立性低血压：由坐位突然站立时，有头晕、眼前发黑的感觉，甚至晕倒。

心慌：心率快，休息或夜间心率大于90次/分。无痛性心绞痛、心肌梗死、各种类型的心律失常、难治性充血性心力衰竭及猝死等。

(3)颅神经病变 可引起双侧瞳孔不等大、不等圆或一侧眼睑下垂，眼球运动障碍和斜视等。

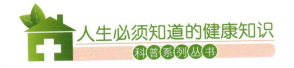

什么是糖尿病性胃轻瘫

　　糖尿病性胃轻瘫是一种糖尿病的周围神经病变,由于持续性的高血糖造成迷走神经纤维水肿、变性,影响神经传导,使胃肠功能失调,导致胃动力减弱,胃排空阻滞。糖尿病性胃轻瘫造成消化吸收障碍,还会导致患者营养不良和贫血,继而加重糖尿病病情。因此,老年人如果出现食欲减退、腹胀、呕吐、体重减轻,找不到其他原因时,除了做胃酸及胃镜检查外,还应作血糖检测,以防误诊。

　　出现糖尿病性胃轻瘫时,应做全面检查,进一步了解是否还有其他糖尿病并发症。在治疗方面,需要积极有效的控制血糖。同时要注意蛋白质、维生素B$_1$和膳食纤维的补充;开展体育锻炼,选择散步、慢跑、体操等有氧运动,改善自主神经营养与功能。可以在医生指导下选用促胃动力药,如吗丁啉、莫沙必利、西沙必利等,每次饭前服药,以加速胃排空。

如何治疗糖尿病神经病变

　　高血糖、高血压、高血脂是神经病变的元凶,所以要积极控制血糖、降压、降脂,在这个前提下,可以辅助以下治疗。

　　改善神经微循环药物:PGE2、己酮可可碱、山莨菪碱、西洛他唑、活血化瘀等。

　　神经营养药:甲基维生素B$_{12}$(甲钴胺)、腺苷钴胺、维生素B$_1$、维生素B$_2$及神经营养因子。醛糖还原酶抑制剂(氨基胍)、抗氧化剂。

如何治疗糖尿病神经病变所致的疼痛

　　糖尿病神经病变可以引起很剧烈的疼痛,而且通常在夜间加重。一般认为:深部疼痛,以闪痛、电击样痛为主,可用卡马西平或苯妥英钠,配合阿米替林,亦可采用穴位注射。表浅痛以刺痛、烧灼样疼痛为主,可用皮肤局部涂抹药物和局部注射及神经干(丛)阻滞治疗。对于一些慢性疼痛尤其是以钝痛为主者,可采用中医中药治疗。

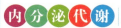
糖尿病皮肤病变

糖尿病患者易发生哪些皮肤病变

　　皮肤是代谢活跃的器官，当血糖升高时，皮肤的含糖量增高，有利于细菌的生长、繁殖，加之多尿造成皮肤慢性脱水，在血管和神经障碍的基础上，易导致多种皮肤病变，因而糖尿病患者皮肤病损较为常见。

　　糖尿病性皮肤病变分为糖尿病特异性皮肤病变和非特异性皮肤病变两大类。

　　糖尿病特异性皮肤病变：糖尿病性类脂质渐进性坏死、播散性环状肉芽肿、胫前色素斑、糖尿病性大疱、糖尿病性颜面潮红等。

　　糖尿病非特异性皮肤病变：细菌感染、真菌感染、皮肤瘙痒症等。

什么是糖尿病性潮红

　　颜面潮红为糖尿病患者的一个特殊皮肤表现，是由于糖尿病引起组织缺氧，血管张力减少，皮肤微血管持续扩张所致。中医认为是津精亏损，虚火内生而致。其临床表现：面部尤其是面颊、腮及下颌部皮肤持续性发红，呈玫瑰红色，但局部不发热，可有毛细血管扩张，有时累及手足和虹膜，糖尿病控制后症状减轻。年幼的糖尿病患者颜面及手足部皮肤有弥漫性浅红斑，也归于本病。

什么是糖尿病性黄色瘤

　　黄色瘤是一种脂类代谢障碍而出现的体表表现，为组织内脂肪沉积和出现的泡沫细胞所引起的局部形态改变。黄色瘤有两种，一种伴有高脂血症，另一种不伴有高脂血症，前者以眼睑黄色瘤最为多见，后者多见于糖尿病黄色瘤、多发结节性黄色瘤等。

糖尿病

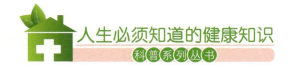

糖尿病患者四肢内侧、臀、颈、肘、膝处皮肤可见成群突起的黄橙色小结节或小丘疹，周围绕以红晕。这种黄色小瘤有瘙痒的感觉，常在重症糖尿病时出现。

糖尿病合并骨关节病

为什么糖尿病患者易患骨质疏松

糖尿病患者血糖高，尿内有糖排出，钙亦随尿排出。高尿钙可为正常人的7倍，引起身体内钙大量丢失。体内钙缺失，促使甲状旁腺激素的增加，后者促进骨头脱钙，使骨量减少。

长期血糖控制不好，会导致糖尿病肾病。平时吃进去的维生素D需要经过肝脏和肾脏的加工才能发挥作用，当肾功能不全时，维生素D不能发挥作用，影响钙的吸收和钙在骨内的沉积。

糖尿病患者出现骨质疏松时有哪些临床表现

骨头疼痛：以腰背部疼痛较为常见。

骨折：多见的有椎体压缩性骨折，X线摄片可确诊。其他常见骨折部位有髋骨、桡骨，较轻外力就会导致这些部位骨折。

怎样防治糖尿病性骨质疏松

积极治疗糖尿病：控制糖尿病是防治糖尿病性骨质疏松症的关键。鉴于胰岛素在骨代谢的过程中起着重要的作用，因此糖尿病性骨质疏松症患者应尽可能地采用胰岛素进行治疗。

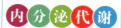

保持良好的生活方式：①吸烟、酗酒、大量地饮用咖啡或浓茶均能促使患者尿钙的排泄量增加，导致其骨钙溶出，骨量降低，易发生骨质疏松症。因此，糖尿病患者应纠正上述不良的生活方式。②糖尿病患者既要合理地控制饮食，又要保证营养的均衡，因为过度地控制饮食会导致其体内钙、磷、镁等矿物质的摄入不足。一般来说，糖尿病患者每日钙的摄入量不应低于1000毫克，必要时可在医生的指导下补充维生素D，以利于钙的吸收。③要积极参加运动，多晒太阳，以强健骨骼，预防骨质疏松症的发生。

适当地用药治疗：糖尿病患者一旦被确诊患有骨质疏松症或有骨量减少的情况，就应及时选择适当的补钙药物进行治疗。

什么是夏科氏病？是怎样发生的

糖尿病是夏科氏关节的常见原因，多发生于长期血糖控制不好，并发周围神经病变的患者。糖尿病神经病变引起深浅感觉消失和关节运动反射控制障碍，对疼痛和本体感受器的感觉减弱或完全消失。患者在不自觉的情况下过度使用有些关节，失去了对创伤关节的保护性，使关节面变得不规则，以致发生骨质碎裂、骨折、关节脱位和半脱位、关节周围韧带损伤，最终造成足的严重畸形，被称为夏科氏关节。本病主要累及跖趾关节和踝关节，也可累及膝关节。

如何诊断夏科氏病？怎样防治夏科氏病

早期仅表现为关节肿胀、无力、活动过度、动摇不稳。X线检查对夏科氏关节的诊断很有帮助，X线表现为关节面不规则碎裂，关节间隙变窄，相邻骨结构密度增高，关节内和关节周围有大小不同的边缘规则或不规则的骨块或钙化影，有的关节半脱位畸形，关节周围软组织肿胀和密度增高。凡怀疑本病者应常规做双足的X线摄片检查。结合X光片及临床症状，若有神经系统原发病症，即可确诊。

糖尿病

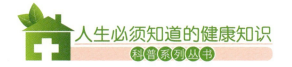
本病的治疗首先应积极治疗原发病。对本症治疗急性期应休息，避免关节创伤和震荡，尽早使用支架以稳定和保护关节，以防畸形和骨端破坏的发展。应避免过多的站立、行走、跳跃和负重。特别要注意预防和控制感染，因其感染很难控制，不少患者会因此而遭受截肢的痛苦。根据病情可以采用热敷、理疗、中药熏洗、针灸及中药内服等方法，有一定的疗效。

其他并发症

糖尿病患者易发生哪些口腔疾病

口角炎：口腔黏膜病的症状有嘴干，口唇黏膜灼痛、瘀血、水肿或痛性干裂。糖尿病患者的口腔黏膜抵抗力下降，细菌和真菌肆意生长，严重者可引起球菌性口炎，甚至造成组织坏死。

龋齿：当血糖控制不好时，容易发生龋齿，而且龋洞进展迅速，牙齿破坏严重。这是由于糖尿病患者的唾液流量减少，冲洗作用减弱，而且唾液中含糖量高，容易发生细菌感染。

牙周病：糖尿病患者患牙周病的机会增多，常有牙龈充血、肿胀、增生，最终导致牙槽骨破坏和牙齿松动，不少患者年龄不大却满口牙都脱落。

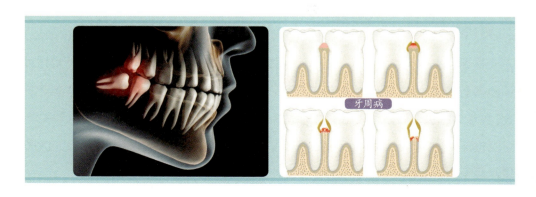

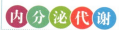

糖尿病对性功能有何影响

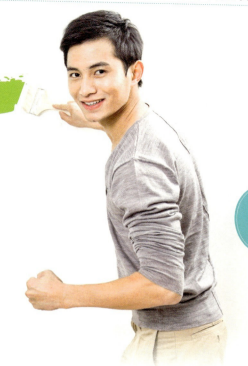

将近有90%的糖尿病患者有不同程度的性功能障碍，主要表现为阳痿、射精迟缓、逆行射精和不育症。阳痿发生率占40%~60%。阳痿的发生时间与糖尿病出现的时间不一致，据报告，阳痿与糖尿病症状同时出现者占10%，先于糖尿病症状者占20%，糖尿病症状出现后再出现阳痿等性功能减退者占70%。

怎样治疗糖尿病性阳痿

对糖尿病性阳痿的患者要详细了解病史，根据病情制订治疗方案。

（1）如果糖尿病患者的阳痿起因于精神心理因素，则给予适当的心理学治疗和性指导，其效果可以和非糖尿病者的一样满意。为患者夫妇作咨询，让他们了解有关糖尿病及其并发症的知识，使患者配偶懂得因为疾病的存在，患者面临着心理上的问题，需要理解。应该使患者夫妇懂得，糖尿病所伴发的阳痿不是永久不变的。勃起功能损伤程度常常随着时间的推移，时而减轻，时而加重。因此，夫妇双方不要放弃性接触，否则将会失去可能成功的同房机会。

（2）若糖尿病患者的阳痿系所用的药物所致，应减少该药的剂量或停用有关药物，这类阳痿常能恢复正常。

（3）通过膀胱内压图、测定神经传导速度、动脉造影以及其他电生理检查，确诊糖尿病患者的阳痿是由血管阻塞所引起者，可试用手术治疗。

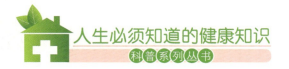

糖尿病性阳痿患者在治疗中应注意什么

（1）坚定信心。有些糖尿病性阳痿患者认为，既然彻底治愈有难度便干脆放弃，或因害羞而置之不理，出现延误治疗等情况。其实，如果是由其他因素导致的阳痿，如心理因素，常常可以治愈；若系有关药物诱发，则减少剂量或停用该药后，亦常能逐渐恢复性功能。因此要坚定信心，积极治疗。

（2）慎重壮阳。有些患者认为中药壮阳能治好阳痿，于是就毫无禁忌地大量长期服用，其结果不但未治愈，反而出现一些阴虚火旺的其他症状。这是因为中医药治病需要辨证论治，首先要分辨出阳痿的阴阳虚实，然后分证治之。糖尿病的病理基础本来就是以阴虚为主，治疗应以滋阴降火为宜，如果长期大量服用壮阳补肾等温燥之品，就等于"火上浇油"，有时反而会加重病情。

（3）切莫焦躁。发生性功能障碍，可以采取心理调节，比如消除因阳痿带来的焦虑、烦躁情绪，从精神到肉体都要放松，保持精神愉快。精神因素既可治病又可致病，是一把双刃剑，糖尿病患者同其他人一样，对生活中的精神创伤很敏感，抑郁、焦虑等情志因素可能引起阳痿，所以自己要试着解除思想负担。

糖尿病能引起精神障碍吗

在糖尿病病程中，当血管病变累及大脑时，可出现精神异常，表现为焦虑或忧郁，或出现各种自主神经障碍（包括性功能障碍）。

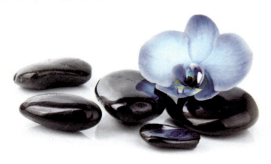

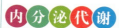

 # 特殊人群的糖尿病

儿童糖尿病

儿童糖尿病的主要病因是什么

　　儿童时期糖尿病是指小于15岁的儿童发生糖尿病，其中大多数为1型糖尿病，少数为2型糖尿病。随着医疗诊断水平和人们健康理念的不断提高，儿童时期2型糖尿病发病率上升之快，已引起人们的重视。

　　1型糖尿病是一种自身免疫性疾病，1型糖尿病患者的血液中可查出多种自身免疫抗体，如谷氨酸脱羧酶抗体（GAD抗体）、胰岛β细胞抗体（ICA抗体）等。这些自身抗体可以损伤人体胰岛β细胞，使之不能正常分泌胰岛素并最终导致血糖升高。

某些病毒感染与1型糖尿病发病有关系，因为患者在发病之前的一段时间内常常有过病毒感染史（如腮腺炎病毒、风疹病毒、柯萨奇病毒等），而且1型糖尿病的"流行"，往往出现在病毒流行之后。近年来的研究发现，肥胖可增加儿童患

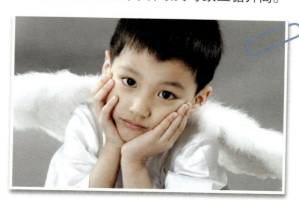

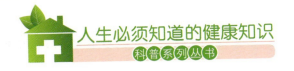

1型糖尿病的危险。患儿越肥胖，1型糖尿病确诊年龄越小。

随着肥胖，特别是儿童及青少年中的肥胖者增多，儿童及青少年中2型糖尿病的发病率也逐渐上升。有资料表明：在日本学龄儿童中，2型糖尿病的发病率在最近20年内上升了30倍，其增长幅度远高于1型糖尿病。这也就改变了医学界传统认为儿童糖尿病以1型为主的看法。儿童和青少年2型糖尿病具有明显的家族遗传倾向，其I级、II级亲属的2型糖尿病发病率为74%～100%。肥胖是儿童2型糖尿病发病的重要因素。

儿童糖尿病有什么症状

儿童糖尿病有典型的三多一少症状：多尿，多饮，多食和体重减轻。患儿尿量明显增多，口渴，易饥饿，食量大，但都逐渐消瘦，病程较长的有精神不振，乏力，影响生长发育，性成熟延缓。

酮症酸中毒是儿童糖尿病常见的严重急性并发症，常常是儿童糖尿病的首发症状，也可以是感染、突然停药而诱发。40%的患儿初诊时即有酮症酸中毒存在，年龄较小的发生率更高。

儿童糖尿病能预防吗

1型糖尿病与自身免疫有关，所以难以预防，重在及早发现，一旦出现可疑症状，应尽早去医院做相关化验检查。

2型儿童糖尿病重在预防。准妈妈在孕期就要注意不要让体重增长过多，以免孩子出生后肥胖；注意从小培养孩子良好的饮食习惯，不过量进食、不偏食，多吃新鲜蔬菜、水果，少吃糖分多的食品和饮料，避免身体肥胖，保持正常体重；鼓励孩子多做运动，既能消耗掉多余热能，又可增强体质；如果家族中有糖尿病遗传倾向，或孩子是"小胖墩"，要定期带孩子检查血糖、尿糖，做到无病早防，有病早治。

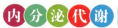
肥胖对儿童健康有什么危害

肥胖给少年儿童带来许多危害，主要有以下几方面：

肥胖婴儿学会走路比正常婴儿晚，而且因为关节部位负重过多，容易磨损而导致关节疼痛。还容易发育成扁平足、膝内翻或外翻以及髋关节内翻等畸形，加上肥胖导致行动笨拙，容易发生意外事故。

肥胖少年儿童易出现高血压、脂质异常症及糖代谢异常，严重的可以表现为2型糖尿病，从而加速动脉硬化的形成，使得成年后心脑血管病的发病提前。过去流行的观点是，青少年糖尿病都是1型糖尿病。然而目前儿童中发生2型糖尿病的数量正以惊人的速度增长。儿童糖尿病的类型与肥胖明显有关，肥胖更容易导致儿童2型糖尿病。

肥胖可能导致少年儿童呼吸困难，更加容易发生肺炎、支气管炎，严重的甚至出现睡眠呼吸暂停综合征，睡着后每次呼吸之间的间隔时间延长，造成缺氧，白天就会总是嗜睡，精神萎靡不振。

其他可能的合并症还有：脂肪肝、胆石症以及发育异常等。

除了上述身体危害以外，肥胖还对儿童造成心理方面的消极影响。肥胖的孩子更多地表现出抑郁和自卑感，而且胖孩子的智能水平总的来讲要低于正常体重的孩子。

另外，比起普通儿童来，肥胖儿童更加容易在成年期发生肥胖。青春期的小胖墩有80%成年后仍然是大胖子。而且这些自幼肥胖者比起成年后才发胖的人来，患并发症及死亡的机会都明显增高。

如何诊断儿童2型糖尿病

凡符合以下4条或以上者可确诊为儿童2型糖尿病。

年龄大于6岁，小于15岁；

空腹血糖达到7毫摩尔/升（126毫克/分升）或随机血糖达到11.1毫摩尔/升（200毫克/分升）；

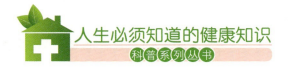
胰岛素抗体阴性；

向心性肥胖，体重超过标准体重的20%；

无高血糖的急性症状，如多饮、多尿、多食、体重减轻等；

有2型糖尿病的家族史，尤其母亲患糖尿病；

黑棘皮体征。

妊娠糖尿病

什么是妊娠糖尿病

妊娠糖尿病是糖尿病的一种特殊类型，即在怀孕以前没有糖尿病，在怀孕期间血糖升高。这种患者在分娩以后，大部分发展成2型糖尿病；少部分可能是1型糖尿病；还有一部分患者血糖恢复正常，但是多年后，也会发展成2型糖尿病。所以我们把这种人群称作高危人群。所谓糖尿病妊娠就是指糖尿病患者怀孕。不管是妊娠糖尿病还是糖尿病妊娠，都属于高危妊娠，对母亲和胎儿危害很大。

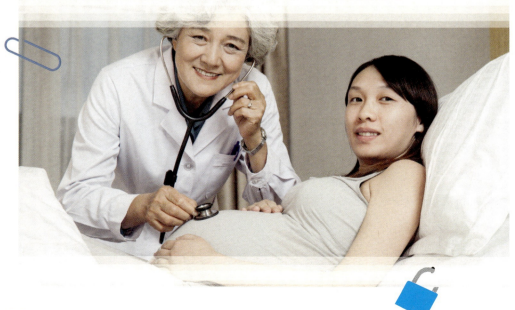

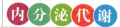
妊娠糖尿病对母儿有什么危害呢

对妊娠的影响：生育率降低，流产率增加，妊娠高血压综合征发生率增加，羊水过多发生率增加，产科感染率增加。

对胎、婴儿的影响：畸胎儿发生率增加，巨大胎儿发生率增加，胎儿宫内发育迟缓及低体重儿增多，胎儿红细胞增多症增多，新生儿高胆红素血症增多，易并发新生儿低血糖，新生儿呼吸窘迫综合征发病率增加，胎儿及新生儿死亡率高。

妊娠期糖尿病的临床表现有哪些

常见症状是"三多一少"即：多吃、多喝、多尿，但体重减轻。有的患者还伴有呕吐，注意不要混同为一般的妊娠反应。妊娠合并糖尿病的呕吐可以成为剧吐，即严重的恶心、呕吐，甚至会引起脱水及电解质紊乱；另外一个常见的症状是疲乏无力，这是因为吃进的糖不能充分利用，体力得不到补充的缘故。

怎样早期发现、早期诊断妊娠糖尿病

孕妇的肾糖阈明显下降，尿糖不能准确地反映血糖水平，所以妊娠期不能用尿糖检查来诊断糖尿病，只能检查血糖，做葡萄糖耐量试验（OGTT）来确诊。

美国糖尿病学会建议在首次产前检查时，应对妊娠妇女进行妊娠期糖尿病发病风险的评估。对于肥胖、有妊娠期糖尿病病史、有糖尿病家族史者，应于妊娠24～28周进行妊娠期糖尿病的筛查。

筛查试验：给予50克葡萄糖溶于200～300毫升水中，5分钟内口服，静坐1小时后抽取静脉血测血糖。血糖值≥7.8毫摩尔/升者于1周内进行葡萄糖耐量试验。

葡萄糖耐量试验：要求筛查试验阳性的孕妇，禁食8～14小时后抽血查空腹血糖，然后口服75克葡萄糖（溶于200~300毫升水中，5分钟内服完），于服糖后1小时、2小时、3小时，分别抽血检查血糖水平。OGTT的正常值分别为：空腹5.8毫摩尔/升；

糖尿病

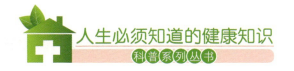

服糖后1小时10.6毫摩尔/升；服糖后2小时9.2毫摩尔/升；服糖后3小时8.1毫摩尔/升。

当出现下列情况之一时就可以诊断妊娠期糖尿病：

2次或2次以上空腹血糖≥5.8毫摩尔/升；

葡萄糖耐量试验四项值中两项达到或超过标准；

50克葡萄糖负荷试验1小时血糖≥11.1毫摩尔/升以及空腹血糖≥5.8毫摩尔/升。

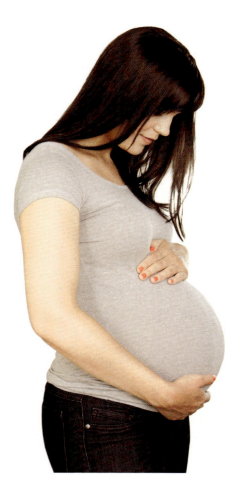

妊娠糖尿病如何治疗

在怀孕早期，如果患者同时伴有高血压、冠状动脉硬化、肾功能的减退或增生性视网膜病变者，则应考虑终止妊娠。如果继续妊娠，应在高危门诊检查与随访，孕妇28周后每2周检查一次。每次均应做尿糖、尿酮体、尿蛋白以及血压和体重的测定。

饮食治疗是糖尿病的基础治疗，不论糖尿病属何类型、病情轻重或有无并发症、是否在用胰岛素治疗，都应坚持饮食控制。在进行饮食控制的同时也应该注意既要满足孕妇以及胎儿能量的需要，又能严格控制糖类的摄入，使血糖维持在正常的范围。孕期每天三大营养物质所占比例大体为：糖类45%～55%；蛋白质20%～25%；脂肪25%～30%。最好能够少食多餐。

药物治疗：如果经过饮食治疗血糖控制

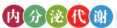

不好，需要用胰岛素治疗，有90%糖尿病孕妇需用胰岛素。糖尿病孕妇控制血糖水平很重要，应使孕妇血糖水平正常又不引起低血糖。

糖尿病患者妊娠时血糖控制标准是什么

糖尿病患者在孕期应当定期监测血糖，保证血糖控制在理想范围。妊娠期血糖的控制标准是：空腹3.3~5.6毫摩尔/升；餐后2小时：4.4~6.7毫摩尔/升；夜间：4.4~6.7毫摩尔/升。凡是血糖高于上限时都应立即调整胰岛素的用量，然后复查血糖，直至血糖正常，然后每周监测血糖的变化，发现异常时及时调整胰岛素的用量。

老年糖尿病

老年糖尿病有什么特点

发病隐匿：平时健康，在体检中被偶然发现，这就提醒老年人即使平时无疾病表现，也应定期到医院做健康检查。

少数患者因"三多一少"症状，即因多食、多饮、多尿、消瘦而被发现。

以各种并发症为首发症状，检查发现糖尿病。此外，老年糖尿病也可是胰腺癌、肝癌、肝硬化、甲亢以及其他原因引起的继发性糖尿病。

老年糖尿病血糖控制目标是什么

年龄在60~70岁之间，身体基本状况较好，无明显并发症的老年糖尿病患者，建议将空腹血糖、餐后2小时血糖及糖化血红蛋白控制在空腹血糖<6.5毫摩尔/升，餐后2小时血糖<8毫摩尔/升，糖化血红蛋白<6.5%。

糖尿病

年龄在70岁以上，即使身体基本状况较好，无心脑血管及微血管并发症，血糖控制也不宜过于严格，应保持在空腹血糖小于7毫摩尔/升，餐后2小时血糖小于10毫摩尔/升，糖化血红蛋白小于7.0%，以防止低血糖的发生。一般来说，糖尿病患者发生糖尿病性视网膜病变、肾病和神经病变所需时间平均为糖尿病发生后15年，因此70岁以上老人的血糖控制目标可适当放宽。

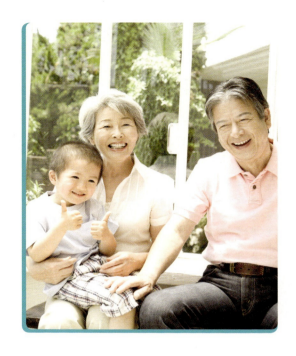

老年糖尿病患者合并有心脑血管疾病时，或经常出现低血糖者，承受不了强化治疗引起的低血糖风险，应根据个体情况，血糖控制在：空腹7~9毫摩尔/升，餐后2小时8~11.1毫摩尔/升，糖化血红蛋白：7.0%~7.5%。

老年糖尿病患者用药有哪些注意事项

要特别当心夜间低血糖

老年人代谢率低，用药容易发生低血糖，尤其是服用一些长效磺脲类如优降糖时，易发生夜间低血糖。因此，对这些药，即使要用，也应避免每日3次用药。小剂量时可早晨一次服，中剂量时则早晨服2/3，中午服1/3，晚间不用。

老年人易发生"未察觉的低血糖"。即当血糖下降到到一定水平（<2.8毫摩尔/升），一般人有交感神经反应，如心悸、冷汗、饥饿、头晕等症状时，老年人可能仍无感

觉。一直到大脑皮层抑制，出现精神神经症状，如昏迷等。这种情况就很危险，抢救不及时会危及生命。此外，老年糖尿病患者易并发动脉硬化及心血管病变。一旦发生低血糖可诱发脑血管意外和心肌梗死，所以要监测血糖，尤其是夜间2~4点的血糖。

注意药物对肝肾的不良反应

用药前应先查肝肾功能。肝功能异常时不能用双胍类药物及胰岛素增敏剂。如果存在肝肾功能异常，应该选择胰岛素治疗。

及早使用胰岛素

英国前瞻性糖尿病研究证实，诊断为糖尿病时，机体胰岛β细胞功能已减少一半，随着病程的进一步发展，β细胞功能越来越差。病程长的老年糖尿病患者，β细胞功能往往较差，有相当一部分老年人必须用胰岛素才能控制血糖。如能尽早使用胰岛素，血糖能较早控制，高血糖对β细胞的危害性也能尽早防治，从而减少或延缓并发症的发生。但是用胰岛素要防止低血糖，剂量不可过大。

控制餐后高血糖

有相当一部分老年糖尿病患者，其空腹血糖正常，但餐后血糖升高，而餐后血糖升高会增高心血管并发症的风险。此外，餐后血糖从早餐后一直延续到午夜，比空腹血糖时段长得多，因此在控制空腹血糖的同时，必须积极控制餐后高血糖。

控制多重危险因素

老年糖尿病患者常合并高血压、脂代谢紊乱等，因此在控制血糖的同时，必须同时纠正高血压、高血脂，只有多管齐下，控制多种心脑血管危险因素，才能把心脑血管并发症的死亡率降到最低。

积极治疗并发症

老年糖尿病患者常伴有各种急慢性并发症，如心脑血管疾病、糖尿病肾病、白内障、眼底视网膜出血、糖尿病足等，给患者带来极大的痛苦，因此必须积极治疗，防止进一步恶化。

糖尿病

预防糖尿病
从细节做起

什么是糖尿病的一级预防

糖尿病的一级预防是预防糖尿病的发生，在一般人群中宣传糖尿病的防治知识，如糖尿病的定义、症状、体征、常见的并发症以及危险因素，提倡健康的行为，合理饮食、适

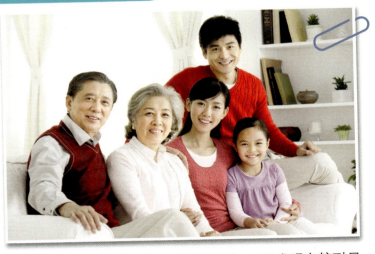

量运动、戒烟限酒、心理平衡；在重点人群中开展糖尿病筛查，一旦发现有糖耐量受损（IGT）或空腹血糖受损（IFG），应及早实行干预，以降低糖尿病的发病率。

一级预防的对象是哪些人群

年龄≥45岁，BMI≥24，以往有IGT或IFG者。

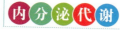

有糖尿病家族史者。

高密度脂蛋白胆固醇降低（小于或等于0.91毫摩尔/升即35毫克／分升）和（或）高甘油三酯血症（大于或等于2.75毫摩尔／升即250毫克/分升）者。

有高血压（成人血压大于或等于140／90毫米汞柱）和／或心脑血管病变者。

年龄≥30岁的妊娠妇女；有妊娠糖尿病史者；曾有分娩巨大儿（出生体重大于或等于4千克）者；有不能解释的滞产者；多囊卵巢综合征的妇女。

常年不参加体力活动者。

使用一些特殊药物者，如糖皮质激素、利尿剂等。

一级预防的措施是什么

糖尿病教育：对糖尿病危险因素的控制，如肥胖、活动少、不适当的营养及生活方式等。

加强筛查，尽早检出糖尿病：筛查的方法可采用空腹血糖或口服75克葡萄糖负荷后2小时血糖。

预防糖尿病主要从哪几方面入手

防止和纠正肥胖。

避免高脂饮食。

增加体力活动，参加体育锻炼。

避免或少用对糖代谢不利的药物。

积极发现和治疗高血压、高血脂和冠心病。

戒除烟酒等不良习惯。

对中老年人定期进行健康查体，除常规空腹血糖外，应重视餐后2小时血糖测定。

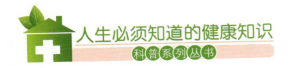
什么是糖尿病的二级预防

二级预防又称为临床前期预防（或症候前期），即在疾病的临床前期作好早期发现、早期诊断、早期治疗的"三早"预防措施。糖尿病的二级预防就是预防糖尿病并发症的发生。防治糖尿病并发症的关键是尽早地发现糖尿病，尽可能地控制和纠正患者的高血糖、高血压、血脂紊乱和肥胖以及吸烟等致并发症的危险因素。

对于新发现的糖尿病患者，尤其是2型糖尿病患者，应尽可能早地进行并发症筛查，以尽早发现和处理。主要检查项目如下。

眼：视力、扩瞳查眼底；

心脏：标准12导联心电图、卧位和立位血压；

肾脏：尿常规、镜检、24小时尿白蛋白定量或尿白蛋白与肌酐比值、血肌酐和尿素氮；

神经：四肢腱反射；立卧位血压；音叉振动觉或尼龙丝触觉；

足：足背动脉、胫后动脉搏动情况；皮肤色泽、有否破溃、溃疡、霉菌感染、胼胝、毳毛脱落等，询问有关症状；

血液生化检查：血脂（胆固醇、甘油三酯、LDL–胆固醇和HDL–胆固醇）、尿酸、电解质。

什么是糖尿病的三级预防

三级预防亦称康复治疗，是对疾病进入后期阶段的预防措施，此时机体对疾病已失去调节代偿能力，将出现伤残或死亡的结局。此时应采取对症治疗，减少痛苦，延长生命，并实施各种康复工作，力求病而不残，残而不废，促进康复。

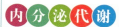

糖尿病三级预防的主要目的

预防急性并发症：如低血糖、糖尿病酮症酸中毒、非酮症性高渗性昏迷、乳酸酸中毒、感染等。

积极防治慢性并发症：关键是对新发现的糖尿病及IGT患者尽早和定期检查，明确有无大血管病变（冠心病、脑供血不足、脑卒中、间歇性跛行、足坏疽等）及微血管病变（视网膜病变和肾病）。

如何预防失明

控制好血糖，定期检查眼底，对于有激光治疗指征的视网膜病变，及时给予治疗；

视网膜剥离和糖尿病性青光眼可以进行手术治疗而避免患者失明；

糖尿病合并的白内障可以通过手术治疗而使患者重见光明。

如何预防肾功能衰竭

严格控制好血糖和血压，选择摄入优质蛋白，能明显地延缓糖尿病肾病的发生与发展。

如何预防糖尿病足

糖尿病足重在预防，严格控制血糖，如果存在足部感觉减退，教会患者如何保护足部，选择合适的鞋袜，及时发现微小病变，尽快采取必要的治疗。可以大大减少足病的发生，并且控制其发展。

（本章编者：徐春　杨雪梅　滕雅琴　高宏凯　何玉梅　李菁）

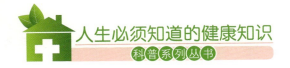

参考文献

[1] 陆再英等. 内科学[M]. (第八版). 北京: 人民卫生出版社, 2013.

[2] 廖二元等. 内分泌学[M]. 北京: 人民卫生出版社, 2007.

[3] 徐春. 糖尿病并发症治疗[M]. 北京: 人民军医出版社, 2014.

[4] 中华医学会糖尿病学分会. 中国2型糖尿病防治指南（2013年版）[J]. 中国糖尿病杂志, 2014, 8.

[5] 中华医学会骨质疏松和骨矿盐疾病分会. 原发性骨质疏松症诊治指南（2011年版）[J]. 中华骨质疏松和骨矿盐疾病杂志, 2011, 1.

[6] 中华医学会内分泌学分会. 中国甲状腺疾病诊治指南（2007年版）[J]. 中国实用内科杂志, 2008, 1.

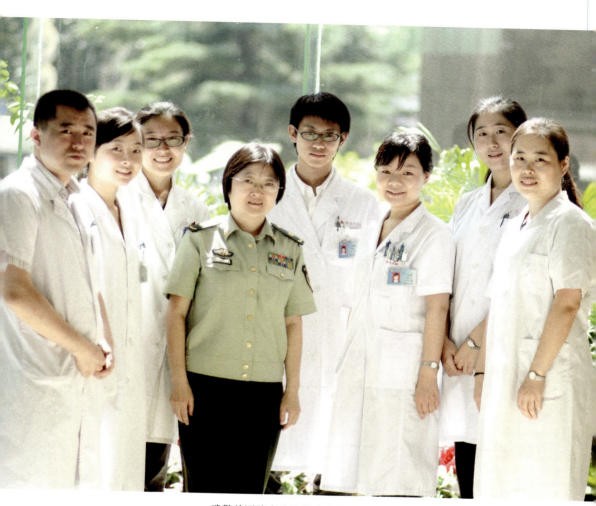

武警总医院内分泌代谢科室合影

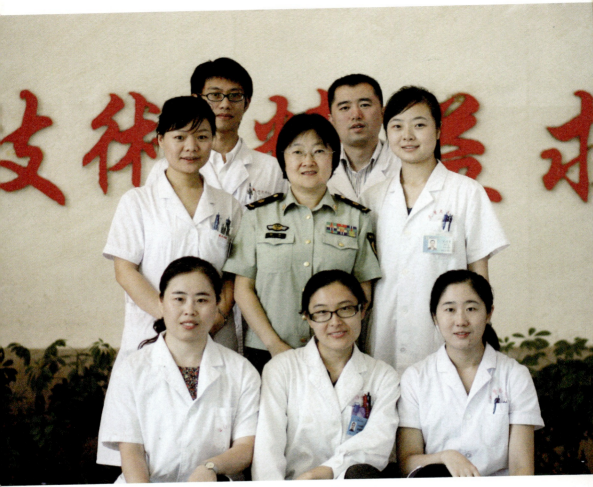

武警总医院内分泌代谢科室合影